看護学テキスト NiCE

病態・治療論［7］

腎・泌尿器疾患

― 編　集 ―

竹田　徹朗

鈴木　和浩

岡　美智代

改訂第2版

南江堂

執筆者一覧

編集

竹田　徹朗	獨協医科大学埼玉医療センター腎臓内科 教授
鈴木　和浩	群馬大学大学院医学系研究科泌尿器科学 教授
岡　美智代	群馬大学大学院保健学研究科応用看護学 教授

編集協力（看護）

小野里美智子	群馬大学医学部附属病院看護部 副看護師長
片田　裕子	富山県立大学看護学部 兼 大学院看護学研究科 教授
松元智恵子	獨協医科大学埼玉医療センター看護部 副看護部長
松本　光寛	群馬大学大学院保健学研究科応用看護学

執筆（執筆順）

竹田　徹朗	獨協医科大学埼玉医療センター腎臓内科 教授
岡　美智代	群馬大学大学院保健学研究科応用看護学 教授
飯野　則昭	新潟大学地域医療教育センター魚沼基幹病院腎臓内科 特任教授
吉野　篤範	獨協医科大学埼玉医療センター腎臓内科 准教授
日髙　有司	獨協医科大学埼玉医療センター腎臓内科
片田　裕子	富山県立大学看護学部 兼 大学院看護学研究科 教授
小野里美智子	群馬大学医学部附属病院看護部 副看護師長
三木　敦史	獨協医科大学埼玉医療センター腎臓内科
長堀　克弘	獨協医科大学埼玉医療センター腎臓内科
鈴木　和浩	群馬大学大学院医学系研究科泌尿器科学 教授
関根　芳岳	群馬大学大学院医学系研究科泌尿器科学 講師
野村　昌史	群馬大学医学部附属病院泌尿器科 病院講師
松本　光寛	群馬大学大学院保健学研究科応用看護学
新井　誠二	群馬大学大学院医学系研究科泌尿器科学 講師
大津　　晃	群馬大学大学院医学系研究科泌尿器科学
齋藤　智美	伊勢崎市民病院泌尿器科 医長
宮澤　慶行	群馬大学医学部附属病院泌尿器科 病院講師
小池　秀和	群馬大学医学部附属病院泌尿器科 講師
青木　雅典	群馬大学大学院医学系研究科泌尿器科学

はじめに

　成人の体の約60％は水分でできている．そのバランスを保つ器官として腎・泌尿器は重要な役割を担っている．腎臓と泌尿器は解剖学的にはつながっており，尿の生成・排泄という一連の機能もある．

　しかし，臨床では腎疾患は内科系で，泌尿器疾患は外科系で医学的な管理が行われていることが多い．そのため，本書では初版から腎と泌尿器を分けて構成した．この構成は，臨床で腎と泌尿器について学ぶときに，実践的に理解しやすいものであったため，今回の第2版でも同じ構成とした．

　また，初版に引き続き両疾患の章立ても同一にし，学習者が系統的かつ関連性を確認しながら学べるように構成した．具体的には両疾患とも，「なぜ腎/泌尿器疾患について学ぶのか」から始まり，「腎/泌尿器疾患　各論」まで同一の構成となっている．

　さらに，第2版では「腎機能の悪化を防ぐ看護」，「腎代替療法およびCKM（保存的腎臓療法）の看護」，「尿路ストーマ管理」の節を設けるなど，看護学において重要な最新の内容も追加した．

　なお，本書の原稿作成においても初版から引き続き，まず腎疾患や泌尿器科疾患に関して臨床で看護師が詳しく知りたい項目について看護師の要望を挙げ，その内容を網羅するように医師に執筆を依頼した．脱稿後にさらに編集協力者を中心とした看護師が，看護学を学ぶ者として必要なこと，看護実践者として必要なことが記述されているかを確認させていただいた．また，両科の医師の編集者が医学的な正確性から校正してくださり，各執筆者にも根気よく加筆・修正していただいた．このような作業を経て本書は完成している．

　そのため，医学的にみても看護学的にみても，実践的かつ教育的に必要な内容が過不足なく執筆されているのではないかと自負している．この場を借りて，各執筆者ならびに南江堂の編集担当の方々にはお礼を申し上げる．

　看護の対象者を包括的に捉える際には，基本となる病態や疾患を理解しなければ，それに伴って生じる心理社会的影響や生活への影響もわからない．本書によって，ヒトの体液のバランスを保つための臓器である腎・泌尿器系の病態や疾患の理解を深めていただくことで，看護の対象者の心理社会的側面も考慮した包括的なケアが可能になると考える．さらには，本書を活用して，対象者の状態に合わせた看護の創造に役立てていただければ幸いである．

　2023年11月

編集者を代表して

岡　美智代

初版の序

　腎-泌尿器系の臓器は，人のホメオスタシスを保つための体液調節に重要な役割を果たしている．生体の内部環境を維持するための体液を調節する仕組みとして，排尿などによる水の調節，電解質の調節，酸塩基平衡の調節などがあるが，これらのすべてに腎-泌尿器系が関係しているのである．

　このような重要な臓器である腎-泌尿器系について，より実践的に学ぶため，本書では腎疾患と泌尿器疾患を分けて章立てしている．腎臓と泌尿器は解剖学的にはつながっており，尿の生成・排泄という一連の機能もある．しかし，臨床では腎疾患は内科系で，泌尿器疾患は外科系で管理されていることが多い．そのため，腎臓内科と泌尿器外科では治療が異なり，それに関連する看護も異なってくる．そこで，本書では，実習病棟や勤務先において実践的に学習するときに，より理解しやすいように腎臓と泌尿器を分けて構成した．

　それと同時に，両疾患の各章の解説の流れは同一にし，学習者が系統的かつ相互関連性を確認しながら学べるように工夫した．具体的には両疾患とも，「なぜ腎/泌尿器疾患について学ぶのか」から始まり，「腎臓/泌尿器の機能と障害」，「腎/泌尿器疾患の診断・治療」，「腎/泌尿器疾患　各論」と同一の構成となっている．

　本書の原稿作成においては，まず腎疾患や泌尿器疾患に関して臨床で看護師が詳しく知りたい項目について看護師の要望を挙げ，その内容を網羅するように医師に執筆を依頼した．脱稿後にさらに編集協力者を中心とした看護師が，看護学を学ぶ者として必要なこと，看護実践者として必要なことが記述されているかを確認させていただいた．また，両科の医師の編集者が医学的な正確性から校正してくださり，執筆者にも根気よく加筆修正していただいた．このような作業を経て本書は完成している．

　そのため，医学的にみても看護学的にみても実践的かつ教育的に必要な内容が過不足なく記載されているのではないかと自負している．この場を借りて，各執筆者ならびに南江堂の編集担当の方々にお礼を申し上げる．

　看護においては，対象者を包括的にとらえる必要があるが，対象者に起こっている身体面での病態とその治療などを理解しなければ，それに伴って生じる心理・社会的影響や生活への影響もわからない．また，病態や疾患がわかれば，対象者の状態に合わせた看護のイノベーションも可能になるのである．

　本書によって，ホメオスタシスを保つための臓器である腎-泌尿器系の疾患の理解を深めていただき，さらに対象者の心理・社会的側面も考慮しながら，これからの看護に役立てていただければ幸いである．

2018 年 9 月

編集者を代表して

岡　美智代

第Ⅲ章　腎疾患　各論　　　　　　　　　　　　　　　　　　　　　　　　97

第VI章　泌尿器疾患　各論　　191

腎・泌尿器領域の主な略語一覧

ACE	angiotensin-converting enzyme	アンジオテンシン変換酵素
ACTH	adrenocorticotropic hormone	副腎皮質刺激ホルモン
ADH	antidiuretic hormone	抗利尿ホルモン
ADPKD	autosomal dominant polycystic kidney disease	常染色体顕性（優性）多発性囊胞腎
ARPKD	autosomal recessive polycystic kidney disease	常染色体潜性（劣性）多発性囊胞腎
AKI	acute kidney injury	急性腎障害
ANCA	anti-neutrophil cytoplasmic antibody	抗好中球細胞質抗体
AP	antegrade pyelography	順行性腎盂造影
APD	automated peritoneal dialysis	自動腹膜透析装置
BNP	brain natriuretic peptide	脳性ナトリウム利尿ペプチド
CAPD	continuous ambulatory peritoneal dialysis	持続携行式腹膜透析
CCPD	continuous cyclic peritoneal dialysis	持続性周期的腹膜透析
CHDF	continuous hemodiafiltration	持続血液透析濾過
CIC	clean intermittent catheterization	清潔間欠導尿
CKD	chronic kidney disease	慢性腎臓病
CMT	cystometry	膀胱内圧測定
CRPC	castration resistant prostate cancer	去勢抵抗性前立腺がん
CVA	costovertebral angle	肋骨脊柱角
CVD	cardiovascular disease	心血管疾患
DIP	drip infusion pyelography	点滴静注腎盂造影
DSD	detrusor sphincter dyssynergia	排尿筋・括約筋協調不全
ED	erectile dysfunction	勃起障害
eGFR	estimated glomerular filtration rate	推算糸球体濾過量
EGPA	eosinophilic granulomatosis with polyangiitis	好酸球性多発血管炎性肉芽腫症
ESWL	extracorporeal shockwave lithotripsy	体外衝撃波結石破砕術
FF	filtration fraction	濾過率
FSGS	focal segmental glomerulosclerosis	巣状分節性糸球体硬化症
FSH	follicle stimulating hormone	卵胞刺激ホルモン
f-TUL	flexible transurethral lithotripsy	軟性尿管鏡下経尿道的結石破砕術
GFR	glomerular filtration rate	糸球体濾過量
GnRH	gonadotropin releasing hormone	性腺刺激ホルモン放出ホルモン
GPA	granulomatosis with polyangiitis	多発血管炎性肉芽腫症
hCG	human chorionic gonadotropin	ヒト絨毛性性腺刺激ホルモン
HD	hemodialysis	血液透析
HDF	hemodiafiltration	血液透析濾過
HoLEP	holmium laser enucleation of prostate	ホルミウムレーザー前立腺核出術

ICS	International Continence Society	国際尿禁制学会
ICSI	intracytoplasmic sperm injection	卵細胞質内精子注入法
IPSS	International Prostate Symptom Score	国際前立腺症状スコア
IVP	intravenous pyelography	静脈性腎盂造影
KT	kidney transplantation	腎移植
KUB	kidney ureter bladder	腎・尿管・膀胱単純撮影
LH	luteinizing hormone	黄体形成ホルモン
LH-RH	luteinizing hormone–releasing hormone	黄体形成ホルモン放出ホルモン
LN	lupus nephritis	ループス腎炎
MCNS	minimal change nephrotic syndrome	微小変化型ネフローゼ症候群
MN	membranous nephropathy	膜性腎症
MPA	microscopic polyangiitis	顕微鏡的多発血管炎
OABSS	Overactive Bladder Symptom Score	過活動膀胱症状質問票
PD	peritoneal dialysis	腹膜透析
PET	peritoneal equilibration test	腹膜平衡試験
PFS	pressure–flow study	膀胱内圧尿流検査
PKD	polycystic kidney disease	多発性嚢胞腎
PNL	percutaneous nephrolithotripsy	経皮的腎結石破砕術
PSA	prostate specific antigen	前立腺特異抗原
PSAGN	post-streptococcal acute glomerulonephritis	溶連菌感染後急性糸球体腎炎
PTH	parathyroid hormone	副甲状腺ホルモン
PVP	photoselective vaporization of the prostate	経尿道的前立腺レーザー蒸散術
RA	renin–angiotensin	レニン-アンジオテンシン
RAA	renin–angiotensin–aldosterone	レニン-アンジオテンシン-アルドステロン
RARP	robot-assisted radical prostatectomy	ロボット支援根治的前立腺全摘術
RBF	renal blood flow	腎血流量
RP	retrograde pyelography	逆行性腎盂造影
RPF	renal plasma flow	腎血漿流量
RPGN	rapidly progressive glomerulonephritis	急速進行性糸球体腎炎（症候群）
SIADH	syndrome of inappropriate secretion of antidiuretic hormone	抗利尿ホルモン不適切分泌症候群
SLE	systemic lupus erythematosus	全身性エリテマトーデス
TAE	transcatheter arterial embolization	経カテーテル動脈塞栓術
TRUS	transrectal ultrasonography	経直腸的超音波（検査）
TUL	transurethral lithotripsy	経尿道的結石破砕術
TURBT	transurethral resection of the bladder tumor	経尿道的膀胱腫瘍切除術
TURP	transurethral resection of the prostate	経尿道的前立腺切除術
UCG	retrograde urethrocystography	逆行性尿道膀胱造影
UDS	urodynamic study	尿流動態検査
UFM	uroflowmetry	尿流測定

腎・泌尿器領域の主な検査の基準値・正常値

血清クレアチニン（Cr）	男 0.61 ～ 1.04 mg/dL、女 0.47 ～ 0.79 mg/dL
血液尿素窒素（BUN）	8 ～ 20 mg/dL
クレアチニンクリアランス（Ccr）	80 ～ 120 mL/分
血清ナトリウム（Na）	135 ～ 146 mEq/L
血清カリウム（K）	3.5 ～ 5.0 mEq/L
血清カルシウム（Ca）	8.4 ～ 10.2 mg/dL（単位に注意）
血清リン（IP）	2.4 ～ 4.3 mg/dL
動脈血 pH	7.35 ～ 7.45
血漿浸透圧	280 ～ 290 mOsm/kg·H_2O
尿タンパク	0.15 g/g·Cr 以下または 0.15 g/日以下
前立腺特異抗原（PSA）	4 ng/mL 以下

慢性腎臓病（CKD）の重症度分類（GFR 区分）

CKD ステージ G1	GFR 90 mL/分/1.73 m^2 以上
CKD ステージ G2	GFR 60 ～ 89 mL/分/1.73 m^2
CKD ステージ G3a	GFR 45 ～ 59 mL/分/1.73 m^2
CKD ステージ G3b	GFR 30 ～ 44 mL/分/1.73 m^2
CKD ステージ G4	GFR 15 ～ 29 mL/分/1.73 m^2
CKD ステージ G5	GFR 15 mL/分/1.73 m^2 未満

慢性腎不全（CRF）とはおおむね CKD ステージ G4・G5 を指す.
CKD：chronic kidney disease. GFR：glomerular filtration rate,
糸球体濾過量. CRF：chronic renal failure.

腎疾患

なぜ腎疾患について学ぶのか

1 医師の立場から

腎臓病は自覚症状がないことが多く，症状が出て受診したときには透析療法や腎移植が必要なところまで進行していることが少なくない．このような経過をたどる慢性腎臓病（CKD）患者は日本では 1,300 万人にのぼると報告されており，今や CKD は国民病といわれている．

CKD：chronic kidney disease

その背景として高血圧や糖尿病といった生活習慣病などが原因で起こる CKD の患者が増加していることが挙げられる．原因が明らかな分，正しい取り組みをすれば，進行が緩やかになり，かなりの割合で腎死（尿毒症が出現する末期腎不全状態）は防げる．しかし，ひとたび腎死に陥ると腎代替療法である血液透析，腹膜透析，腎移植を受けざるをえない．日本透析医学会が毎年末に実施している回収率 99％超のアンケート調査により正確な透析患者数が把握できる．2021 年末で日本では約 35 万人が透析療法を受けており[1]，1 人あたり約 400 万円 / 年の医療費がかかるため，国民医療費の約 4％を透析医療が占め，医療費増大の一因にもなっている．厚生労働省は 2018 年腎疾患対策検討会報告書[2]において 2028 年までに新規透析導入患者数を 10％減少させること，つまり年間 35,000 人以下にすることを成果目標に掲げている．

また，透析導入患者の平均年齢は約 70 歳と高齢化が進み，本来社会復帰のための透析導入のはずが，いわゆるフレイル（虚弱）を併発し，退院できず施設透析を継続せざるをえない場合もある．一方で，日本では透析を受けながら 30 年以上もの長期にわたって透析療法を継続している患者も約 8,000 人おり，世界最長透析歴 52 年の患者は日本人である．透析黎明期の頃から質の高い医療を訴求しつづけてきた賜物である．

このように腎疾患を学ぶことは，症状がない時期にいかに早期診断するかに始まり，腎死に陥った以降も腎代替療法を提供し続けるために必要である．

（竹田　徹朗）

●引用文献
1) 日本透析医学会：わが国の慢性透析療法の現況，〔https://docs.jsdt.or.jp/overview/index.html〕（最終確認：2023 年 10 月 31 日）
2) 厚生労働省：腎疾患対策検討会報告書〜腎疾患対策の更なる推進を目指して〜，〔https://www.mhlw.go.jp/stf/shingi2/0000172968_00002.html〕（最終確認：2023 年 10 月 31 日）

2 看護師の立場から

2018年に本書の初版が出版されたときに，「『あなたの腎臓はどこにあります か？　ご自分の体で指してください』と尋ねると，たまに腹部の前面を 指す人がいる．腎臓とはそれだけあまり知られていない臓器なのかもしれな い」と書いた．以来，従前よりも，一般の方をはじめ看護学生にも，腎臓病 はもとより，腎臓についてなるべく知ってもらうように取り組んできた．

しかし，それから，5年以上経った今でも，腎臓の場所について尋ねると， 残念ながらいまだに前腹部を指す人がいる．そのため，多くの人に，腎臓に ついて理解してもらう必要があるという思いは変わらない．

腎臓病は，生活習慣がその進行や合併症の発症に大きく影響する病気であ る．しかし，腎臓病を有していても人は皆，生活者であり365日健康的な生 活を送ることは難しい．たとえば，台風のときは運動ができなかったり，宴 会のときには少し羽目を外したりすることもあるだろう．慢性腎臓病は，年 単位で治療が必要なことも珍しくなく，腎臓病を有する人もその家族も，長 距離ランナーのように病気と付き合う必要がある．その際に，腎臓病を有す る人と家族だけで走らせるのは，患者や家族にとってあまりにもつらい道の りとなる．

そのため看護者は，腎臓病を有する人と家族のよき伴走者になり，対象者 が少しでも自分らしい生活を過ごしながらも，腎臓病が悪化しないようにす ることを支援する必要がある．その際に看護者は，腎臓の機能と障害，腎疾 患の病態や診断・治療について理解していれば，対象者の生活を大切にしな がらも，治療や療養をどのように取り入れていけばよいかを判断することが できるだろう．

また，腎臓病は成人の8人に1人がかかる疾患であり，慢性腎臓病患者は 健常者に比べて心血管系疾患の危険性が約3倍高くなると言われている．ま た，新型コロナウイルス感染症でも透析患者の重症化率や死亡率が，一般の 人よりも高いことが明らかになっている．

このように腎臓病は，長期間療養が必要な疾患であるとともに，生命にも 影響する疾患であるため，看護者は腎臓病について学び，腎臓病を有する人 とその家族を適切に支援することが求められている．

（岡　美智代）

第 1 部

第 I 章　腎臓の機能と障害

1 │ 腎臓の構造と機能

1 │ 腎臓の構造

A 腎臓全体（図Ⅰ-1-1）

　腎臓は腹腔内後腹膜に存在する，左右一対の空豆状の形状をした臓器である．成人男性では，120 〜 170 g の重量があり，大きさは 11×6×2.5 cm 程度である．腎臓の位置は，体位や呼吸状態により変化する．

　腎動脈は腹部大動脈より分岐して，腎門部で3枝に分かれて腎実質へ入る．分岐した腎動脈のうち2つは尿管の前に位置して，1つは尿管の後ろを走行する．腎静脈は，5，6本の小静脈が集まり1つになって形成され，最前面の腎動脈より前に位置し下大静脈へ注ぐ（**図Ⅰ-1-2**）．

　腎洞を中心にして，腎臓を長軸に沿って縦切りにすると，腎実質と腎洞の構造を明瞭に観察できる（**図Ⅰ-1-3**）．腎実質は，被膜近くに外側に向かって発生した腎皮質と，腎洞に突き出るように発達する腎髄質に分けられる．

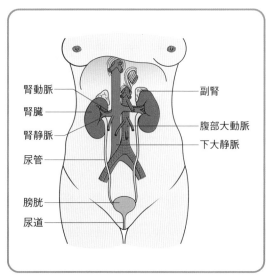

図Ⅰ-1-1　腎・泌尿器系の臓器

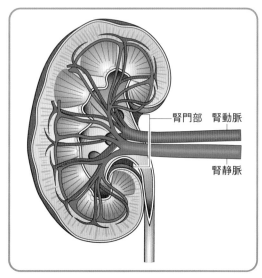

図Ⅰ-1-2　腎臓（前面）

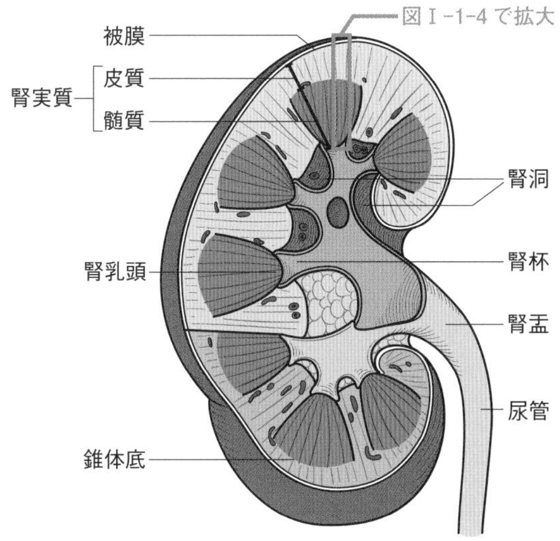

図Ⅰ-1-3　腎臓（内部）

　腎髄質はさらに外層と内層に分けられる．腎実質は**ネフロン**とよばれる機能単位，血管，リンパ管，自律神経，間質などで構成されている．腎洞は，腎<ruby>盂<rt>じん</rt></ruby><ruby>う<rt></rt></ruby>，腎杯，腎動脈や腎静脈の分枝，リンパ管，自律神経などが脂肪組織や結合組織に包まれて形成される．腎杯はカップのような形状をしていて，生成された尿を集め，腎盂に移行させる働きをしている．腎盂は筋性の囊（ふくろ）のような構造で，細い尿管へと続く．

B 　腎臓の機能単位：ネフロン（図Ⅰ-1-4）

　ネフロンは**腎小体**（糸球体とボウマン［Bowman］<ruby>囊<rt>のう</rt></ruby>）と，これに引き続く尿細管により構成されている．尿細管はさらに，近位尿細管，中間尿細管，遠位尿細管に分けられ，それぞれ緻密な腎臓の働きに貢献している．

　近位尿細管は，内腔側に**刷子縁***（brush border）を有していることが特徴である．ボウマン囊を出た直後の近位尿細管は近位曲尿細管とよばれ，その後，下降して近位直尿細管となりヘンレ（Henle）ループへと続く．**中間尿細管**はヘンレループの細い下行脚，細い上行脚とよばれる．**遠位直尿細管**はヘンレループの上行脚の一部をなし，太い上行脚ともよばれる．その後，遠位曲尿細管は集合管に結合する．集合管は腎臓内の存在部位によって，皮質集合管，髄質外層集合管，髄質内層集合管に分けられ，腎乳頭へ達し，腎杯，腎盂，尿管，膀胱を経て尿が排泄される．

***刷子縁**
近位尿細管内腔に存在する微絨毛が密に集まり形成されている構造である．微絨毛には，さまざまな受容体やトランスポーターがあり，近位尿細管での物質の分泌や再吸収に重要な役割を果たしている．

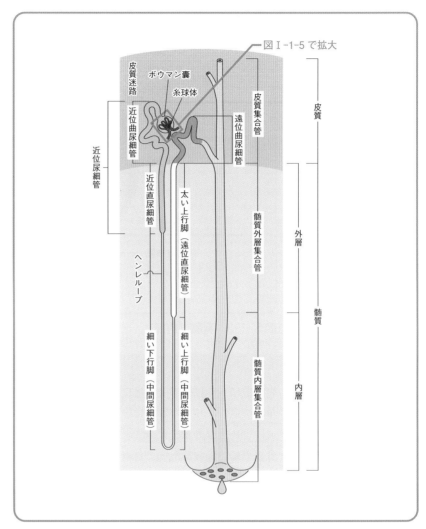

図Ⅰ-1-4　ネフロン（腎小体と尿細管）

*細胞外マトリックス
細胞と細胞の間にある物質.

*糸球体基底膜
濾過障壁の中心をなすが，
Ⅳ型コラーゲンやプロテオ
グリカン，ラミニン，フィブ
ロネクチンなどを主要構成
物質として形づくられてい
る.

メモ
最近では，ポドサイトのス
リット膜を構成するネフリ
ンやポドシンなどのタンパ
クの異常（バリア障害）に
より，ネフローゼ症候群を
発症することが明らかとな
り，スリット膜が濾過障壁
としても重要な役割をも
つことが明らかにされた.

*濾過障壁
体内の老廃物を除外し，必
要な血清タンパクなどを体
内に保持するバリア機構.

メモ
糸球体での濾過調節機構
には，①Ⅳ型コラーゲン
がつくるふるいのサイズに
より，濾過させる物質の大
きさが決定されるというサ
イズバリア仮説と，②プロ
テオグリカンがもつ陰性荷
電により，同じく陰性荷電
のもつタンパクなどが通
過できないとするチャージ
バリア仮説などがある.

C　腎小体（糸球体とボウマン嚢）（図Ⅰ-1-5）

　糸球体は，毛細血管とそれらを束ねるように存在するメサンギウム細胞，
細胞外マトリックス*で構成されている．毛細血管の表面は糸球体上皮細胞
（ポドサイト［足細胞］）とよばれる細胞で覆い尽くされている．糸球体毛細
血管の断面を，電子顕微鏡で観察すると，毛細血管には**糸球体基底膜***とい
われる無数の小さな穴をもつ構造があり，その外側はポドサイトの足突起が
相互にからみ合い，ざるの目のような構造を形成している（**図Ⅰ-1-6**）．そ
れぞれの足突起の間には**スリット膜**といわれる重要な構造がある．これら
が，**濾過障壁***を形成している．糸球体基底膜の内面には糸球体毛細血管

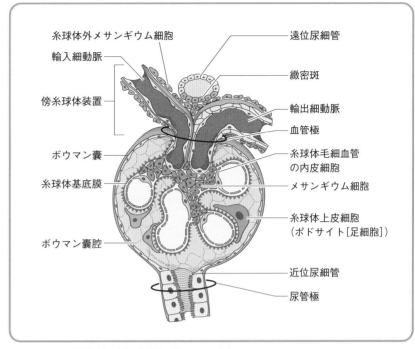

図Ⅰ-1-5 **腎小体（糸球体とボウマン嚢）**

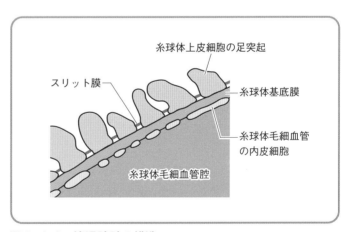

図Ⅰ-1-6 **濾過障壁の構造**

の内皮細胞またはメサンギウム細胞が接するような基本構造となっている.

　ボウマン嚢は，球状の糸球体を包み込むようにポーチのような構造をしている. ボウマン嚢には**血管極**とよばれる部位があり，輸入細動脈が糸球体に入り込み，輸出細動脈が出て行く場所となっている. さらに血管極の対側には尿管極があり，ボウマン嚢から連続的に尿細管へと移行する.

　血管極の輸入細動脈と輸出細動脈の間には，糸球体外メサンギウム細胞，

それに接するように，同一のネフロンの遠位尿細管の一部が特殊に分化し緻密斑（ちみつはん）といわれる細胞群を形成する（**図Ⅰ-1-5**）．これら，遠位尿細管の緻密斑の細胞，輸入細動脈（平滑筋細胞，顆粒細胞），輸出細動脈（平滑筋細胞），輸入・輸出細動脈と緻密斑に挟まれた糸球体外メサンギウム細胞は，**傍糸球体装置**とよばれる．

2 ｜ 腎臓の機能

A　腎臓による排泄機能

　腎臓には，1分間あたり1〜1.3 L程度の血液が灌流している．これは心拍出量の20％にあたり，血流豊富な臓器といえる．

　食事摂取により産生された酸，代謝産物などは，腎臓で排泄されることにより，体内の恒常性が維持されている．まず糸球体で血液が濾過され，**原尿***がつくられる．近位尿細管では，原尿中に濾過されたナトリウム（Na），カリウム（K），カルシウム（Ca），リン酸，グルコース，アミノ酸や水分が能動的に再吸収を受ける（後述 p.18，**図Ⅰ-2-2** 参照）．これらの多様な物質の再吸収調節は，刷子縁に含まれる種々のチャンネルやトランスポーターが中心的な役割をなしている．尿中に排泄される物質量は，糸球体での濾過（糸球体濾過量），尿細管での再吸収と分泌の総和により決定する．

　腎機能は狭義には**糸球体濾過量**として表され，正常では100〜120 mL/分である（詳細は p.19 参照）．一般的に，糸球体濾過量が60 mL/分/1.73 m^2 未満に低下すると，腎臓が行っている排泄機能に障害が生じて，電解質異常（高カリウム血症，低カルシウム血症など）や体液貯留，酸塩基平衡障害（代謝性アシドーシス）など種々の問題が生じる（詳細は p.25〜28 参照）．

B　傍糸球体装置の機能（糸球体濾過量と血圧の調整）

　循環血漿量の低下に伴う血圧低下が生じた際に，循環血漿量を回復させ血圧を上昇させる機構が生体には備わっている．その中心的な役割を果たすのが**傍糸球体装置**（**図Ⅰ-1-5**）を介した尿細管糸球体フィードバックである（**図Ⅰ-1-7**）．

　なんらかの原因（脱水，出血など）で，循環血漿量が減少すると血圧低下が生じ，糸球体に灌流する血液量も低下する．このとき糸球体濾過量も減少するが，傍糸球体装置で糸球体濾過量の減少（尿中塩素イオン濃度の減少）を感知すると，輸入細動脈の顆粒細胞からレニンが放出され，レニン-アンジオテンシン-アルドステロン（RAA）系が活性化される．レニンは強力な昇

＊原尿

血液が糸球体から濾過された直後の尿のこと．腎機能が正常な場合，1日に140 Lにもなる大量の水とともにアルブミンなどのタンパク，アミノ酸，ナトリウム，カリウム，カルシウム，グルコース，リン酸などが含まれている．糸球体に続く尿細管で，必要な物質・水は再吸収され，最終的には1〜2 Lの尿が生成される．

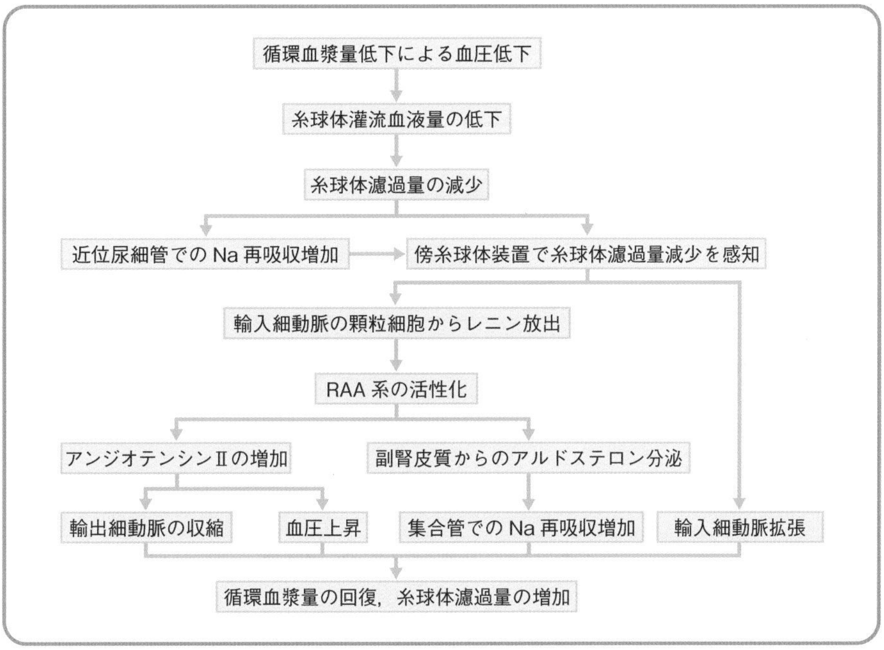

図Ⅰ-1-7 尿細管糸球体フィードバック

圧物質であるアンジオテンシンⅡの生成（RA系）や，副腎皮質に作用してアルドステロンの分泌（RAA系）を刺激する（RA系・RAA系の詳細は後述，p.12参照）．アンジオテンシンⅡは，全身の血管平滑筋を収縮して血圧を上昇させる．さらに，輸出細動脈を収縮させることで糸球体濾過圧を上昇させ糸球体濾過量の回復に有利に働く．また，アルドステロンはナトリウムを再吸収して貯留し，カリウムを排泄するよう働く．この一連の反応により循環血漿量を増加させ，血圧を上昇させるとともに糸球体濾過量も上昇・回復する．このように，循環血漿量を一定に保つために尿細管糸球体フィードバックは重要な役割を担っている✎.

> **メモ**
>
> 全身血圧が過度に上昇した場合，糸球体濾過量を一定に保つ機構として，輸入細動脈が収縮し全身血圧の影響を糸球体に及ぼさないようにする筋原反応という仕組みも知られている．

C 腎臓による体液中の成分の調節

ここでは主に，ナトリウムイオンと水分量の調節について述べる（詳細はp.16参照）．

ナトリウムイオンと水のバランス調節

生体において，体液の電解質，浸透圧，pHなどの恒常性は維持されており，血漿浸透圧や循環血漿量のバランスは，短時間に過度な変動を起こさないように，それぞれ別々の機構で制御されている．ナトリウムイオンは，細胞外のイオンの90％を占める主要なイオンで，循環血漿量や血圧を上昇させ，血漿浸透圧を決定しており，ナトリウム濃度の維持が重要な働きをして

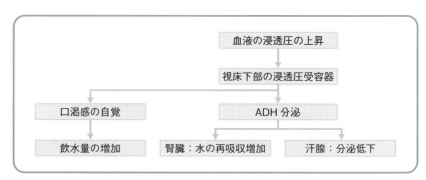

図Ⅰ-1-8　抗利尿ホルモン（ADH）による血漿浸透圧の調節

ADH：antidiuretic
hormone
ANP：atrial natriuretic
peptide

いる．とくに，腎臓におけるナトリウムと水の排泄の調節が大切であり，重要な役割をもつホルモンとしてRAA系や**抗利尿ホルモン（ADH）**，**心房性ナトリウム利尿ペプチド（ANP）**が知られている．

1）ADHによる血漿浸透圧の調節（**図Ⅰ-1-8**）

　血漿浸透圧は視床下部に存在する浸透圧受容器により感知され，浸透圧が上昇していた場合には，ADH分泌と口渇感が引き起こされる．ADHは腎臓の集合管に作用して水の再吸収を増加させ，口渇感は飲水を促すため，体内に水分が貯留（水分量が上昇）し，血漿浸透圧は低下する．このように，血漿浸透圧は，主に血清ナトリウム濃度に左右されるにもかかわらず，種々のナトリウム吸収・排泄機構によらず，ADHを中心とする水分調節機構のみで制御されている．

2）ANPによる循環血漿量の調節（**図Ⅰ-1-9**）

　循環血漿量はいくつかの受容機構と作用機構により制御されている．循環血漿量の増加による心房壁の伸展が続くと，心房筋からANPが放出される．ANPは，①輸入細動脈を拡張させ，さらに輸出細動脈を収縮させることで糸球体濾過量を増加させること，②尿細管における水とナトリウム排泄を促進することで，過剰な循環血漿量を減少させる．逆に，前述のとおり，傍糸球体装置で糸球体濾過量の減少を感知するとレニンが分泌され，引き続きナトリウム貯留に働くアンジオテンシンⅡの生成（RA系）やアルドステロンの分泌（RAA系）が行われる．

■ 血圧と体液量の調節（RA系とRAA系）（**図Ⅰ-1-9**）

　RA系とRAA系は，ナトリウムを貯留し，血圧と体液量を一定に保つために重要な役割を果たしている．

　前述のとおり，傍糸球体装置で糸球体濾過量の減少を感知すると，輸入細動脈からレニンが分泌される．肝臓で合成されるアンジオテンシノゲンはレニンによりアンジオテンシンⅠに分解される．アンジオテンシンⅠは，肺でアンジオテンシン変換酵素（ACE）の働きでアンジオテンシンⅡに変換され

> **メモ**
>
> 頸動脈洞でも，動脈圧の変化から循環血漿量がモニターされている．動脈圧が低下している場合には交感神経が刺激され，アンジオテンシンⅡやノルアドレナリンなどが生成され，腎臓でのナトリウム再吸収増加，視床下部では交感神経が刺激され，ADH分泌などが生じる．

ACE：angiotensin-converting enzyme

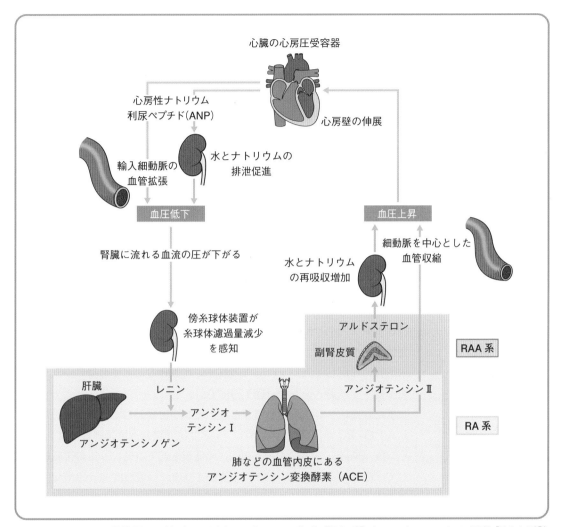

図Ⅰ-1-9　血圧と体液量の調節（アンジオテンシンⅡの生成［RA系］とアルドステロンの分泌［RAA系］）

る。アンジオテンシンⅡは細動脈を中心とした血管平滑筋に作用し、強力な血管収縮を引き起こし全身血圧を上昇させる。

　ほかにもアンジオテンシンⅡは、副腎皮質に作用しアルドステロンの分泌を亢進させ、アルドステロンが集合管に作用して水とナトリウム再吸収を増加させ、さらに、腎臓にも直接作用して近位尿細管での水とナトリウムの再吸収を増加させる。これらの一連の作用によりRA系とRAA系は体液量調節の主役となっている。

D　腎臓による内分泌機能

前述のレニン分泌以外にも，次のようなホルモンに関与している．

エリスロポエチンの産生

エリスロポエチンは，腎臓の間質に存在する特殊に分化した線維芽細胞から分泌され，出血などによる急激な貧血の悪化や腎臓内が低酸素にさらされると，産生が亢進することが知られている．腎機能低下に伴い，エリスロポエチンの産生が低下すると**腎性貧血**を引き起こすといわれている．現在は，エリスロポエチン遺伝子が同定されたことで，種々の遺伝子組換えエリスロポエチン製剤やHIF-PH阻害薬（内因性のエリスロポエチン産生を促す）（p.63参照）が使用可能となり，輸血に頼っていた腎性貧血の治療は一変している．

HIF：hypoxia-inducible
factor
PH：prolyl hydroxylase

カルシウム・リンを調節するホルモン

血清カルシウム濃度が低下すると，副甲状腺のカルシウム感受性受容体が刺激され**副甲状腺ホルモン（PTH）**が分泌される．PTHは骨吸収を促進し，骨からカルシウムとリンを細胞外液へと供給する．さらに腎臓では，副甲状腺ホルモンと1α水酸化酵素の働きで活性型ビタミンD産生を亢進させる．**活性型ビタミンD**は腸管からのカルシウム吸収を促進させるとともに，遠位尿細管に作用してカルシウム再吸収を促進させることで血清カルシウム濃度を上昇させる働きをもつ（**図Ⅰ-1-10a**）．

PTH：parathyroid
hormone

また，血清リン濃度を調節するホルモン様物質として，骨細胞から分泌される**FGF23**が同定されている．FGF23は腎臓の近位尿細管のナトリウム-リン酸（Na-Pi）共輸送体（NPT2）の発現を低下させ，リンの再吸収を抑制して，リンの尿中排泄を増やす（**図Ⅰ-1-10b**）．さらに，1α水酸化酵素を抑制することで活性型ビタミンDの生成を抑制して，カルシウムの腸管からの吸収を抑制する．PTH，活性型ビタミンD，FGF23などは生体におけるカルシウム・リンのバランスを制御するために，相互に作用しながら恒常性の維持に重要な役割を果たしている．

FGF23：fibroblast
growth factor 23

プロスタグランジンE_2

ADHの刺激により，腎臓内の種々の細胞からプロスタグランジンE_2とプロスタサイクリンが産生される．プロスタグランジンE_2が生成されると，ADHの作用である抗利尿作用や血管収縮作用が抑制される．つまり，ADHはプロスタグランジンE_2を介したネガティブフィードバック*機構を有しており，過大な抗利尿作用が生じないように調節していると考えられる．

*ネガティブフィードバック
体内環境を一定に保つ（恒常性の維持）ための安全機構の1つである．たとえば，物質Aの血中濃度が決められた範囲から低下すると，その物質を増加させる経路（ホルモン分泌など）が活性化される．これにより物質Aの血中濃度が目標に向かって上昇する．一方で，過剰に補正されることを避けるために，物質Aを下げる働きをもつ別の経路が続いて活性化される．これらの一連の反応で物質Aの濃度は一定の範囲内で保たれるようになる．

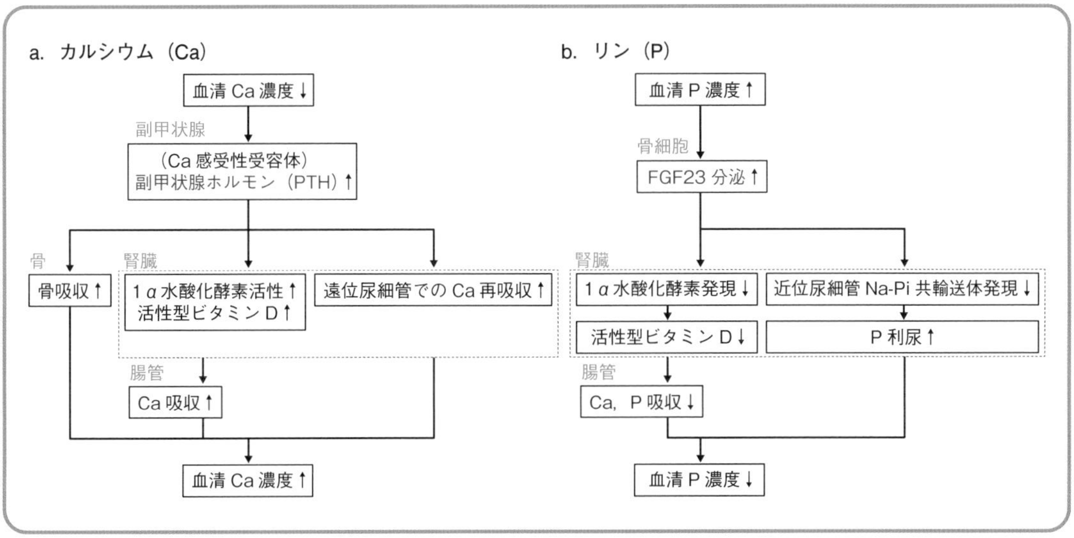

a. カルシウム（Ca）

血清 Ca 濃度↓

副甲状腺
（Ca 感受性受容体）
副甲状腺ホルモン（PTH）↑

骨
骨吸収↑

腎臓
1α水酸化酵素活性↑
活性型ビタミンD↑

遠位尿細管での Ca 再吸収↑

腸管
Ca 吸収↑

血清 Ca 濃度↑

b. リン（P）

血清 P 濃度↑

骨細胞
FGF23 分泌↑

腎臓
1α水酸化酵素発現↓
活性型ビタミンD↓

近位尿細管 Na-Pi 共輸送体発現↓
P 利尿↑

腸管
Ca, P 吸収↓

血清 P 濃度↓

図Ⅰ-1-10　カルシウム・リンを調節するホルモンと標的臓器での反応

2 体液バランスと腎臓の役割

　腎臓の大まかな役割は，A老廃物を排泄すること，B体液中の成分（水も含む）を適度に調節すること，C赤血球の生成や血圧を調節するホルモンをつくることである（**表Ⅰ-2-1**）．本節ではA，Bについて解説する（Cについては p.11 〜 15 参照）．

1 腎臓の役割

A 老廃物の排泄

　三大栄養素のうち，炭水化物と脂肪は，炭素（C），水素（H），酸素（O）から構成されるため，代謝を受けると最終的には水（H_2O）と二酸化炭素（CO_2）にまで分解され，肺，腎臓，皮膚などから排泄される．一方たんぱく質は，炭素（C），水素（H），酸素（O）に加え窒素（N）を含むため，代謝を受けると尿素，クレアチニンなどの窒素化合物が老廃物となる．また，核酸（DNA，RNA など）も窒素を含んでおり，代謝されると尿酸という窒素化合物として排泄される．これらの窒素化合物は主に尿中に排泄される．

表Ⅰ-2-1　**腎臓の主な役割**

老廃物の排泄（主に糸球体による濾過と尿細管における分泌）	
●窒素化合物：アンモニア，尿素，クレアチニン，尿酸	●薬物
体液中の成分の調節（主に尿細管における再吸収と分泌）	
●血液の電解質*の調節（Na^+，K^+，Ca^{2+}，Cl^-，HPO_4^{2-} など） ●血液を pH 7.4 に調節（H^+，HCO_3^-） ●血液の量を調節（H_2O） ●血液の浸透圧を 280 〜 290 mOsm/kg・H_2O に調節	
ホルモンの産生	
●活性型ビタミン D，エリスロポエチン，レニンなど	

＊電解質
ナトリウムイオン（Na^+），カリウムイオン（K^+），カルシウムイオン（Ca^{2+}），マグネシウムイオン（Mg^{2+}），塩素イオン（Cl^-），重炭酸イオン（HCO_3^-），リン酸水素イオン（HPO_4^{2-}）硫酸イオン（SO_4^{2-}）など．

**慢性腎臓病（CKD）の食事・栄養療法として
たんぱく質の過剰摂取の制限が必要な理由**

体で産生される窒素化合物の主な由来はたんぱく質である．窒素化合物は主に
腎臓から排泄されるため，たんぱく質を摂取するということ（窒素の負荷）は
腎臓に負担を与えることになる．したがって，たんぱく質の過剰摂取を適度に
制限することが腎臓を守ることになるのである．

B 体液中の成分（水を含む）の調節

　体液中の成分（水を含む）を調節するために，腎臓は主に糸球体による血
漿*（**図 I -2-1**）の濾過と尿細管における**再吸収**と**分泌**（排出）を行ってい
る．まず，糸球体で原尿が約 140 L/日生成される．尿細管は，糸球体で濾過
した後の原尿から，生体にとって必要な電解質や水を尿細管で再吸収する
（**図 I -2-2**）．つまり，必要な水，電解質，アミノ酸，グルコースなどは再吸
収し，余分な水や電解質，老廃物を尿として体外に排泄することで，電解質
濃度を一定に維持し，血液の pH を 7.4 に保ち，血液の量や浸透圧を一定にす
る働きをしている．このような体内環境を一定に保とうとする性質を**恒常性**
（ホメオスタシス）という．たとえば，水は約 99％，ナトリウムイオン（Na^+）
は 97〜99％，アミノ酸とグルコースは 100％再吸収され，一方で水素イオン

*血漿
赤血球，白血球，血小板を
除いた血液成分．血漿と血
清の違いは手技上の違い
（凝固の有無）であり，血
清にはフィブリノーゲンが
ない．

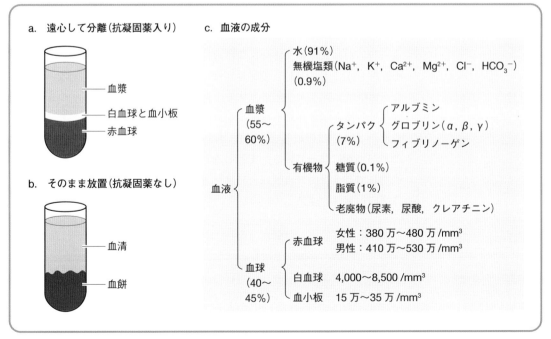

図 I -2-1　血液の成分

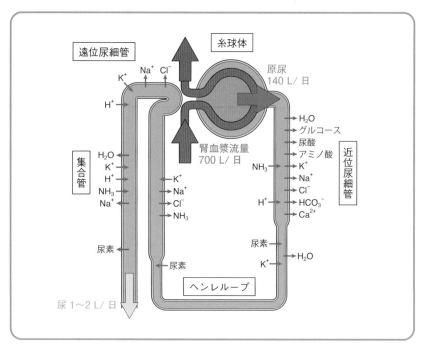

図Ⅰ-2-2　糸球体における濾過と尿細管における再吸収（➡）・分泌（➡）

（H^+），一部の薬剤は尿細管から分泌される．なぜ腎臓は約700 L/日もの血漿を濾過して140 L/日の原尿を生成し，その約99％を再吸収するという一見無駄なことを行っているのであろうか．ヒトが摂取する水や電解質の量は常に一定ではなく，食事内容によって多い場合も少ない場合もある．しかし，血液を含めた体液は恒常性を保つために，その濃度を一定にする必要があるため，約140 L/日の糸球体濾過量がセーフガード（安全装置）となって，必要なら再吸収し，不要なら排泄する余裕を作っているのである．つまり，このシステムによって，ヒトはどんなに多く水や電解質を摂取しても（限界はあるが），あるいは摂取しなくても，体内の水電解質バランスを一定に維持することが可能になっている．まとめると腎臓は「体に必要なものでもいったん濾過して，選択的に再吸収・分泌（排出）する」という確実な方法によって体液の恒常性を維持している．

生体の腎臓と人工腎臓の原理の違い

もう少し
くわしく

生体の腎臓では，血液中の老廃物を濾過することによって尿をつくっている．人工腎臓では，その機能を透析（拡散現象）という原理を利用して代行させている．拡散とは濃度の違う2種類の液体が，半透膜を境にして接すると分子が濃度の高いほうから薄いほうへ移動する現象であり，生体内では老廃物の存在しない液体は存在しないので，生体内では透析という原理は利用できない．透析は効率よく小分子老廃物を除去できるが，その反面急激な濃度低下を生じるため，血液の浸透圧が低下し，血圧低下や不均衡症候群を起こす原因となる．

浸透圧，膠質浸透圧，血漿浸透圧

もう少し
くわしく

低分子は通るが，高分子は通さない膜を半透膜という．半透膜を挟んで2種類の濃度の液体が存在すると，低分子は高濃度のほうへ移動し，両方が同じ濃度になろうとする．濃度を一定に保つための移動のことを浸透といい，浸透する力のことを浸透圧という．

半透膜が血管壁の場合の浸透圧が膠質浸透圧（水を血管内に保とうとする力）である．血管壁は比較的大きな穴が開いており，水，電解質，アミノ酸，糖などの低分子は自由に通過できるが，タンパク質などの高分子は通過できない．膠質浸透圧は血漿タンパク質の大部分を占めるアルブミン濃度に影響され，血漿アルブミン値が低下すると膠質浸透圧が低下し，血管壁を自由に通れる水・電解質が血管壁外（＝間質）へ移動する．血漿アルブミン値が低下すると浮腫がみられるのはこのためである．

半透膜が細胞膜の場合の浸透圧が血漿浸透圧である．細胞膜を挟んで水以外の物質は自由に通過できないため，その浸透圧は血漿でもっとも濃度の高いナトリウム濃度に影響される．野菜に塩を振ると水分が出てくるのは，ナトリウム濃度を薄めようとする野菜の浸透の働きである．

RBF：renal blood flow
RPF：renal plasma flow
GFR：glomerular filtration rate
FF：filtration fraction

メモ

腎血流量（RBF）＝腎血漿流量（RPF）＋腎血球流量（ほとんど赤血球が占める）と表される．赤血球の体積は血液の40〜45%（ヘマトクリットのこと）であるから，100%−（40〜45%）でRPFは55〜60%である．

＊濾過率（FF）

糸球体内を流れる全血漿のうち，糸球体で濾過され原尿となる比率．基準値は0.18〜0.22．糸球体内圧，間質の圧力，糸球体基底膜の性状などに影響される．

2 腎機能の指標

両側腎臓に流れ込む血液流量である腎血流量（RBF）は通常約1〜1.3 L/分で，心拍出量の約1/4（約25%）をも占める．上述したように濾過にかかわるのは血液中の血漿のみである．つまり，腎血漿流量（RPF）はRBFの約55〜60%である．RPFのうち約1/5（約20%）の量が両腎合わせて約200万個の糸球体で濾過されている．糸球体の濾過量は，糸球体濾過量（GFR）とよばれる．GFRは正常では約100 mL/分/1.73 m²とされる．GFRとRPFから，腎臓の濾過率（FF）＊が算出できる．

$$濾過率＝糸球体濾過量（GFR）÷腎血漿流量（RPF）$$

　このGFRおよびRPFこそが，腎臓濾過機能（狭義の腎機能）をみる指標である．これらを直接測定することはできないが，近似できる検査法が腎クリアランス試験である．クリアランスとは各々の物質を尿中にどれだけ排泄するかという能力である．具体的には，ある物質xを単位時間あたりに排出する血漿量である．以下の式で求められる．

$$Cx（mL/分）= Ux（mg/mL）× V（mL/分）/Px（mg/mL）$$

Cx：物質xのクリアランス，Ux：尿中の物質xの濃度，V：尿量，Px：血漿中の物質xの濃度

> **もう少しくわしく　クリアランスの意味**
>
> 上式からクリアランスは「尿中へ排泄した総量÷血漿濃度」で求められ，その単位（mL/分）から考えて速度のようなものと考えると理解しやすい．クリアランスはその物質が糸球体において濾過を受けるのか，尿細管で再吸収されるのか分泌されるのかというような，その物質の特性によって値が大きく異なる．たとえば，糸球体で全く濾過を受けない大きな物質は尿中に全く排泄されないのでクリアランスは0である．

Cr：creatinine
Crr：creatinine clear-
ance

　クレアチニン（Cr）という物質は主に筋肉でつくられ，糸球体を濾過率20％で尿細管に流れ込み，尿細管では再吸収も分泌もほとんどしない特性がある．したがって，そのクレアチニンクリアランス（Ccr）はGFRを反映する．

$$Ccr ≒ GFR　　80 〜 120 \ mL/分 ≒ 140 〜 170 \ L/日$$

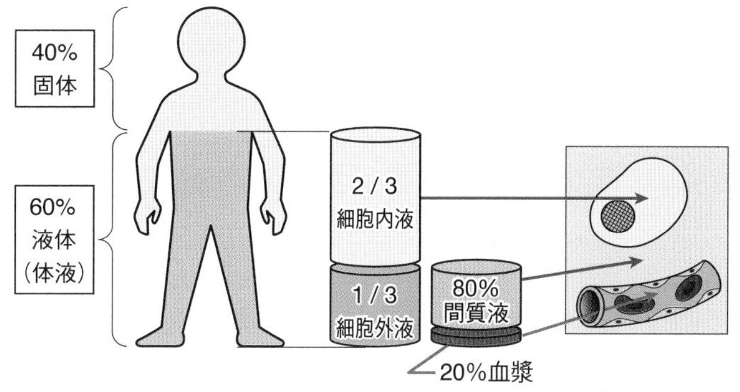

図Ⅰ-2-3　体液の区分
体液の 2/3 は細胞内液，残り 1/3 は細胞外にある細胞外液，細胞外液の 80％は血管系の外にある間質液，残りの 20％が血管内にある血漿．

PAH：para-aminohippuric acid

　一方，パラアミノ馬尿酸（PAH）という物質は，クレアチニンと同じく糸球体を濾過率20％で尿細管に流れ込むが，糸球体を素通りした80％は尿細管をとりまく毛細血管を介して尿細管においてすべて尿中に分泌されるという特性がある．つまり，PAH は腎臓に流れ込むとすべて尿に排泄される．この PAH のクリアランス（C_{PAH}）は RPF を反映することになる．

$$C_{PAH} \fallingdotseq RPF \qquad 500 \text{ mL/分} \fallingdotseq 700 \text{ L/日}$$

　腎機能検査，クレアチニン測定の詳細については p.47 を参照されたい．

3 ｜ 体液と血漿の関係

　人間の場合，体重の約 60％が液体（体液）である（**図Ⅰ-2-3**）．細胞内液と細胞外液を隔てているのは細胞膜で，間質液*と血漿を隔てているのは血管である．体液はさまざまな物質を含んでおり，電解質と非電解質*に分けられる．電解質では，正（＋）の電荷をもつものを陽イオン，負（−）の電荷をもつものを陰イオンとよぶ．タンパクは電解質ではないが，負の電荷をもっている．

メモ
新生児の体液の割合は体重の約 80％，乳幼児は約 70％，成人は約 60％，高齢者は約 50 〜 55％である．

***間質液**
リンパ液，関節内の滑液，脳脊髄液など各種体液はすべて間質液に含まれる．

***非電解質**
グルコース，アミノ酸，尿素，クレアチニンなど．

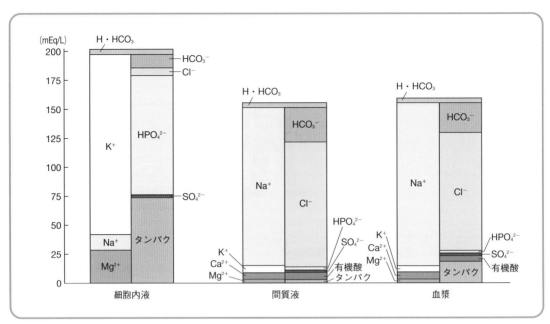

図Ⅰ-2-4　**細胞内液，間質液，血漿の電解質濃度**

　　　各電解質の濃度は細胞内液と細胞外液とでは異なっている（**図Ⅰ-2-4**）．
細胞外液の主要な**陽イオン**は Na$^+$（140 mEq/L）であり，**陰イオン**は Cl$^-$（105
mEq/L）と HCO$_3^-$（24 mEq/L）であるが，細胞内液の主要な陽イオンは K$^+$
（150 mEq/L）である．間質液と血漿の電解質濃度はほぼ同じである（**図Ⅰ-
2-4**，血漿はタンパクを多く含む）．

3 腎臓の障害と症状

腎臓に障害が生じると，以下に述べるような検査値異常，自覚症状が出現する．しかし，腎疾患の種類やその程度により下記項目の出現はさまざまである．たとえば，糸球体障害は顕著であるが，尿細管障害がほとんどなく，腎機能（糸球体濾過量［GFR］）も低下していない例もあれば，逆に糸球体障害が軽度であるが，尿細管障害が強く，腎機能（GFR）も低下している例もある．

1 糸球体障害と症状

糸球体は濾過装置であり，糸球体が障害を受けると図Ⅰ-3-1に示すように濾過を行う「ふるい」の目が粗くなり，血液の主成分である赤血球やタンパク（主にアルブミン）が漏れ出てくるようになる．これが糸球体性血尿，タンパク尿として現れる．赤血球はタンパクに比べてはるかに大きく，また疾患・重症度により「ふるい」の目の粗さ（孔の数，大きさ）が異なるため，タンパク尿単独，糸球体性血尿単独，その両者を認める場合がある．

メモ

アルブミンはアミノ酸からできたタンパクで，血液中の総タンパクの約60%を占めている．100種類以上あるといわれるタンパクの中でもっとも量が多く，膠質浸透圧の維持や血液中のさまざまな物質を運搬する働きがある．アルブミンは肝臓で合成される．アルブミンの数値が低い場合は肝臓での合成障害が起きているか，アルブミンが腎臓や腸管から漏れ出していることを示している．

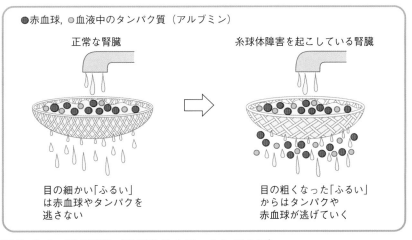

図Ⅰ-3-1 尿の異常（糸球体性血尿，タンパク尿）

臨床で
役立つ知識
尿の泡立ち

尿が泡立つのは尿の粘稠度(ねんちゅうど)が高くなった場合である．正常でも脱水や運動後など尿が非常に濃くなると泡立ちやすくなる．大量の尿タンパクが出ている場合（ネフローゼ症候群）と大量の尿糖が出ている場合（重度の糖尿病）に泡立ちやすくなる．水分摂取量を増やすと尿の粘稠度が低下し，泡立ちの程度が軽くなる．

もう少し
くわしく
糸球体性血尿

赤血球は直径が 7 ～ 8 μm，厚さが 2 μm ほどの両面中央が凹んだ円盤状であり，変形能力に富み，直径の半分以下の径の狭い毛細血管にも通過することができる．しかし，目の粗くなった「ふるい」を通過する際に血圧によって押し出されるため（機械的損傷），通過時に極度に変形してしまう．したがって，尿沈渣を顕微鏡で観察するとサイズがバラバラになった赤血球（変形赤血球）を認める．これを糸球体性血尿とよぶ．膀胱腫瘍，尿路結石などの血尿は，糸球体を通過した尿に後から赤血球が混入するため，変形赤血球とはならない．

2 ｜ 尿細管障害と症状

　尿細管（近位尿細管～集合管）は濾過された 140 L/日の原尿から低分子物質を尿細管の部位別に特定の物質（グルコース，アミノ酸，カリウムイオン，水など）を 99 ～ 100% 再吸収する（p.18，**図Ⅰ-2-2** 参照）．この再吸収能力を失うと尿中に特定の物質を喪失することになる．その結果，尿糖（腎性尿糖），低カリウム血症，低リン血症，尿崩症などを生じる．再吸収能力が障害される原因としては，頻度は少ないが，尿細管間質性腎炎，薬剤性腎障害，重金属中毒，シェーグレン（Sjögren）症候群などである．

　前項の糸球体障害が生じると，必然的に尿細管障害も二次的に生じるが，同時に GFR が低下することが多いので，尿中に喪失する物質もその分減ることになり，上述の尿細管障害による検査値異常（血清カリウム低下，血清リン低下）は出にくい．

3 | 腎機能低下（GFR低下）と症状

　腎機能が低下しても，GFR 60 mL/分/1.73 m² 以下にならないかぎり，ほとんど自覚症状はない．**表I-3-1** に示したように，GFR が低下するにつれ，自覚症状ならびに検査値異常が増加する．しかし，これらの症状や検査値は食事の内容や尿タンパク量により個人差があるので，必ずしもこの表どおりに出現するとはかぎらない．

　GFR が低下すると**水・ナトリウムが貯留し体液が過剰**になり，GFR が 50 mL/分/1.73 m² 以下になると，**高血圧**（収縮期と拡張期の両方の上昇）の頻度が増加する．加えて**塩分の過剰摂取**が多い場合は，浮腫，肺うっ血が早期に現れやすく，逆に浮腫のない場合は，GFR が 5 mL/分/1.73 m² 程度になっても軽微な症状（瘙痒感や味覚異常など）にとどまることもある．

　表I-3-2 に示した尿毒症症状の多くは，透析導入によって軽快するものであり，腎臓から排泄されるべき複数の物質が体内に蓄積し，細胞障害を引き起こしていると考えられる．

表I-3-1　GFR低下と主な症状と検査値異常

CKDの重症度分類	G1	G2	G3a, G3b	G4	G5
GFR (mL/分/1.73m²)	90 以上	60〜89	30〜59	15〜29	15 未満
主な症状	なし	ほとんどなし	夜間多尿, 血圧上昇	高血圧, 浮腫, 疲れやすい, 動悸, 息切れ	左に加え, 尿毒症症状(本項表I-3-2), 尿量減少
検査値異常	なし	ほとんどなし	腎性貧血, 高カリウム血症, 高尿酸血症	左に加え, 代謝性アシドーシス, 高リン血症	左に加え, 低カルシウム血症

表I-3-2　尿毒症症状

中枢神経症状	集中力低下, 頭痛, 不眠, けいれん, 精神症状, 意識障害
末梢神経症状	多発神経炎（手袋靴下型知覚障害）, むずむず脚症候群
感覚器症状	味覚障害, 嗅覚障害, めまい, 視力低下（尿毒症性網膜症）
呼吸器症状	肺うっ血, 起坐呼吸, 尿毒症性肺, 血痰, クスマウル大呼吸*
消化器症状	食欲低下, 悪心・嘔吐, 下痢, 消化管出血
皮膚症状	瘙痒感, 色素沈着
血液異常	易出血傾向（血小板数, 凝固検査は正常）

＊クスマウル（Kussmaul）大呼吸

代謝性アシドーシス時に認められる早く深い規則正しい呼吸をいう．この呼吸により CO_2 を体外により多く排出して体液（血液）をアルカリ化することにより，アシドーシスを軽減しようという代償性機序による．

もう少し
くわしく
腎機能低下と視力低下の関係

慢性腎不全の最大の原因は糖尿病性腎臓病である（p.112参照）．糖尿病の三大合併症は，腎症，網膜症，神経障害であり，腎症をもつ患者のほとんどは網膜症を合併している．定期的に眼科通院していない場合，自覚症状がなくとも糖尿病性網膜症による視力低下を引き起こしている可能性がある．一方，腎不全が進行すると高血圧も重症化しやすい．この際，降圧療法を適切に受けていないと高血圧性網膜症を起こしうる．また，末期腎不全となり，表Ⅰ-3-2のような各臓器の尿毒症症状が出る頃には尿毒症性網膜症を併発する．以上のように腎機能低下と関係する視力低下の原因は複数存在する．

臨床で
役立つ知識
尿毒症性肺とは

長期にわたり高血圧・体液過剰が持続すると，うっ血性心不全症状が出現し，さらにアシドーシスが伴うことで肺血管が収縮し，肺間質に浮腫が生じる．アシドーシスが高度になると，肺胞での過換気により肺胞圧が上昇し，肺門のみに典型的な浮腫を認める．これが尿毒症性肺とよばれる状態で，胸部X線上，肺門部に左右対称の翼状影（バタフライ陰影）を呈する．

4　体液バランス障害（水，電解質，酸塩基平衡）と症状

　体液の調節を行っているのは前節で述べたように主に腎臓である．本項で述べる体液バランス障害は，GFRが低下しているとより頻度が増すことに注意する．

水バランスの障害

　図Ⅰ-3-2に水の出納を示す．INに比べてOUTが少なければ正のバランスであり，体液量が過剰となり，ひいてはうっ血性心不全につながる．逆にOUTが多ければ負のバランスであり，脱水症となる．

　水バランスが簡単には負にならないように，生体には体液量の調節機構が備わっている（p.12の図Ⅰ-1-8，p.13の図Ⅰ-1-9参照）．大量の発汗などにより血液の浸透圧が上昇すると，視床下部にある浸透圧受容器が興奮し，下垂体後葉より抗利尿ホルモン（ADH，バソプレシン）が分泌され，腎臓の集合管での水の再吸収が促進され，細胞外液量が増加する．一方で，脱水による血圧の低下が起こると，レニン-アンジオテンシン-アルドステロン（RAA）系が刺激され，腎臓の集合管でのナトリウムの再吸収が促進され，細胞外液量が増加する．

　脱水症は電解質組成により分類され（図Ⅰ-3-3），症状，治療方針も異なる．

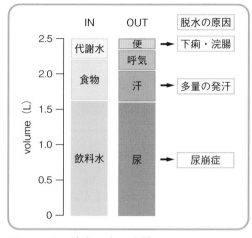

図Ⅰ-3-2 体内の水の出納

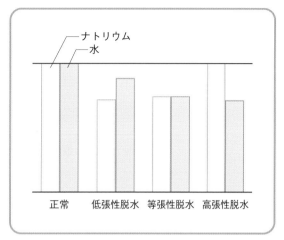

図Ⅰ-3-3 脱水症の分類

1）低張性脱水

　ナトリウムが多く失われる電解質欠乏性の脱水をいう．下痢・嘔吐などにより水分の喪失以上に電解質（ナトリウム）の喪失が著しい状態で，血清ナトリウム濃度と血漿浸透圧の低下を伴う．体液喪失に対し水のみを飲み続けることで容易におちいる．細胞外液に電解質を補うために生理食塩水や乳酸リンゲル液などが投与される．

2）等張性脱水（混合性脱水）

　水分とナトリウム欠乏とがほぼ同じ割合で起こっている混合性の脱水をいう．口渇感がある．そのため水のみを飲み，低張性脱水に移行しやすい．

3）高張性脱水

　水分が多く失われる水欠乏性の脱水をいう．発汗の亢進，尿崩症，水分摂取の極端な低下などにより引き起こされる．自分で水分摂取のできない乳幼児や高齢者に多い．血清ナトリウム濃度と血漿浸透圧が高い．口渇感が強い．細胞内まで水分を補給できる 5％グルコース液が投与される．

電解質異常と症状

　腎機能低下（GFR 低下）に伴って頻度が増える電解質異常は，高カリウム血症と低カルシウム血症である（p.44，**表Ⅱ-2-2** 参照）．

酸塩基平衡の障害と症状

　血液の pH は厳密に調節されており，正常では pH 7.4（7.35 ～ 7.45）である．pH<7.35 をアシデミア，pH>7.45 をアルカレミアとよぶ．体液中の水素イオン（H^+）の濃度をある範囲に保つことにより pH は調節される．主として血液の緩衝系*と腎臓・呼吸により調節されている（**図Ⅰ-3-4**）．

　呼吸が増加すると二酸化炭素（CO_2）が排出され，青の矢印方向に反応が進み，H^+ が減少することになる（＝アルカリ性に傾く）．これが呼吸性アル

*緩衝系
血液 pH の急激な動きを緩める働きをする物質．体内で自然に作られる弱い酸と弱い塩基で構成されている．

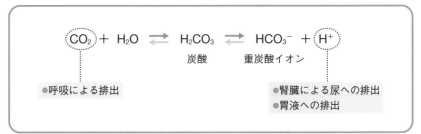

$$CO_2 + H_2O \rightleftarrows H_2CO_3 \rightleftarrows HCO_3^- + H^+$$

炭酸　　　　重炭酸イオン

●呼吸による排出　　　　　　　　　●腎臓による尿への排出
　　　　　　　　　　　　　　　　　●胃液への排出

図Ⅰ-3-4　酸塩基平衡と腎臓の役割

カローシスである．逆に呼吸が抑制されるとCO_2が貯まるため赤の矢印方向に反応が進み，H^+が増加することになる（＝酸性に傾く）．これが**呼吸性アシドーシス**である．

　一方，GFRが低下すると尿中へのH^+排泄が減少する．すると血液のH^+が増加し，pHは低下する（＝酸性に傾く）．これが**代謝性アシドーシス**である．このときに青の矢印方向に反応が進み，CO_2を肺からより排出することで酸性に傾いた血液を元のpHに戻そうという代償機転が働く（＝呼吸性代償）．反対に，血液のH^+が減少する代表的な病態は繰り返す嘔吐である．胃液中にはH^+が大量にあり，これを失うからである．これが**代謝性アルカローシス**である．

もう少し　くわしく

アシデミア・アルカレミアとアシドーシス・アルカローシスの違い

アシデミア・アルカレミアは単にpHが低いか高いかを示すだけの言葉である．一方，アシドーシス・アルカローシスはpHの恒常性が崩れる病態を指す．おおむねアシドーシス≒アシデミアであるが，代謝性アシドーシスが存在していても呼吸性代償によりpH 7.4となり正常範囲ということがある．この場合，アシデミアとはいわないが，代謝性アシドーシス＋呼吸性代償という病態が存在することになる．

もう少し　くわしく

腎機能低下（GFR低下）とうっ血性心不全

前述のとおりGFRが低下すると体液量が過剰傾向となる．そこに塩分の過剰摂取が加わるとますます体液（血液）が過剰になってうっ血が起こる．しかし，すぐに全員がうっ血性心不全を示すわけではない．もともと心機能低下をきたすような虚血性心疾患や大動脈弁狭窄症（きょうさく）などの心臓弁膜症を合併していると，うっ血が軽度でも早期に心不全となる．また，腎機能低下の原因が糖尿病性腎症であると虚血性心疾患の合併が多いため，糖尿病による腎機能低下例ではうっ血性心不全になりやすい．

第Ⅱ章 腎疾患の診断・治療

1 | 腎疾患の見方・考え方

腎疾患はおおむね3つの視点から病名がつけられる．つまり，1人の患者に3通りの病名がつくので混乱することがあるが，定義を理解するとわかりやすくなる．

- 臨床症候からみた診断名
  急性糸球体腎炎（症候群），急速進行性糸球体腎炎（症候群），慢性糸球体腎炎（症候群），ネフローゼ症候群
- 腎機能を時間軸からみた診断名
  急性腎不全，慢性腎臓病（CKD），慢性腎不全
- 病因（疾患の主病変部位，原因，組織型）に基づく病理学的診断名
  IgA腎症，糖尿病性腎症，腎硬化症。
  ※実際に腎臓で起きている病変を調べる（腎生検を行う）必要がある．

たとえば，「慢性腎不全となったネフローゼ症候群を呈する糖尿病性腎症」や「慢性糸球体腎炎（症候群）を呈するCKDステージG3のIgA腎症」というように，1人の患者に3つの病名がつくこともあれば，簡略化して「IgA腎症」のみということもしばしばある．IgA腎症のほとんどが慢性糸球体腎炎（症候群）を満たすためである．

1 | 臨床症候からみた診断

症候群とは，それぞれの定義を満たす場合は原因がなんであれ，「○○症候群」とよぶ．急性糸球体腎炎（症候群），急速進行性糸球体腎炎（症候群），慢性糸球体腎炎（症候群），ネフローゼ症候群が主であり，ネフローゼ症候群を除き，症候群が省略されることが多い．それぞれの定義を簡単に述べる（詳細は第Ⅲ章「腎疾患　各論」を参照）．

A 急性糸球体腎炎（症候群）（図Ⅱ-1-1）

腎炎を示す尿所見（顕微鏡的血尿やタンパク尿など）に加えて高血圧，浮腫が急速に出現するものを指す．時に肉眼的血尿がある．小児・青年期に多いが，発生頻度は減少している．主に溶連菌感染後に発症する．治療は安静，

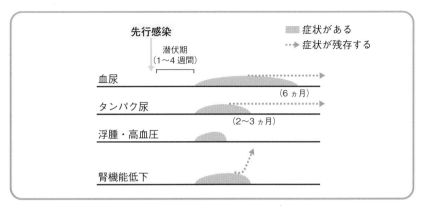

図Ⅱ-1-1 急性糸球体腎炎（症候群）の症状と進行
多くの患者では ■■■ の経過をたどり症状が消失するが，一部の患者では ┈┈▶ のように後遺症として症状が残存することがある．

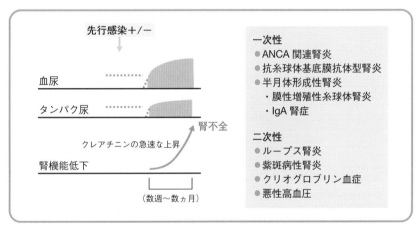

図Ⅱ-1-2 急速進行性糸球体腎炎（症候群）（RPGN）の症状と進行
ANCA：anti-neutrophil cytoplasmic antibody，抗好中球細胞質抗体．

食事・栄養療法（塩分制限），場合によって降圧薬の服用となる．
　代表的な疾患は**溶連菌感染後急性糸球体腎炎**（p.98 参照）である．

RPGN：rapidly progressive glomerulonephritis

B　急速進行性糸球体腎炎（症候群）（RPGN）（図Ⅱ-1-2）

　腎炎を示す尿所見（顕微鏡的血尿，タンパク尿，赤血球円柱，顆粒円柱）を伴い，**数週間から数ヵ月の経過で急速に腎機能低下が進行する**ものを指す．**中高年に多く，発生頻度は増加している．**時に肉眼的血尿があり，倦怠感，食欲低下，発熱といった全身症状がある．治療は副腎皮質ステロイド，免疫抑制薬が用いられる．

　これらの原疾患には，腎臓のみを障害し RPGN をきたす一次性と，全身性疾患や感染症などに伴って腎臓を障害し RPGN をきたす二次性の2つに分けられる．一次性の代表的な疾患は ANCA 関連腎炎，抗糸球体基底膜抗体型

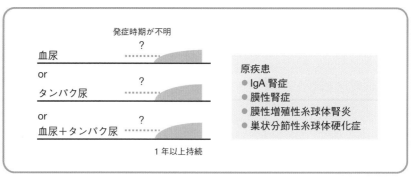

図Ⅱ-1-3　**慢性糸球体腎炎（症候群）の症状と進行**

腎炎，半月体形成性腎炎などが知られ，二次性ではループス腎炎，紫斑病性腎炎（IgA 血管炎），クリオグロブリン血症などがある．

C　慢性糸球体腎炎（症候群）（図Ⅱ-1-3）

腎炎を示す尿所見（顕微鏡的血尿やタンパク尿など）が 1 年以上持続するものを指す．自覚症状がなく，健診で発見されることが多い．原因により予後が異なり，確定診断のためには腎生検（p.49 参照）が必要となる．

この症候群で発症することの多い代表的な疾患として，IgA 腎症，紫斑病性腎炎（IgA 血管炎），膜性増殖性糸球体腎炎，膜性腎症，巣状分節性糸球体硬化症などが挙げられる．

D　ネフローゼ症候群（詳細は p.109 参照）

高度のタンパク尿（尿タンパク 3.5 g/日以上）と低タンパク血症（血清アルブミン 3.0 g/dL 以下）を認める状態であり，浮腫と高コレステロール血症が併存することが多い．

2　腎機能を時間軸からみた診断名

腎不全とは腎機能の低下によりあらゆる腎臓病が進行した場合に，最終的にたどり着く共通の状態である．時間経過により急性と慢性に分けられる．

A　急性腎不全

診断の進め方

＊高窒素血症
ほぼ尿素窒素やクレアチニンの上昇を意味する．

乏尿，無尿や急激な高窒素血症＊の進行から急性腎不全と診断される．し

表Ⅱ-1-1　**KDIGO ガイドラインによる AKI 診断基準と重症度分類**

定義	1. ΔCr≧0.3 mg/dL（48 時間以内） 2. Cr の基礎値から 1.5 倍上昇（7 日以内） 3. 尿量 0.5 mL/kg/時以下が 6 時間以上持続	
重症度分類	Cr 基準	尿量基準
ステージ 1	ΔCr>0.3 mg/dL or Cr 1.5 〜 1.9 倍上昇	0.5 mL/kg/時未満が 6 時間以上
ステージ 2	Cr 2.0 〜 2.9 倍上昇	0.5 mL/kg/時未満が 12 時間以上
ステージ 3	Cr 3.0 倍上昇 or Cr>4.0 mg/dL までの上昇 or 腎代替療法開始	0.3 mL/kg/時未満が 24 時間以上 or 12 時間以上の無尿

注）定義 1〜3 の 1 つを満たせば AKI と診断する．Cr と尿量による重症度分類では重症度の高いほう
　　を採用する．
KDIGO：Kidney Disease Improving Global Outcomes, Cr：血清クレアチニン値.

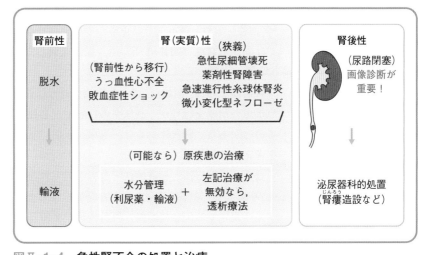

図Ⅱ-1-4　**急性腎不全の処置と治療**

AKI：acute kidney injury

***腎前性**
全身疾患のために腎臓への血流が低下する場合．

***腎性**
腎臓自体に原因がある場合．

***腎後性**
腎臓より下部の尿路（尿管・膀胱・尿道）に原因がある場合．

かし，定義に統一基準がなく，最近では急性腎不全という用語に代わり，より早期の段階の腎障害を含めた**急性腎障害（AKI）**という概念が普及してきている（**表Ⅱ-1-1**）．

　次に病歴と身体所見から急性腎不全の原因（腎前性*，腎性*，腎後性*）を考える．急性腎不全の多くは可逆性であり，適切な処置を行えば腎機能の回復が期待されるため，原因の特定が重要である（**図Ⅱ-1-4**）．また，高窒素血症を初めて指摘されても急性腎不全とはかぎらない．過去の検査結果がない中高年患者の場合，**慢性腎不全**のことも多い．慢性腎不全ならば不可逆的であるため両者の鑑別が重要である．

　その鑑別のためには，まず腎臓の大きさを確認する（エコー検査が簡便）．正常では腎臓は長径約 10 cm であるが，慢性腎不全では小さくなり，急性

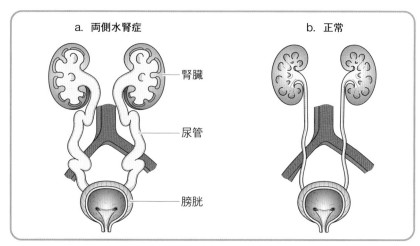

図Ⅱ-1-5　両側水腎症

（腎前性・腎性）腎不全では正常かやや大きくなる．一方，腎後性急性腎不全では**両側水腎症**（**図Ⅱ-1-5**）や，尿が充満した膀胱を認める．

処置・治療

　腎前性ならば，開始液*による輸液を行う．腎性ならば，原疾患を特定し，原疾患の治療を行うが，利尿薬の投与や，必要に応じて透析療法が必要となることがある．腎後性ならば，導尿（尿閉），腎瘻・尿管ステント（水腎症）を考える．

　食事・栄養療法と輸液療法で改善が得られない場合は**透析療法**を開始する（p.69参照）．急性腎不全はひとたび発症すると死亡率は50〜60％と高く，予後を規定する因子は高齢，外科術後，多臓器不全，感染症である．死因は腎不全そのものではなく，感染症，呼吸不全，消化管出血などである．

＊開始液
カリウムイオン（K⁺）を含まず，かつナトリウムイオン（Na⁺）濃度が生理食塩水の1/2〜2/3である輸液を指す．乏尿時や病態不明の脱水症に対し最初に用いられるため「開始液」とよばれる．

CKD：chronic kidney disease

CVD：cardiovascular disease

eGFR：estimated GFR

メモ
1.73m²は日本人の標準的な体表面積とされている値である．体格によるGFRの個人差を標準化するために体表面積で補正している．また，eGFRの求め方は，人種によって推算式が異なることにも注意が必要である．

B　慢性腎臓病（CKD）

　2002年に米国で初めて**CKD**という概念が提唱された．これは従来の原因別に考えていた腎疾患の枠を取り払った，より広い病態，症候を含む概念である．早期から慢性の腎機能障害に注目して，早期治療を始めることで，末期腎不全や合併しやすい心血管疾患（CVD）の患者を減らすために提唱された．

診断の進め方

　CKDの診断基準は**表Ⅱ-1-2**のとおりである．糸球体濾過量（GFR）を直接測定することは負荷試験が必要なため日常臨床的ではない．そこで，世界各国からいくつかの推算GFR（**eGFR**）が考案されており，日本では以下の式が用いられている．

表Ⅱ-1-2　CKD の診断基準

CKD の定義は以下のとおりであり，①②のいずれか，または両方が 3 ヵ月を超えて持続することで診断する
①尿異常，画像診断，血液検査，病理診断で腎障害の存在が明らか，とくに 0.15 g/gCr 以上のタンパク尿（30 mg/gCr 以上のアルブミン尿）の存在が重要
②GFR＜60 mL/分/1.73 m^2

[日本腎臓学会（編）：CKD 診断ガイドライン 2023，p.3，東京医学社，2023 より許諾を得て転載]

$$eGFR（mL/分/1.73m^2）= 194 \times Cr^{-1.094} \times 年齢^{-0.287} ［女性は \times 0.739］$$

　性別，年齢，血清クレアチニン値（Cr）のみで算出されるため簡便ではあるが，あくまで推算式であり，体格を考慮していないため実際の腎機能とずれが生じる可能性がある．クレアチニンは筋肉由来のため，その年齢の標準的な体格よりも筋肉量の多い人は血清クレアチニン値は高く，計算結果として eGFR は低くなる．女性は男性に比べると筋肉量が少ないため，そもそも血清クレアチニン値の基準値は女性＜男性である．

　CKD は末期腎不全への進行リスクが高いだけでなく，心筋梗塞や脳卒中などの心血管疾患（CVD）の強力な危険因子でもある（図Ⅱ-1-6，図Ⅱ-1-7）．CKD と CVD に共通の原因として高血圧，糖尿病，肥満，喫煙があり，また CKD が存在すると慢性炎症，酸化ストレス，尿毒素（ホモシステインなど）が増加したり，腎性貧血が顕在化すると心負荷につながり，CVD が発症・進展しやすくなる．したがって，CKD の早期発見・評価を行い，危険因子の治療を行うことによって CVD の発症・進展や CKD の悪化を予防することが重要である．

> **コラム**　**CKD を治す薬はあるか？**
>
> よく腎臓病を治す薬はないといわれる．とくに CKD の場合はなおさらである．原因の明らかなものを除き CKD そのものを治すことはできないが，なるべく現状の腎機能を維持し，病気の進行を止めることが治療の根幹であり，危険因子の治療・指導を行うことが腎保護・透析予防につながる．
> 2020 年以降，CKD に対する腎保護効果によりいくつかの SGLT2 阻害薬が保険適用となった．

CKD の重症度分類

　当初 CKD の病期分類は腎機能評価の指標である **GFR** のみを用いていたが，尿タンパク量の程度や原疾患で CKD リスクが異なることを考慮して**表Ⅱ-1-3**のような重症度分類を用いることになった．ステージ(緑→黄→オレ

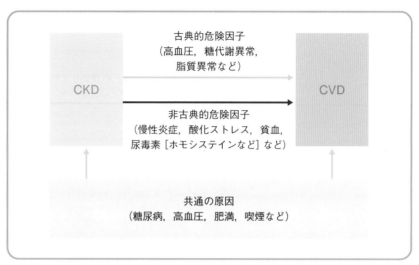

図Ⅱ-1-6 なぜCKDはCVDを合併しやすいか

心血管死亡	ACR <10	ACR 10〜29	ACR 30〜299	ACR ≧300
eGFR ≧105	0.9	1.3	2.3	2.1
eGFR 90〜104	Ref	1.5	1.7	3.7
eGFR 75〜89	1.0	1.3	1.6	3.7
eGFR 60〜74	1.1	1.4	2.0	4.1
eGFR 45〜59	1.5	2.2	2.8	4.3
eGFR 30〜44	2.2	2.7	3.4	5.2
eGFR 15〜29	1.4	7.9	4.8	8.1

末期腎不全	ACR <10	ACR 10〜29	ACR 30〜299	ACR ≧300
eGFR ≧105	Ref	Ref	7.8	18
eGFR 90〜104	Ref	Ref	11	20
eGFR 75〜89	Ref	Ref	3.8	48
eGFR 60〜74	Ref	Ref	7.4	67
eGFR 45〜59	5.2	22	40	147
eGFR 30〜44	56	74	294	763
eGFR 15〜29	433	1,044	1,056	2,286

ACR：尿アルブミン/Cr比（mg/gCr）.

(Levey AS, de Jong PE, Coresh J et al：Kidney International 80（1）：17-28, 2011 より改変)

図Ⅱ-1-7 CKDにおける心血管死亡と末期腎不全のステージ別オッズ比

［日本腎臓学会（編）：CKD診療ガイド2012, p.4, 東京医学社, 2012 より許諾を得て転載］

たとえば，eGFR がステージG3a（45〜59 mL/分/1.73 m²）で，ACR が10 mg/gCr 未満だとCVDによる死亡リスクのオッズ比は1.5 だが，ACR が A3（300 mg/gCr 以上）だとオッズ比は4.3 となり，リスクが約3倍上がる.

表Ⅱ-1-3　CKD の重症度分類

原疾患	蛋白尿区分		A1	A2	A3
糖尿病性腎臓病	尿アルブミン定量 （mg/日）		正常	微量アルブミン尿	顕性アルブミン尿
	尿アルブミン/Cr 比 （mg/gCr）		30 未満	30 〜 299	300 以上
高血圧性腎硬化症 腎炎 多発性囊胞腎 移植腎 不明 その他	尿蛋白定量 （g/日）		正常	軽度蛋白尿	高度蛋白尿
	尿蛋白/Cr 比 （g/gCr）		0.15 未満	0.15 〜 0.49	0.50 以上
GFR 区分 （mL/分/ 1.73 m²）	G1	正常または高値　　≧90			
	G2	正常または軽度低下　60 〜 89			
	G3a	軽度〜中等度低下　45 〜 59			
	G3b	中等度から高度低下　30 〜 44			
	G4	高度低下　　　　　15 〜 29			
	G5	高度低下〜末期腎不全　＜15			

重症度は原疾患・GFR 区分・蛋白尿区分を合わせたステージにより評価する．CKD の重症度は死亡，末期腎不全，心血管死亡発症のリスクを緑███のステージを基準に，黄█████，オレンジ████，赤████の順にステージが上昇するほどリスクは上昇する．

（KDIGO CKD guideline 2012 を日本人用に改変）

［日本腎臓学会（編）：CKD 診療ガイドライン 2023，p.4，東京医学社，2023 より許諾を得て転載］

ンジ→赤）の順に末期腎不全のリスクが増加するとともに CVD による死亡（心血管死亡）リスクも増加することがオッズ比*で明確に示されている（**図Ⅱ-1-7**）．たとえば，**表Ⅱ-1-3** をみると，GFR 区分が同じステージ G3a（45 〜 59 mL/分/1.73 m²）であってもタンパク尿区分が A1（正常）であれば黄色であるが，A2（軽度タンパク尿，0.15 〜 0.49 g/gCr）ならばオレンジであり，A3（高度タンパク尿，0.5 g/gCr 以上）ならば赤色となるというように，尿タンパク量の増加に伴い末期腎不全リスクは増加する．

＊オッズ比

ある疾患などへのかかりやすさを 2 つの群で比較して示す統計学的な尺度．オッズ比が 1 とは，ある疾患へのかかりやすさが両群で同じということであり，1 より大きいとは，疾患へのかかりやすさがある群でより高いことを意味する．逆に，オッズ比が 1 より小さいとは，ある群において疾患にかかりにくいことを意味する．

メモ

糖尿病性腎症の場合は，p.115 の表Ⅲ-8 参照．

コラム　**タンパク尿とアルブミン尿の関係**

糸球体は，正常ではサイズバリアが存在するためアルブミンよりも大きなタンパクは濾過されない．しかし，糸球体障害が発生すると血中のタンパクが漏れ出てくる．アルブミンは血中のタンパクの約 60％を占め，かつ比較的サイズが小さいため，尿中により漏れ出るようになる．原疾患にもよるが，タンパク尿の 50 〜 90％がアルブミン尿である．

尿タンパク定量の重要性

表Ⅱ-1-3にあるようにCKDの重症度分類では原疾患によって，タンパク尿区分（A1，A2，A3）をアルブミン尿あるいはタンパク尿で測るが，これは保険適用の基準によるものであり，どちらを測定しても医学的差異はない．欧米ではアルブミン尿による分類が一般的である．糖尿病性腎症では，尿アルブミン/Cr比（ACR）300 mg/gCrが尿タンパク/Cr比500 mg/gCr（＝0.5 g/gCr）に相当する．

尿検査一般にいえることであるが，尿の濃縮度（濃いか薄いか）により定性結果（尿タンパク［1+］，尿潜血［2+］など）はもちろん，定量結果も変動する．そこで尿の濃縮度に左右されないように，尿クレアチニン濃度で補正を行う（尿タンパク濃度を尿クレアチニン濃度で除した値）．

> **メモ**
>
> クレアチニンは，糸球体で濾過された後，尿細管ではほとんど再吸収や分泌がされない．つまりクレアチニン濃度は尿の濃さを反映するため，補正の際に用いられる．

尿タンパク定量→1日尿タンパク定量が推定可能

$$\frac{尿タンパク濃度（mg/dL）}{尿クレアチニン濃度（mg/dL）}=1日尿タンパク定量と相関$$

（例）

$$\frac{尿タンパク濃度：63\ mg/dL}{尿クレアチニン濃度：210\ mg/dL}=63/210=0.3\ g/gCr≒0.3g/日$$

たとえば，尿タンパク定性（2+）であっても，尿タンパク63 mg/dL，尿クレアチニンが210 mg/dLであれば，尿タンパク/Cr比は0.3 g/gCrとなり，軽度タンパク尿といえる．なお，尿クレアチニン1日排泄量はその人の筋肉量に比例し，男性日本人では約1 gCr/日の排泄であるため，これを推算用に用い，0.3 g/gCr×1 gCr/日≒0.3 g/日（尿タンパク定量）となる．

CKD重症度別の診療計画 （図Ⅱ-1-8）

ステージG1・G2では主に一般医が専門医と連携をとりながら腎障害の原因精査，腎障害治療のための積極的治療に努める．ステージG3になると腎機能低下の原因精査と腎機能低下を抑制するための集学的治療を専門医と連携をとりながら行うが，ステージG3aまでは一般医が主体で行い，ステージG3bになると専門医の役割が大きくなる．ステージG4・G5になるとステージG3での方針に加えて，血液透析などの腎代替療法の準備を始め，腎不全合併症の検査と治療を行う．ステージG4では高齢者を除き，原則として専門医による治療が主体となり，ステージG5では専門医による治療となる．尿毒症症状の出現や体液バランス障害が補正できなくなると腎代替療法を開始する（p.69参照）．具体的な方針を**図Ⅱ-1-8**にまとめてあるが，患者の年齢やアドヒアランスに応じてCKD指導・治療をアレンジする必要がある．

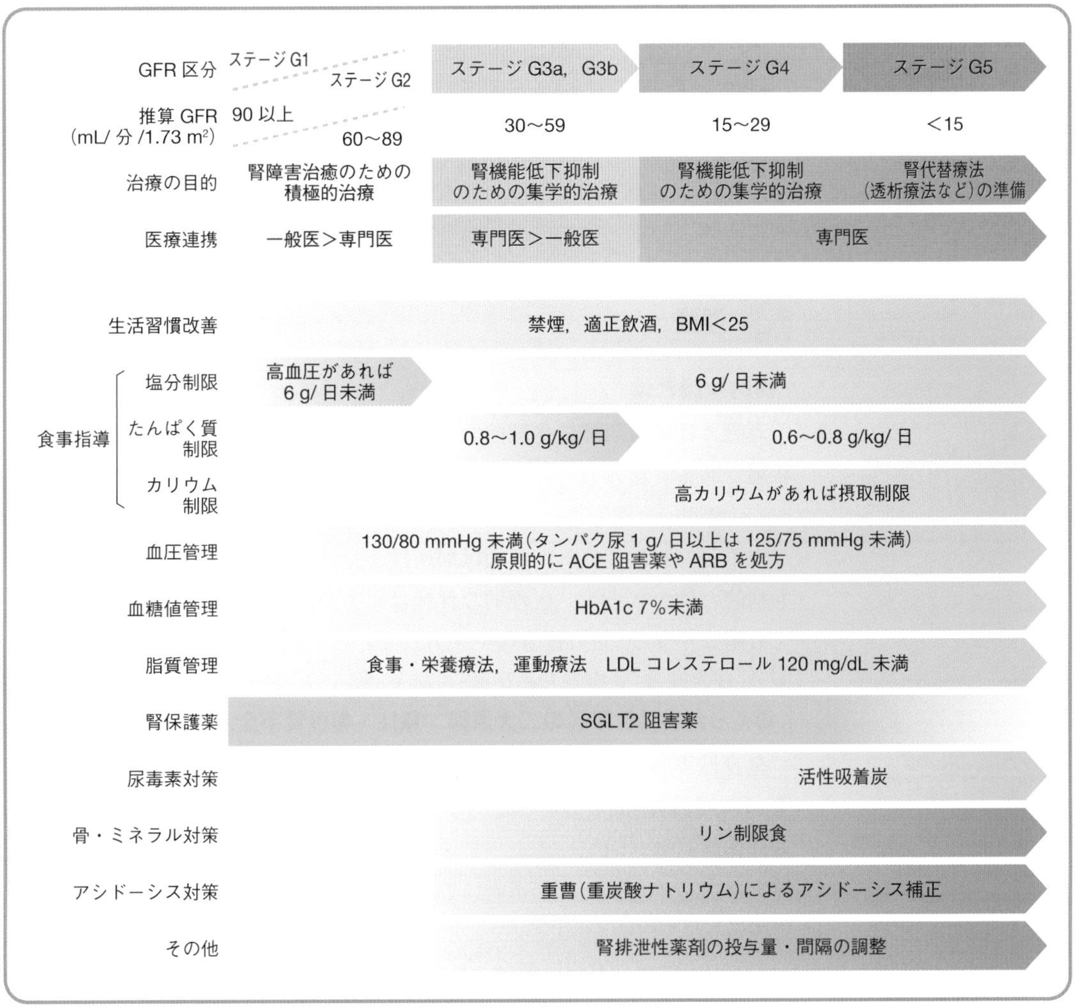

図Ⅱ-1-8　**CKD 指導・治療のエッセンス**
ARB：angiotensin Ⅱ receptor blocker，アンジオテンシンⅡ受容体拮抗薬.

C　慢性腎不全

　各種腎疾患が徐々に進行して腎機能障害が高度となり，体液の量・質的恒常性が保てなくなった状態を指す．GFR による明確な定義はなかったが，CKD の概念が出てからはおおむねステージ G4・G5，つまり **GFR 30 mL/分/1.73 m² 未満**のことを指すことが多い．したがって，慢性腎不全の指導・治療については前述のステージ G4・G5 を参照すればよい．

2 ｜ 腎疾患の主な症状と診断

A　浮腫

病的浮腫とは

　浮腫とは組織間隙に生理的な代償能力を超えて過剰な細胞外液が貯留した状態である．浮腫発生の機序には，pressure（静脈圧），protein（タンパク），permeability（透過性），paresis（麻痺），pendency（下垂）の 5 つの p が関与するといわれている．浮腫は局所性と全身性に大別される．浮腫は必ずしも病的とはかぎらず，生理的な浮腫は重力や筋肉量の問題によって健康な人でも起こりうる．立ち仕事後や夕方になると下腿や足背に認められる．体重の変動（日内較差，健康時との比較）を確かめることが病的かどうかの判断となる．

考えられる腎性浮腫の二大原因：急性・慢性腎不全，ネフローゼ症候群

　全身性浮腫の原因として腎性浮腫がもっとも多く，ほかに肝硬変や心不全，甲状腺機能低下症などがある．急性，慢性の腎不全による浮腫の原因は，糸球体濾過量（GFR）の低下により体外に水，ナトリウムを排泄できず，血管内に水，ナトリウムが過剰に貯留され，毛細血管内の水圧が上昇するためである．

　一方，ネフローゼ症候群は，大量のタンパク尿に伴う低アルブミン血症により血漿膠質浸透圧（p.19 参照）が低下し，組織間隙へ血漿成分が漏れ出ることが原因である．腎不全と異なり有効循環血漿量が低下する．

メモ
血中のタンパクとアルブミンの関係はコラム「タンパク尿とアルブミン尿の関係」（p.37）参照．

鑑別の方法（図Ⅱ-2-1）

　医療面接では，既往歴，塩分摂取量，内服薬，尿量の推移，体重の変動，自覚症状の推移などを聴取する．身体診察では，局所性か全身性か，圧痕性浮腫（pitting edema）か非圧痕性浮腫（non-pitting edema）かをみきわめる．まず尿検査を行い，尿タンパクが陽性であれば腎疾患を考える．尿タンパクが陰性（～軽度陽性）であれば，肝硬変や心不全などほかの要因を考える．確定診断においては，ネフローゼ症候群はタンパク尿（3.5 g/日以上）と低アルブミン血症（血清アルブミン 3.0 g/dL 以下），腎不全は血清クレアチニン値の上昇，肝硬変は肝機能異常と腹部画像検査，心不全は心エコー・BNP＊上昇により判断する．

＊BNP（brain natriuretic peptide）
脳性ナトリウム利尿ペプチド．心不全のマーカー．

対応方法・治療方針

　腎不全であれば，ループ利尿薬や降圧治療を行う．不応であれば透析療法

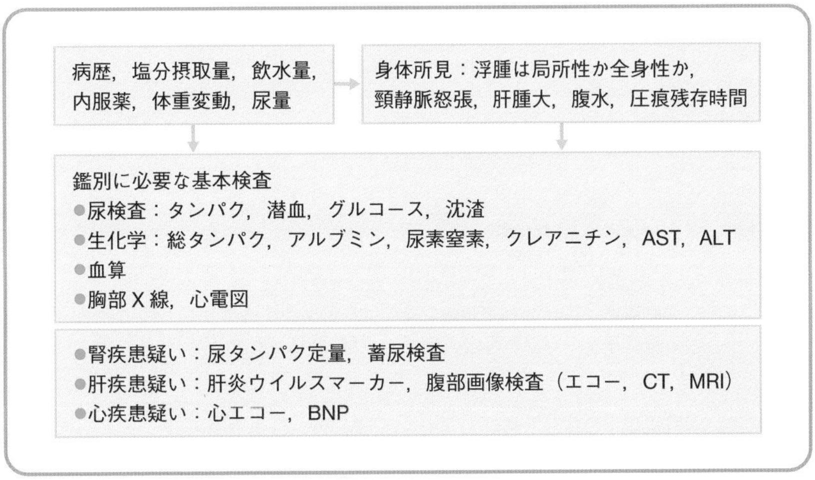

```
┌─────────────────────────────────────────────────────────────┐
│  病歴，塩分摂取量，飲水量，    →   身体所見：浮腫は局所性か全身性か， │
│  内服薬，体重変動，尿量             頸静脈怒張，肝腫大，腹水，圧痕残存時間│
│                    ↓                                          │
│  鑑別に必要な基本検査                                          │
│  ●尿検査：タンパク，潜血，グルコース，沈渣                      │
│  ●生化学：総タンパク，アルブミン，尿素窒素，クレアニチン，AST，ALT │
│  ●血算                                                        │
│  ●胸部 X 線，心電図                                           │
│                                                               │
│  ●腎疾患疑い：尿タンパク定量，蓄尿検査                         │
│  ●肝疾患疑い：肝炎ウイルスマーカー，腹部画像検査（エコー，CT，MRI）│
│  ●心疾患疑い：心エコー，BNP                                    │
└─────────────────────────────────────────────────────────────┘
```

図 II-2-1 浮腫の鑑別診断フローチャート

CT：computed tomography，コンピュータ断層撮影．MRI：magnetic responce imaging，磁気共鳴像．

を考慮する．ネフローゼ症候群の場合は，後述の原疾患の治療を行う（p.109 参照）．ショック状態や胸水貯留のための呼吸困難を呈する場合は，アルブミンの補充点滴を行いながらループ利尿薬を投与する．

B 肉眼的血尿

泌尿器科的血尿の除外

肉眼的血尿をみたら，まず泌尿器科的血尿を念頭に検査を行うことが必要である（p.154 参照）．内科的疾患でも肉眼的血尿を生じることがあり，同時にタンパク尿が存在するか，上気道炎などの先行感染の有無を確認する．また，尿沈渣の赤血球形態を観察して糸球体性血尿（dysmorphic RBC）とコメントがつくことがあるが，これが存在すると非泌尿器科的，つまり後述する内科的疾患による血尿の可能性が高い．

考えられる原因・疾患

内科的疾患の場合，急性糸球体腎炎（とくに溶連菌感染後），IgA 腎症，ANCA 関連血管炎が主である．

鑑別・絞り込みの方法

間欠的血尿の有無，随伴症状の有無によりまず泌尿器科的血尿の鑑別を行う（p.154 参照）．先行感染の有無とその時期が重要である．急性糸球体腎炎の場合，1 〜 4 週間前に感染がみられ（p.31，図 II-1-1 参照），IgA 腎症の場合は感染とほぼ同時である．

対応方法・治療方針

内科的疾患による肉眼的血尿は一過性であり，泌尿器科的血尿以外はとく

表Ⅱ-2-1 タンパク尿の考えられる原因・疾患

	原因	漏出尿タンパク	原疾患
腎前性	血中に増加した低分子タンパクが尿細管での再吸収極量を超えた場合	ベンス・ジョーンズ（Bence Jones）タンパク，ヘモグロビン，ミオグロビンなど	多発性骨髄腫，溶血，横紋筋融解など
腎性	糸球体性：糸球体障害	アルブミン	各種糸球体腎炎，糖尿病性腎症，腎硬化症など
	尿細管性：近位尿細管障害による低分子タンパク再吸収の低下	α_1 ミクログロブリン，β_2 ミクログロブリンなど	尿細管間質性腎炎，ファンコニー（Fanconi）症候群，重金属腎障害など
腎後性	腎盂以下の尿路系病変	浸出液，分泌液由来	尿路系の炎症，腫瘍など

に対症療法はない.

C タンパク尿

生理的タンパク尿と病的タンパク尿

　健常者でも尿タンパクはわずかながら認められ，150 mg/日を超える場合をタンパク尿と診断する．ただし，健常者でも一過性にタンパク尿がみられることがある（生理的タンパク尿）．原因として過激な運動，発熱，体位性（起立性）などが挙げられる．持続性に認められる場合に病的意義がある．

考えられる原因・疾患

　タンパク尿の考えられる原因・疾患を表Ⅱ-2-1に示す．

鑑別・絞り込みの方法

　まず生理的タンパク尿を除外するために，早朝尿での再検査を行い，尿タンパク量を定量化する（尿タンパク，尿クレアチニン測定はp.38参照）．尿沈渣で顕微鏡的血尿の有無を確認する．病的タンパク尿のほとんどが腎疾患によるもので，とくに血尿を伴う場合は糸球体腎炎の可能性が高い．施設にもよるがおおむね尿タンパクが連続して1 g/gCr以上の場合は腎生検による病理学的検査を行う．若年者の場合や血尿を伴う場合は約0.5 g/gCr以上ならば腎生検を行う．

対応方法・治療方針

　原疾患の治療となる．

D 乏尿，無尿

尿閉との違い

　尿が出ないという主訴の場合，無尿よりも尿閉のことが多い（尿閉に関し

ては p.143 参照). 健常者の尿量は 1 ～ 2 L/日程度である. 1 日尿量が 400 mL 以下を乏尿とよび, 100 mL 以下を無尿とよぶ.

考えられる原因・疾患

急性腎不全（急性腎障害）が主である.

鑑別・絞り込みの方法

尿量が 1 日 400 mL 以下の乏尿が続くと老廃物などの溶質の排泄が不十分となり, 体内に溶質が蓄積した状態となる（高窒素血症）. 尿量の病的な減少は腎不全状態の発症と直結した病態といえる.

- **腎前性乏尿**：腎臓への灌流圧の低下が原因（ショック・心不全・出血・脱水など）
- **腎性乏尿**：腎実質の障害による尿生成障害が原因（腎不全・異型輸血・横紋筋融解症などによる急性尿細管壊死）
- **腎後性乏尿**：尿管・膀胱・尿道の両側性閉塞などが原因（結石・尿管腫瘍などの尿管内病変, 骨盤内悪性腫瘍・後腹膜リンパ節転移などによる尿管の圧迫・浸潤など）

対応方法・治療方針

「急性腎不全」（p.32 参照）を参照. 腎前性では重篤なショック状態や意識障害を呈している場合があり, ただちに緊急処置を行う. **腎前性, 腎性, 腎後性**で治療方針が根本的に異なるため, まず乏尿の原因はいずれであるかを鑑別する.

E 高血圧

腎臓と高血圧の関係

腎臓はレニン分泌や尿細管でのナトリウムの再吸収量の調節により体液量と血圧をコントロールしている. したがって, 本態性高血圧では実は腎臓の役割が大きい. また, CKD を代表とする慢性腎疾患は**二次性高血圧**[*]の最大原因であり, 約半数に関与している.

考えられる原因・疾患

GFR が低下する腎疾患, 腎血管性高血圧[*]である.

鑑別・絞り込みの方法

白衣性高血圧[*]を除外すること, すなわち家庭血圧の測定を促す. 高血圧症の 90％以上を本態性高血圧が占め, 腎性高血圧は数％に過ぎないが, **血漿レニン活性**と**血中アルドステロン濃度**を測定することが, 腎性高血圧の鑑別の第一歩である.

対応方法・治療方針

腎障害と高血圧には悪循環がみられる. すなわち, 高血圧が腎障害を引き起こし, 腎機能が低下すると高血圧をより悪化させる. この悪循環を断ち切

＊二次性高血圧
生活習慣や遺伝要因といった原因の高血圧ではなく, ほかの疾患が原因で血圧が上昇する高血圧を指す.

＊腎血管性高血圧
腎動脈の狭窄など腎動脈血管障害が原因で起こる高血圧症を指す.

＊白衣性高血圧
自宅などの医療機関外では血圧が正常であるにもかかわらず, 医療者が血圧を測ったときや診察室では血圧が高値となる現象. 交感神経が優位になることで一時的に高血圧になる.

表Ⅱ-2-2　水・電解質異常の症状と原因

電解質異常	自覚症状	他覚所見・検査所見	原因となる病態	主な疾患
低ナトリウム血症 ● 135 mEq/L 未満 ● 130 mEq/L 未満で症状出現	易疲労感，食欲低下，悪心，頭痛，記銘力低下	見当識障害，腱反射亢進，意識レベル低下，傾眠～昏睡，けいれん	嘔吐・下痢による喪失，水の過剰摂取，アルドステロンの作用低下，過剰なループ利尿薬またはサイアザイド系利尿薬	SIADH，心因性多飲，副腎不全，甲状腺機能低下症
高ナトリウム血症 ● 146 mEq/L 以上	口渇，脱力感，乏尿ないし多尿	脱水所見，腱反射亢進，意識レベル低下，傾眠～錯乱，けいれん	発汗過剰，バソプレシン作用低下，アルドステロンの作用増大，浸透圧利尿	高張性脱水，尿崩症（中枢性，腎性），口渇中枢障害
低カリウム血症 ● 3.5 mEq/L 未満 ● 3 mEq/L 未満で症状出現	倦怠感，脱力感，弛緩性筋麻痺（力が入らない），口渇，便秘，長期に続くと多尿	心電図異常（U 波），筋力低下，不整脈	嘔吐・下痢による喪失，食物摂取不足，尿細管障害，アルドステロンの作用増大，アルカローシス，過剰なループ利尿薬またはサイアザイド系利尿薬	バーター（Bartter）症候群，ギッテルマン（Gitelman）症候群，尿細管性アシドーシス，原発性アルドステロン症，腎血管性高血圧，マグネシウム欠乏，周期性四肢麻痺
高カリウム血症 ● 5 mEq/L 以上 ● 6 mEq/L 以上で不整脈危険	知覚過敏，口唇のしびれ，脱力感，悪心	心電図異常（テント状 T 波），心室細動	腎機能（GFR）低下，アシドーシス，アルドステロンの作用低下，組織の挫滅，インスリン欠乏，溶血	腎不全，副腎不全，横紋筋融解症，不適合輸血
低カルシウム血症 ● 8.4 mg/dL 未満	テタニー，筋強直，倦怠感，不安，うつ，もろい爪，乾燥皮膚	トルーソー（Trousseau）徴候，クヴォステック（Chvostek）徴候，慢性化すると白内障，錐体外路症状	活性型ビタミン D 不足，副甲状腺ホルモン（PTH）の作用低下，脂肪分解	ビタミン D 欠乏症，副甲状腺機能低下症，急性膵炎，マグネシウム欠乏
高カルシウム血症 ● 10.2 mg/dL 以上	倦怠感，脱力感，食欲低下，便秘，不眠，易怒性，多尿，意識低下（15 mg/dL 以上）	尿路結石，消化性潰瘍，錯乱～昏睡	活性型ビタミン D 過剰，不動，PTH の作用増大，PTH 関連タンパク（PTHrP）産生	ビタミン D 過剰内服，サルコイドーシス，副甲状腺機能亢進症，悪性腫瘍

SIADH：syndrome of inappropriate secretion of antidiuretic hormone，抗利尿ホルモン不適切分泌症候群.
PTHrP：副甲状腺ホルモン（PTH）関連タンパク. PTH 様作用により高カルシウム血症をもたらす.

ることが腎保護につながる.

F　水・電解質異常（表Ⅱ-2-2）

症状

　水と電解質の恒常性が破綻して生じた状態が**水・電解質異常**であり，このような内部環境の破壊は生命の危険を招く．したがって水・電解質異常を発見し，適切に治療することは臨床的にきわめて重要である．発見はほとんどが血液検査によるが，症状や徴候をきっかけにみつかることも多い.

考えられる原因・疾患

　水・電解質異常の考えられる原因・疾患を**表Ⅱ-2-2** に示す.

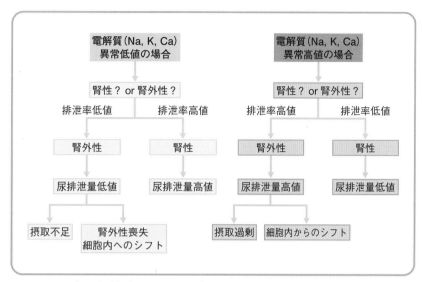

図Ⅱ-2-2 **各電解質（Na, K, Ca）濃度異常と原因の診断**

鑑別・絞り込みの方法

　水・電解質異常は時に致命的となるため，水・電解質異常に気づいたら早急に原因を明らかにし適切な治療をするのがもっとも大切である．水・電解質異常の原因は腎性か腎外性*かである．重要なことは水・電解質異常の状態を反映する**スポット尿（随時尿）**をただちに採取することである．バルーン挿入中であれば，溜まっている尿でもよいが，できれば一時的にクランプして直近1時間の尿を提出する．そして尿の電解質濃度と排泄量を調べ，同時に尿クレアチニン濃度も調べることにより排泄率を計算し，水・電解質異常の原因が腎性か腎外性かを判断する（**図Ⅱ-2-2**）.

*腎外性
腎臓以外の臓器（腸，皮膚など）において水・電解質の喪失が起きること.

対応方法・治療方針

　水・電解質異常に遭遇したときの対応としてもっとも重要なことは病態生理を明らかにすることであり，病態・原因が明らかになれば治療法は自動的に決まってくる（原因別治療は多岐にわたるため省略する）．緊急性がないかぎり安易に輸液などで治療しようとせず，原因の解明に全力を尽くすべきである．点滴などで治療を開始すれば，その後の尿中電解質の排泄はたちまち変化してしまう．そのため，治療前にスポット尿を採取して電解質とクレアチニンを測定することが重要である.

3 | 腎臓の検査

　尿は腎臓から生成されるため，腎疾患診療において尿を調べることがもっとも重要である．主に以下の検査を行っている．

- 尿検査（1回で判明）：随時尿タンパク定量（g/gCr）.
- 血液検査（1回で判明）：**血清クレアチニン，血液尿素窒素，推算糸球体濾過量（eGFR），血清シスタチン C.**
- 蓄尿検査（24時間分の尿を溜める）：**1日尿タンパク定量（g/日），クレアチニンクリアランス試験.**
- 薬物負荷試験（血液と尿を同時検査する）：**イヌリンクリアランス試験，パラアミノ馬尿酸クリアランス試験.**

A　採尿の方法 （p.161，図Ⅴ-2-1 参照）

B　尿一般検査，尿沈渣

　尿沈渣は p.162 を参照.

　尿一般検査は通常試験紙によって行われ，その色調の変化を読み取る（p.162，**図Ⅴ-2-2** 参照）．大規模病院では全自動尿分析装置が用いられる．尿比重，pH，タンパク，グルコース，ケトン体，潜血反応，ウロビリノーゲン，白血球などを測定する．これらの判定は**定性的**（−，±，+，2+，3+）であり，尿の濃縮・希釈具合によって変化する．とくに尿タンパク，尿潜血を判定するときは比重を参考にするべきである．たとえば，尿比重が 1.002 と低く，薄い尿のときに尿タンパク（±）であった場合，尿が濃ければ尿タンパク（+）か（2+）と思われる．したがって，尿タンパクが（±）以上であれば**尿タンパク定量**を行うのが望ましい(p.38 参照)．正常でも少量のタンパク尿は出ており，正常範囲は 0.15 g/gCr 以下（0.15 g/日）である．大量のタンパク尿（3.5 g/日以上）かつ低アルブミン血症（血清アルブミン 3.0 g/dL 以下）を認めるのがネフローゼ症候群である．

> **メモ**
> 尿比重の基準値は 1.010〜1.025 である.

表Ⅱ-3-1　腎機能検査に用いられる検査と基準値

一度の採血で判明	基準値	特徴
血清クレアチニン	男性：0.61 〜 1.04 mg/dL 女性：0.47 〜 0.79 mg/dL	●クレアチニンは筋肉由来であり，筋肉量・性別・年齢による影響あり
血液尿素窒素	8 〜 20 mg/dL	●食事たんぱく質摂取増加，消化管出血，組織タンパク異化により上昇
血清シスタチンC	男性：0.63 〜 0.95 mg/L 女性：0.56 〜 0.87 mg/L	●筋肉量の影響なし，甲状腺機能による影響あり
推算糸球体濾過量（eGFR）	60 〜 100 mL/分/1.73 m^2	●性・年齢・血清クレアチニンから計算 ●CKD 患者の経時変化をみるのに有用 ●>60 mL/分/1.73 m^2 では実測値と乖離があるので意義が低下する

蓄尿検査（24 時間）	基準値	特徴
クレアチニンクリアランス	80 〜 120 mL/分	●GFR を反映するが，低下すると，やや過大評価となる ●蓄尿の手間がある ●取りこぼしで低値となるが，尿クレアチニン総量は一定であり，蓄尿の信頼性の目安になる ●化学療法前の腎機能評価に用いることが多い

薬物負荷試験	基準値	特徴
イヌリンクリアランス	70 〜 100 mL/分/1.73 m^2	●GFR を反映するとされる ●イヌリン点滴に2時間を要し，尿量を正確に測定する必要があり，専門施設でのみ行われる
パラアミノ馬尿酸クリアランス	400 〜 600 mL/分/1.73 m^2	●腎血漿流量（RPF）を反映するとされる ●パラアミノ馬尿酸点滴に1時間を要し，尿量を正確に測定する必要があり，専門施設でのみ行われる

C　腎機能検査

概要・目的

　狭義の腎機能は，「老廃物を濾過する力」，すなわち GFR で評価する.

方法

　GFR を直接測定することは簡単でないために，さまざまな評価方法がある（表Ⅱ-3-1）. 薬物負荷試験がもっとも正確であるが，手間がかかるため専門施設でのみ行われる. CKD 患者の外来診療には，一度の採血で明らかになる検査結果を用いるのが一般的である.

　蓄尿検査は専門施設での外来か入院中に行われる. 腎臓病患者や化学療法前の患者の GFR を測定することに用いられる. 24 時間蓄尿という指示を，正確に理解することが重要である. 決められた開始時間(たとえば朝7時)に

まず完全排尿を行うが，この際の尿は溜めずに捨てる．その後の排尿をすべて容器に溜め，24時間後（翌日朝7時）に完全排尿を行い，その尿は溜める．

> **コラム**　**GFRの測定の課題とeGFRの意義**
>
> GFRを正確に測定することは，腎疾患診療においてとても重要である．実際，イヌリンの負荷試験やCr–EDTAなどの核種を用いた腎シンチグラフィを行うことで測定可能であるが，汎用性に問題がある．
> 血清クレアチニン，尿素窒素，シスタチンCはGFRが低下すると，その濃度が上昇するため，腎機能が低下しているかどうか一度の採血で判明する．しかし，これらは腎機能以外の要因でも変動する．この欠点を克服するために24時間蓄尿と組み合わせて，尿中と血中のクレアチニン濃度から，24時間クレアチニンクリアランスを測定し，GFRを推定することが可能であるが，やはり汎用性に問題がある．しかし，24時間蓄尿を行うことで，正確な尿タンパク量や，塩分やたんぱく質摂取量を知ることができるなど，検査の有用性は大きい．
> 最近では，性別，年齢，血清クレアチニン値から，計算式で算出するeGFRが広く利用されるようになった．GFRが60 mL/分/1.73 m² 未満に低下した例では，イヌリンの負荷試験で求めたGFRとeGFRが良好に相関することが報告されており，腎機能障害を早期に認知する指標としての有用性が高まっている．

D　腹部エコー検査，腹部CT検査（図Ⅱ-3-1）

腎臓の腫瘍性病変や水腎症の診断と鑑別に有用である．急性腎疾患の一部では腎腫大を認め，慢性腎疾患では腎皮質の萎縮を認めることが多い（詳細は p.167，168 参照）．

a.　腹部エコー検査機器　　b.　腹部CT検査機器

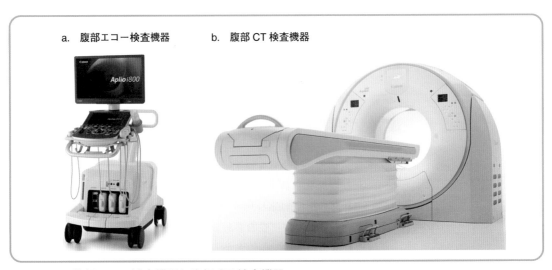

図Ⅱ-3-1　腹部エコー検査機器と腹部CT検査機器
［写真提供：キヤノンメディカルシステムズ株式会社］

E 腎シンチグラフィ，腎動態シンチグラフィ（レノグラム）

ラジオアイソトープを利用して腎臓の機能的形態情報とともに尿路の通過性の評価を行う方法である．左右の腎別に得られる経時的な活動曲線をレノグラムとよび，左右の機能の違いを明らかにできる（詳細は p.169 参照）．

F 腎生検

概要・目的・適応

タンパク尿，血尿，腎機能低下の原因となっている腎臓病を診断し，治療に役立てることが目的である．適応は以下の場合である．

- おおむね1日1.0 g 以上（若年者は約0.5 g 以上）の尿タンパクがみられる場合
- 腎機能低下があるが，画像検査で腎臓が萎縮していない場合
- 血尿が持続し，進行する慢性腎臓病（CKD）が疑われる場合
- 急速に腎機能が低下している場合

禁忌

禁忌例は以下の場合である．

- 画像検査ですでに腎臓が萎縮している場合
- 出血傾向や，コントロール不十分な高血圧のため血が止まりにくい場合
- 多発性嚢胞腎の場合
- 腎生検の実施中および検査後の安静が守れない方や指示に従えない場合

方法

腎生検の方法には大きく2つあり，病棟で行うエコーガイド下腎生検と，

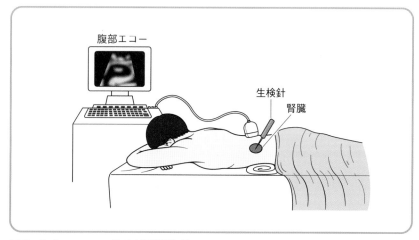

図Ⅱ-3-2 エコーガイド下腎生検

全身麻酔で手術をして，腎臓の一部を採取する**開放腎生検**という方法である．

1）エコーガイド下腎生検　（図Ⅱ-3-2）

エコーを使って腎臓をみながら特殊な生検針（バイオプシーニードル）を用いて腎組織(主に表面の皮質)を採取する方法である．採取できる組織は，幅約2mm，長さ約1cmである．

①翌朝まで床上安静のため，尿道カテーテルを挿入する（挿入しない場合もある）
②止血薬入りの輸液を開始する
③腹臥位にして背中からエコーを当てて，腎臓に針を刺す位置を決定する
④皮膚の表面から局所麻酔薬を腎臓の表面まで行う
⑤麻酔部位に生検針を刺し，腎臓の表面まで針を進める
⑥吸気位で呼吸を止めているうちに穿刺針を発射し，針を引き抜き，得られた組織をガーゼにとる．エコーで出血の程度をみて2〜3回繰り返す
⑦穿刺が終了したら10分間の圧迫止血を行う．あまり強く圧迫すると迷走神経反射を誘発するので注意する
⑧仰臥位にして6〜12時間ベッド上安静を行う．安静は検査後の出血などの合併症の発生を予防するために非常に大切である

2）開放腎生検

開放腎生検は，エコーガイド下腎生検への危険性が非常に高い場合に適応となる（詳細はp.170 参照）．

腎生検の合併症

合併症でもっとも多いのは，出血，肉眼的血尿である．腎周囲に軽い出血が生じることが大部分で，安静により自然に吸収される．まれながら出血量が多い場合は輸血を行い，血管造影を用いて動脈塞栓療法を行うことがある．その他の合併症としては，疼痛，麻酔薬のアレルギー，感染などがある．感染症がなくても，出血による腎周囲にできた血の固まり（血腫）により熱発することもある．「腎生検ガイドブック 2020」（日本腎臓学会）によれば，腎生検後に肉眼的血尿は 2.8％でみられ，膀胱洗浄を必要としたのは 0.4％，輸血を必要としたのは 0.8％，腎動脈塞栓術による止血処置が施行されたのは 0.20％，死亡が 0.006％であった[1]．

腎生検時の患者教育

1）生検前

合併症などの説明を十分に行い，患者の不安をとることに努める．患者にとって局所麻酔は不安と苦痛を伴うため，それらを理解しつつ，安全には十分配慮することを説明する．生検後の安静は重要であり，出血を最小限に抑えるのに，いかに安静が大切かを生検前に十分説明しておく．

2）生検後

　合併症では腎周囲もしくは尿路への出血がもっとも多く，バイタルサインの変化に気をつける．出血が多い場合は，腹痛，顔色不良，末梢冷感，頻脈，脈圧の縮小を伴う血圧低下などに注意を払う．また，肉眼的血尿があり，かつ乏尿となった際には，カテーテルの凝血塊による閉塞を疑う．生検後の疼痛の訴えに対しては，積極的に鎮痛薬を使用して，苦痛を和らげる（腎機能障害を避けるためアセトアミノフェンを使用することが多い）．生検翌日は徒歩可能だが，あまり歩き回らないように説明する．

　退院時に，穿刺から2週間は衝撃を与える行動は避けるように指導する．また，長時間の安静が必要なので，下肢の**深部静脈血栓症**のリスクを軽減するため，**弾性ストッキング**を装着させる．

> **メモ**
> 衝撃を与える行動として，ジャンプや，重いものを持ち上げて腰に力を入れる行動，激しい階段の上り下りなどが挙げられる．

●引用文献

1）日本腎臓学会（編）：合併症とその対策．腎生検ガイドブック2020，p.57，東京医学社，2020

4 腎疾患の治療

　　内科的な疾患の治療は，食事・栄養療法や薬物療法が主体となり，その目的は腎臓の障害を防ぎ，働きを維持していくことである．しかし，残念ながら腎臓の働きがいよいよ生命を維持するのが難しいレベルまで失われた際には，腎代替療法（p.69 参照）を導入することになる．

　　内科的腎疾患の総称である慢性腎臓病（p.34 参照）は，腎機能障害が進行していくと必要な食事の制限や薬剤の量も増えていき，さらに進行する際には（末期腎不全）腎代替療法を行わないかぎり死に直結する，ある意味がんと似た性質をもつ慢性疾患となっていく．そのため進行が予想される症例ではとくに，検査や治療を追加・変更するたびに，将来を見据えて患者にその必要性や予測される状況を十分に説明し，社会的背景を踏まえつつ，患者と共に最適な治療を選択していく姿勢が重要となる（p.83 参照）．

　　また，内科的な治療は同一疾患でも，年齢や合併症の有無，その時点での腎機能によって総合的に判断するため，治療内容が変化することもあることを知っておきたい．

1 食事・栄養療法

1-1 食事・栄養療法とは

　　内科的治療の基本として食事・栄養療法が挙げられる．軽視されがちであるが，他疾患で行われる際と同様，非常に効果の高い治療であり，患者自身が自分で行うことができる数少ない治療である．安易に薬剤を投与する前に，まずはその患者の食事・栄養の状態を把握し，食事・栄養療法の必要性を患者に理解させ，実行してもらうことが，腎疾患の進行を防ぎ，遅くし，進行して腎代替療法に移行した際の治療としても非常に重要である．この治療は管理栄養士だけでなく，患者のもっとも近くにいる看護師もその力を発揮できるところだと思われる．

1-2 | 食事・栄養療法の目的・適応と実際

　すべての腎疾患に共通する食事・栄養療法は，**塩分・たんぱく質・エネルギーの適切な摂取**に尽きる．一般的には，「塩分制限・たんぱく質制限・エネルギー制限」とよばれているが，通常の日本人の実情は過剰摂取が基にあり，治療は適切な量の摂取を心掛けることだと考え，こう表現した．また，患者への説明も「制限」というより「**適切な量を心掛ける**」と言うほうが理解を得やすい．しかし，教科書という観点から，以降は「制限」という一般的な呼称を用いる．

A 塩分制限

背景・目的・適応

　食事・栄養療法のなかでもっとも大切なのがこの**塩分制限**である．CKD患者では，腎機能低下に伴いナトリウムの排泄量が減少し，塩分摂取が多いと体液量の増加→血圧の上昇・浮腫の増加，程度が強いと心不全・肺水腫が引き起こされ，予定外の入院や緊急透析を要することがある．これらの治療・予防として塩分制限が行われる．

　実臨床ではCKD患者の治療として，**食塩6 g/日未満を目標としている**[1]．またCKD同様，急性糸球体腎炎（p.30参照）など急速に腎機能障害をきたした際にも塩分制限は非常に重要になる．

> **もう少し
> くわしく**　　**塩分制限**
>
> 　体液はほぼ塩水であり，体内では生理的に塩と水は常に一定の割合を保とうとする（浸透圧が一定に保たれる）．ポテトチップスなど塩分の多いものをたくさん摂ったときに水が飲みたくなるのはこのためであり，人間はこの欲求に逆らえない．腎臓が元気なときは腎臓が余分な塩を排出してくれるため問題にならないが，腎機能が低下すると，塩の過剰摂取→排泄できない塩の体内への貯留→浸透圧を保つため水の摂取量増加→体液の貯留といった経過をたどる．そのため塩（水ではない，塩が入らないかぎり喉は渇かない）を体内に入れすぎないことが体液量の増加を防ぐもっとも重要なポイントとなる．腎機能の悪化した患者が高度の浮腫で入院した際，腎機能にもよるが，多くの場合は特別な治療を行わずとも，入院（塩分摂取は 6 g/日）しただけで急速に浮腫が改善することをよく経験する．こういう患者は普段多量の塩分を摂取している人であり，このことからも塩分制限の重要性，効果がうかがい知れる．
>
> 　日本人の塩分摂取平均量は令和元（2019）年の国民健康・栄養調査によると男性 10.9 g/日，女性 9.3 g/日となっており，1970 年に約 14 g だったことを考えると，かなり減少してきているが，実社会の日本人はこの調査よりもっと多い量の塩分摂取をしている人が多い．
>
> 　腎疾患や心臓脳血管疾患の温床である高血圧の日本人の罹患率は平成 22（2010）年の調査では 50% を超えており，高血圧の発症や進行にも塩分が深く関与していることが判明している[i]．
>
> ●**引用文献**
> i）日本高血圧学会高血圧治療ガイドライン作成委員会（編）：高血圧治療ガイドライン 2019，ライフサイエンス出版，2019

┃副作用・リスク・注意点

　塩は人体にとって必須の栄養素であり，食塩 3 g/日未満の過度の制限（どんなに気をつけてもこの塩分量の達成は実際には難しいと思われる）は，かえって害をもたらす可能性があるので推奨されない．

　とくに高齢者では減塩によって食事摂取量全体が低下し（おいしくないので食事摂取しなくなる），低栄養を招く可能性がある．前述したとおり，制限というよりも，過度な食塩摂取量を適正化する観点から，患者に応じて無理のない目標を定める必要がある．しかし，現実には濃い塩分の食事になれた患者を減塩に導くのは困難なことが多く，医師から繰り返し粘り強い説明を行うと同時に，看護師，管理栄養士など多職種での対応が有用である．

　また，急性の腎機能障害に伴って行われる塩分制限では，腎機能の回復とともに速やかに制限を解除することがその後のさらなる腎機能障害の改善に有益である．

B たんぱく質制限

目的・適応

　塩分制限同様，過剰なたんぱく質摂取を避けるという観点が重要である．過剰なたんぱく質摂取は腎臓に負担をかけることがわかっている．また，腎機能が低下すると，たんぱく質の代謝物質である尿毒症物質が蓄積してしまうため，ある程度の制限が有効となる．軽度の腎機能低下症例では0.8〜1.0 g/kg標準体重/日，腎機能障害が進んだ場合は0.6〜0.8 g/kg標準体重/日が目安として示されているが，あくまで目安であり，個別性を考慮し過剰なたんぱく質摂取を避けることが重要である．

> **もう少しくわしく　慢性腎臓病（CKD）患者のたんぱく質制限の必要性**
>
> CKDの治療は1990年代まではほかに有効な治療がなく，尿毒素の負荷が軽減され，糸球体内圧の低下が期待されるたんぱく質制限は，透析導入の時期延長が唯一可能な介入手段であった．その後，後述するレニン-アンジオテンシン（RA）系阻害薬などの薬物の有効性が明らかになってもたんぱく質制限の重要性は変わっていない．しかし，たんぱく質制限に比べると，塩分制限がより重要になってきている．

副作用・リスク・注意点

　明確なエビデンスは現在のところ示されていないが，高齢者ではたんぱく質制限によって低栄養をきたし，サルコペニアやフレイルを増悪させる可能性や，QOLの低下や生命予後悪化につながる可能性が否定できず，画一的な指導は避け，行うとしてもその実施は腎臓専門医と管理栄養士を含む医療チームの管理下で行われることが望ましいとされている[1]．

　また，ネフローゼ症候群では，尿からたんぱく質が大量に失われるため，たんぱく質制限は推奨されない．

> **もう少しくわしく**
>
> ## サルコペニア，フレイル
>
> サルコペニアは，1989年にローゼンバーグ(Rosenberg IH)が加齢に伴い骨格筋量の減少が起こることの重要性を訴え，「サルコペニア(sarcopenia)」という造語を提唱したのが始まりである．European Working Group on Sarcopenia in Older People(EWGSOP)による定義[i]がよく使用されており，骨格筋量の低下を必須とし，それ以外に筋力低下または身体能力の低下がある場合に診断する．
>
> 一方，フレイルとは「こわす」を意味するラテン語の「frangere」を語源とする医学用語「frailty」の日本語訳で，日本老年医学会がそれまでの「虚弱」「老衰」といった訳語に替えて提唱したものである．加齢に伴うさまざまな機能変化や予備能力低下によって健康障害に対する脆弱性が増加した状態(要介護状態・死亡などに陥りやすい状態)を示す言葉であり，フレイルのほうが大きめの概念で，サルコペニアを内包する．
>
> ● **引用文献**
> i) Cruz-Jentoft AJ, Baeyens JP, Bauer JM et al: European consensus on definition and diagnosis: Report of the European Working Group on Sarcopenia in Older People. Age Ageing 39(4): 412-423, 2010

C　その他の摂取制限

カリウム（K）

　末期腎不全になると，尿中へのカリウムの排泄が低下し高カリウム血症をきたす．高カリウム血症は致死性不整脈の原因となる．血清カリウム値が5.5 mEq/L以上のときはカリウム含有量の多い果物，生野菜を控える．高カリウム血症を呈した場合はカリウム吸着薬を用いる(詳細はp.64参照)．

> **メモ**
>
> 野菜も調理方法によりカリウム含有量を減らすことができる．カリウムは水に溶ける性質があり，水にさらしたり，ゆでこぼしたりすれば調理前の半分程度に減らすことができる．また，切り口を大きくすれば断面積も大きくなりカリウムの流出が増える．

リン（P）

　末期腎不全になると，尿中へのリンの排泄が低下し高リン血症をきたす．リンは食品中のたんぱく質に多く含まれ，上述のたんぱく質制限をすると自然とリン制限もされていることになる．ただし，高リン血症は骨代謝にかかわり，摂取制限することで骨折しやすくなるおそれがある（カルシウム製剤で補充する場合もある．詳細はp.64参照）．

水分

　浮腫などの体水分量の増加にもっとも重要な因子は上記した塩分であり，塩分制限が適切に行われ，尿量が維持されていれば，健常者と同様に自然の口渇感にまかせて飲水してもよく，水分摂取の制限はない．心不全がなければ，極端な水分制限は脱水を惹起し，むしろ腎機能を低下させる．

1-3 | 食事・栄養療法の副作用・リスク・注意点

　過剰な食事・栄養療法による栄養障害には注意が必要である．適切なたんぱく質制限で制限されたエネルギーの不足分は体脂肪や筋肉がエネルギー源として使用される「異化」にならないようにたんぱく質以外（糖質，脂質）で標準体重 1 kg あたり 25 〜 35 kcal が目安とされているが，十分なエネルギー摂取（肥満にならない程度）を心掛けることが重要である．

2 | 薬物療法

2-1 | 薬物療法とは

　内科的腎疾患の治療は主に薬物療法となる．目的によって以下の 3 つに大別される．
①直接腎疾患を治癒・寛解させる（積極的治療）．
②悪くなった腎機能をこれ以上悪化させない（保存的治療）．
③悪化した腎機能により起こる二次的な合併症を予防する（合併症予防治療）．

2-2 | 積極的治療

　腎疾患の完治を目的として行われる．適応は，尿所見異常（尿タンパクや尿潜血）を伴い腎機能が正常なときや，急激な発症機転で腎機能の低下をきたしているときに，腎生検によって免疫学的な機序による腎臓の炎症がその原因として証明された場合や，腎生検が不可能な症例であっても血液検査で全身性の炎症性疾患が証明された場合などである．

A | 副腎皮質ステロイド

目的・適応

　副腎皮質ステロイド（副腎皮質ホルモン薬．略してステロイドとよばれることが多い）は，本来，副腎皮質（腎臓の上端にある副腎皮質）で産生・分泌されているホルモンである．**糖質コルチコイド**，**鉱質コルチコイド**，**性ホルモン**に分類され，炎症やストレス，免疫を抑えたり，糖質・脂肪の代謝，タンパクの異化や電解質の調整など，多くの生理作用にかかわり，生命維持に必須である．このホルモンを体外から大量に投与することで腎疾患への効果を得ることを目的とする．このため効果が強力である反面，全身に作用するので副作用も多く，治療効果と副作用のバランスを考慮して治療すること

が求められる.

　医薬品としての副腎皮質ステロイドは，主に**糖質コルチコイド作用**と弱い**鉱質コルチコイド作用**をもつ.**抗炎症作用や免疫抑制作用，抗アレルギー作用**を発揮する.多くの疾患治療（膠原病・リウマチ・喘息・アレルギー疾患・腎疾患・血液疾患など）に用いられる.

　腎疾患では主に，腎炎やネフローゼ症候群，自己免疫疾患（膠原病），全身性の血管炎（ANCA 関連血管炎）で用いられる（各疾患の詳細は第Ⅲ章「腎疾患　各論」を参照）.

副作用・リスク・注意点

　表Ⅱ-4-1のような副作用がみられ，それぞれの対策を示す.体外から副腎皮質ステロイドを大量投与すると，副腎は**休眠状態**となり，ステロイドホルモンをほとんど分泌しない状態となる.長期投与後に副腎皮質ステロイドを突然休薬すると，すぐには自前のステロイドホルモンを分泌できず，強い倦怠感，関節痛，悪心，頭痛，血圧低下など副腎不全の症状が現れ，ショックにおちいり重篤となることもある(**ステロイド離脱症候群**).そのため減量には時間をかけた漸減療法をとることが多い.副腎皮質ステロイドの効果，副作用，そして急に中止すると危険な薬であることを患者には説明し，理解してもらう必要がある.

　また，ステロイドはさまざまな疾患の治療を劇的に変えた重要な薬剤であることは間違いないが，本来身体のさまざまな代謝を司るホルモンであり，その作用の多彩さゆえに，副作用は**表Ⅱ-4-1**に示したように多岐にわたり，長期にわたって高用量の内服を継続すると，初期には出ていなかった副作用が出現したり，**白内障や骨粗鬆症，大腿骨頭壊死**などの重篤なものが増えてくる.とくに問題なのは，より**感染症に罹患しやすく重症化しやすくなる**.そのためできるだけ使用量を少なくし，これら副作用の出現を最小限に抑える努力が必要である.

B　ステロイドパルス療法

目的・適応

　副腎皮質ステロイド（メチルプレドニゾロン）の経口内服量の 10 ～ 30 倍の量を点滴で短時間に投与する治療法である.通常は 3 日間連続で 1 クールと考え，疾患により数クールを繰り返し行う.

　同量を経口で長時間かけて投与するよりも効果が高く，短時間で副腎皮質ステロイドの免疫抑制作用を得ることができ，最終的には経口のみの場合より副腎皮質ステロイドの投与総量を抑えることができる（＝副作用を少なくすることができる）と考えられている.

表Ⅱ-4-1 副腎皮質ステロイドの副作用とその対策

	副作用	対策
必ず出現するもの	中心性肥満・満月様顔貌	とくにないが，薬の減量に伴い改善する
	免疫力の低下	含嗽，手洗い，人混みを避ける．大量投与，長期の場合などはニューモシスチス肺炎予防に ST 合剤予防内服
	骨量の低下	ビスホスホネート製剤（成人[*1]）
	食欲増進	過剰な食事摂取を避ける
	皮膚症状（多毛，皮膚の菲薄化，易出血性）	とくになし
起こる場合があるもの	消化性潰瘍	胃薬（プロトンポンプ阻害薬など）の内服（成人）
	糖尿病の悪化	血糖チェック．糖尿病が出現すれば，血糖降下薬，インスリンの使用
	白内障・緑内障[*2]	眼科の定期的チェック
	血圧上昇	血圧の定期的チェック，降圧薬内服
	精神症状，不眠	状況によっては内服中止も検討
	無菌性骨壊死	MRI 検査で早期診断，重いものをもたない，体重を増やさない
	血栓症	安静を避ける．予防的に抗血小板薬を内服することも検討
	その他（月経異常，筋肉痛など）	とくになし

ST：sulfamethoxazole / trimethoprim，スルファメトキサゾール / トリメトプリム．
[*1]：骨端線の開いた，まだ成長途中の小児には使用しない．
[*2]：緑内障は短期内服でも起こりうる．

副作用・リスク・注意点

　基本的には副腎皮質ステロイドの副作用に注意する．とくに短期的に起こりうる消化管穿孔（便の色調，出血による症状；腹痛，顔色不良，末梢冷感，頻脈，脈圧の縮小を伴う血圧低下など），緑内障（頭痛，悪心，眼痛など），血栓症，不整脈などに注意する．また，中期的には易感染性・糖尿病の発症が問題となるため，感染徴候の有無，糖尿病の症状に気をつけて観察する．

C 免疫抑制薬

目的・適応

　本来，臓器移植の拒絶反応を抑える目的で開発された薬が多い．これらの薬剤の登場により，副腎皮質ステロイドしかなかった時代に比べ，これまで治療が難しかった症例の治療ができるようになったり，副腎皮質ステロイドを中止しての寛解維持ができるようになったり，難治性の疾患における副腎皮質ステロイドの使用量を抑え，副作用を軽減できるようになってきており，治療の幅が飛躍的に広がった．

副作用・リスク・注意点

　副腎皮質ステロイドに加えて免疫抑制薬が使用される場合は，免疫抑制がさらに強くなり，感染症に罹患しやすく，重症化しやすくなるので感染の徴候に注意する必要がある．

　また，薬剤によってはシクロスポリンのように治療有効濃度域の狭いもの（高濃度で腎毒性，低濃度では治療効果なし）もあり，個人により吸収の度合いも違うため，そのような薬剤では血中濃度をこまめに測定する必要がある．

　さらに，シクロホスファミドは高用量で使用すれば抗がん薬として用いられる薬剤であり，腎領域での使用量では問題にならないことが多いが，催腫瘍性などにも注意が必要である．

　免疫抑制薬によっては摂取を控えなければならない食べ物（例：シクロスポリンのグレープフルーツ）や，注意が必要もしくは禁忌の併用薬（例：ミゾリビンとフェブキソスタット＝痛風治療薬）が存在するので，投薬の際に十分な注意が必要である．

D　生物学的製剤

目的・適応

　近年がん治療の薬として生物学的製剤が注目を浴びているが，腎疾患や膠原病など免疫を介した病気にもその応用が盛んになりつつあり，治療の質を上げ，これまで効果の不十分だった疾患の治療に成果を上げている．生物学的製剤とは，今までの多くの薬剤が小分子化合物（化学的に合成した薬剤）であるのに対し，生体が作るタンパク質（抗体製剤が多い）のうち，ある特定の分子を標的としたものを人工的につくり，薬物として使用した新しいタイプの薬である．

　腎臓の分野では，難治性のネフローゼ症候群に対してステロイドの減量と寛解導入を目指し，また ANCA 関連血管炎においてステロイドの減量を助け，感染症罹患率を下げる目的で使用するリツキシマブ*，全身性エリテマトーデスにおいてコントロールを改善し，ステロイド使用量減量を目的に用いられるベリムマブ*，今まで治療薬のなかった非典型溶血性尿毒症症候群や発作性夜間血色素尿症に対して特効薬として用いられるエクリズマブ，ラブリズマブ*などが効果を上げている．

副作用・リスク・注意点

　タンパク製剤は経口投与できない（経口投与では吸収時にタンパク質がアミノ酸に分解されてしまい，薬として効果を発揮できない）ため，点滴投与が原則である．タンパク質は血管に直接投与すると過敏症と類似したインフュージョンリアクション（infusion reaction）を高頻度に起こすので，その予防に抗ヒスタミン薬などの前投薬が必要となり，薬剤の投与も徐々に速度

＊リツキシマブ

Ｂリンパ球に存在するCD20に対する抗体で，Ｂリンパ球を死滅させる．リンパ球を死滅させても，過去の感染を覚えているメモリーＢ細胞や抗体を産生する形質細胞は影響を受けないため，新しい感染への対応は難しいものの，過去の感染に対しては免疫力を維持できる．実際にANCA関連血管炎などでは，ステロイド＋シクロホスファミドの治療より，ステロイド＋リツキシマブの治療のほうが感染に罹患しにくいことがわかってきている．

＊ベリムマブ

全身性エリテマトーデスでは，Ｂリンパ球を刺激・活性化・形質細胞への分化を促進するBLyS（B lymphocyte stimulator，可溶性Ｂリンパ球刺激因子）が過剰に発現していることが解明され，これを阻害する抗体製剤である．感染しやすくなる可能性も指摘されているが，実際にはこれによりステロイドを減量でき，むしろ感染しにくくなる傾向がみられることが多い．

＊エクリズマブ，ラブリズマブ

非典型溶血性尿毒症症候群（atypical hemolytic uremic syndrome[aHUS]，補体関連溶血性尿毒症症候群）や発作性夜間血色素尿症は遺伝的な素因のうえに感染など何らかのきっかけを契機に補体の異常活性化が生じることにより発症することが判明し，この補体経路の最終反応物質であるC5をブロックする補体抗体製剤である．異常に活性化された補体をブロックすることでこれらの疾患を寛解にもち込み，進行を防ぐことができる．

を上げていくような投与の仕方が必要になる.

リツキシマブは新しい感染に対応する能力が低下するため，予防接種は効果を上げにくくなる．エクリズマブ，ラブリズマブは補体をブロックするため，重篤な感染症をきたす可能性があり，感染徴候に注意が必要となる．

2-3 保存的治療

前述の積極的治療の適応とはならず，慢性の経過をきたした患者が適応となる．現在も慢性の経過で障害された腎機能を元に戻す治療法はないが，これまで障害の進行をある程度遅らせることのできる治療薬はレニン-アンジオテンシン（RA）系阻害薬のみだったが，近年より効果的な治療薬（SGLT2阻害薬）が現れ，さらに種類は増えつつある．これらは腎機能障害をもつ患者の福音となりつつある．その他の保存的治療も，間接的ではあるが，腎機能の低下が進行して腎代替療法が必要な末期腎不全にいたるのを遅らせる目的で行われる．

A 降圧薬

目的・適応

腎機能が低下した腎臓で血液から老廃物を濾過・排泄するには，ある程度高い血圧が必要になる．この高い血圧状態が，腎臓に負担をかけ腎機能障害の悪化につながる．そのため，血圧を下げることは腎臓を守るためにもっとも基本的な治療であり，「CKD 診療ガイドライン 2023」[1] では，75 歳未満のタンパク尿のない患者（尿タンパク/Cr 比 0.15 g/gCr 未満）は診察室血圧で140/90 mmHg 未満，タンパク尿のある患者（尿タンパク/Cr 比 0.15 g/gCr 以上）は 130/80 mmHg 未満，75 歳以上では一律 150/90 mmHg未満を目標に降圧することが推奨されている．

降圧薬の中でも RA 系阻害薬は，全身の血圧を下げるだけでなく，腎臓に負担をかけている糸球体内高血圧にも有効であるため，タンパク尿を伴う症例，とくに糖尿病性腎症に有効であり，腎障害の進行を遅らせる重要な薬剤の 1 つである．

副作用・リスク・注意点

過度の降圧が逆に腎機能を悪化させるおそれもあり，とくに高齢者や夏場の脱水時には注意を要する．また，腎機能の低下が強い症例では，RA 系阻害薬は高カリウム血症や強い eGFR の低下をきたすことがあるため，開始後早期にはこまめな経過観察が必要となる．

B　SGLT2阻害薬

目的・適応

　本来，SGLT2阻害薬は近位尿細管に発現するsodium glucose co-trans-porter Na/グルコース共輸送体であるSGLT2を阻害し，尿中への糖排泄を増加させることで，血糖値を改善させる血糖降下薬である．ところが2型糖尿病患者を対象とした，SGLT2阻害薬の有用性を検証した大規模ランダム化比較試験におけるサブ解析で心不全に対する治療効果や腎機能障害を遅らせる効果が示され，新たに腎臓に焦点を置いた大規模ランダム化比較試験が行われ，腎臓へのこれまでに例のない有効性が証明され，CKDに効果のある初めての薬（ダパグリフロジン[2]，エンパグリフロジン[3]，カナグリフロジン[4,5]）として世界的に注目された．

　糖尿病合併例も非糖尿病合併例（ダパグリフロジンのみ）もCKDであれば適応があり，IgA腎症や巣状分節性糸球体硬化症などのタンパク尿陽性の疾患には原疾患の本来の治療に加えて使用することを考慮する方向性が示されている．しかし，多発性嚢胞腎，ループス腎炎，ANCA関連血管炎など他の治療法が確立している疾患に関してはそちらが優先になる[6]．

副作用・リスク・注意点

　RA系阻害薬と同様，治療開始早期に一過性のeGFRの低下を認めるので，開始早期は注意深い経過観察が必要である．また，正常血糖ケトアシドーシスをきたしたり，尿量増加により高齢者やコントロールの悪い糖尿病患者では脱水をきたしたり，症例によってはサルコペニア，フレイルを助長する可能性があるので注意が必要である．

C　エリスロポエチン製剤

目的・適応

　腎臓で産生される造血ホルモンであるエリスロポエチンは腎機能の低下に伴い産生も低下し貧血を呈するようになる．この貧血を腎性貧血という．腎性貧血により動悸，息切れといった症状だけでなく，腎臓への酸素の運搬が低下し，さらなる腎機能障害をきたす悪循環が形成される．エリスロポエチン製剤は貧血とその自覚症状を改善するだけでなく，腎臓の低酸素を是正し，腎機能障害の進行を防ぐ．

副作用・リスク・注意点

　高用量の使用を余儀なくされる患者では，（エリスロポエチン抵抗例）心血管疾患や脳血管疾患の増加が報告されているため，抵抗性をきたす原因を調査し治療する必要がある．

D HIF-PH 阻害薬

目的・適応

上記エリスロポエチン製剤と同様，エリスロポエチン産生の低下した腎性貧血患者への治療薬である．

近年 HIF（低酸素誘導因子）という物質が内因性のエリスロポエチンの産生を刺激することがわかった．もともと通常の酸素濃度下では HIF は HIF-PH（プロリン水酸化酵素）によって常に分解されるためエリスロポエチンの産生は抑えられているが，低酸素下では HIF-PH が不活化し，HIF が分解されないためエリスロポエチンの産生が増加する．この原理を応用して作られた薬剤で，エリスロポエチン産生を増やすだけでなく，これまで有効な治療がなかった鉄利用障害の改善にも効果を認める薬剤であり，エリスロポエチン製剤と違い経口薬である．

副作用・リスク・注意点

使用後早期に急速に**赤血球が増加**する恐れがあるため，注意深い観察が必要である．また，鉄代謝が改善するため**鉄欠乏**に陥りやすいので，鉄の補充の要否もしっかりみていく必要がある．HIF は腫瘍増殖に関わっている可能性が示唆されており，現在のところ悪性腫瘍をもつ，もしくは疑わしい患者には投与を控えたほうが無難である．さらに，薬剤によっては中枢性の甲状腺機能低下症の報告もあるため，甲状腺機能にも注意を払う必要がある．

HIF：hypoxia-inducible factor

PH：prolyl hydroxylase

E 活性吸着炭

目的・適応

腎機能の低下により蓄積する尿毒素を，腸管内で活性炭により吸着し，便中に排泄させることを目的とする．尿毒素の蓄積による透析開始時期を遅らせることができる．

副作用・リスク・注意点

大量の内服を要し**便秘**もきたしやすいことから，十分に内服できないこともある．

F 抗血小板薬，抗凝固薬

目的・適応

腎炎・ネフローゼ症候群で血小板機能や血液凝固能が亢進することが報告されている．抗血小板薬，抗凝固薬の使用により血小板機能や凝固能を抑えることで尿タンパクの減少や腎機能が保持される可能性があり，古くから使われているが，現在はその効果に懐疑的であり治療としての使用は減少している．

2-4 合併症予防治療

腎機能低下により起こる二次的合併症を予防するための薬物療法となる.

A カルシウム製剤, ビタミンD製剤

目的・適応

腎機能の低下により, 腎臓でのビタミンDの活性化が障害される. ビタミンDの活性化の障害により, カルシウムの腸管での吸収が低下し, 低カルシウム血症をきたす. また腎機能低下に伴ってリンの蓄積も加わり, **副甲状腺ホルモンの分泌が亢進**し, それにより骨代謝が亢進し, 骨が脆弱化する. カルシウム製剤, ビタミンD製剤によりこの過程を抑え, 骨代謝を調整する.

B カリウム吸着薬

目的・適応

腎機能が低下すると, カリウムの排泄低下や体液のアシドーシスにより高カリウム血症を呈しやすくなる. 高カリウム血症は致死的な不整脈を誘発しやすいため, **果物や生野菜などのカリウムを多く含む食事を避ける**ようにするとともに, カリウム吸着薬で食事中のカリウムを消化管内で吸着し便中に排泄する. その作用によりカリウムの上昇を防ぐ.

副作用・リスク・注意点

便秘をきたしやすい点に留意する.

C 重曹(重炭酸ナトリウム)

目的・適応

腎機能が低下すると, 尿毒症物質の一部が蓄積し体液は酸性を呈する. 重度の酸性を呈すると, 高カリウム血症や尿毒症などの危険な状態になる. 重曹(炭酸水素ナトリウム)は, 酸性に傾いた体液を中性側へ是正する.

副作用・リスク・注意点

重炭酸ナトリウムはアルカリと塩に分解されるため, 塩分負荷となることを念頭に置いておく必要がある.

3 | 運動療法（腎臓リハビリテーション）

3-1 | 運動療法（腎臓リハビリテーション）とは

　以前は，腎疾患と言えば安静が推奨されていた（はっきりとした根拠はなかった）．何ヵ月もベッド上に安静していることもまれではなかった．そのため，血栓症の発症も多く，退院できても社会に復帰するのが困難なこともあった．現在は根拠のない安静による身体機能低下に疑問が呈され，むしろ積極的に身体を動かす方向に変化しつつある．そこで腎臓リハビリテーションという概念が生まれてきた．心疾患の分野ではこの点について腎疾患より先行しており，リハビリテーションの効果が明らかにされつつある．

　2011年に，腎臓の分野で世界に先駆けて日本で発足した日本腎臓リハビリテーション学会によると，腎臓リハビリテーションではすべての腎疾患患者の円滑な社会復帰を支えるためのあらゆる治療，サポートが想定されている[7]．そのうちの運動療法は，身体機能の改善だけでなく，腎疾患患者で低下することの多い心血管機能を向上させ，ADLの向上や精神的効果などさまざまな健康状態へのメリットをもつこと，（まだ評価は定まってはいないが）腎予後を改善する可能性が示唆されている．また，運動療法は実際に腎臓リハビリテーションの主なアプローチとして行われているため，ここでは運動療法を中心に紹介する．

3-2 | 運動療法の目的

　運動療法により，サルコペニアおよびフレイルの予防・改善，ADL/QOLの改善，心血管疾患予防による生命予後改善を目的とし，腎機能の改善や透析移行防止の効果が期待されている．

3-3 | 運動療法の適応・禁忌・中止基準

　運動療法の禁忌とならない患者に適応できる．糸球体腎炎患者やネフローゼの患者では，積極的な運動療法についてはまだ明らかではないが，少なくとも運動制限を行わないことが推奨されている．保存期CKD患者では，年齢や身体機能を考慮しながら可能な範囲で運動療法が行われることが提案されており，透析患者については行うことが推奨され，腎移植患者では行うことが提案されている[7]．

　禁忌（**表Ⅱ-4-2**），中止基準（**表Ⅱ-4-3**）については，心血管疾患におけるリハビリテーションに関するガイドライン[8]に準じている．

メモ

リハビリテーションと聞くと，運動機能の回復を目指したものばかり思い浮かべてしまうが，WHOの定義によると，「能力低下及び社会的不利をもたらすような状態の影響を軽減し，能力低下及び社会的不利のある者の社会的統合を達成するためのあらゆる手段を包含している」というものであり，さまざまなアプローチを内包したものである．

メモ

高齢や左室駆出率の低下が禁忌とはならない．

表Ⅱ-4-2　**積極的な運動療法が禁忌となる疾患・病態**

絶対的禁忌

1. 不安定狭心症または閾値の低い（平地のゆっくり歩行［2MET］で誘発される）心筋虚血
2. 過去3日以内の心不全の自覚症状（呼吸困難，易疲労感など）の増悪
3. 血行動態異常の原因となるコントロール不良の不整脈（心室細動，持続性心室頻拍）
4. 手術適応のある重症弁膜症，とくに症候性大動脈弁狭窄症
5. 閉塞性肥大型心筋症などによる重症の左室流出路狭窄
6. 急性の肺塞栓症，肺梗塞および深部静脈血栓症
7. 活動性の心筋炎，心膜炎，心内膜炎
8. 急性全身性疾患または発熱
9. 運動療法が禁忌となるその他の疾患（急性大動脈解離，中等症以上の大動脈瘤，重症高血圧[*1]，血栓性静脈炎，2週間以内の塞栓症，重篤な他臓器疾患など）
10. 安全な運動療法の実施を妨げる精神的または身体的障害

相対的禁忌

1. 重篤な合併症のリスクが高い発症2日以内の急性心筋梗塞[*2]
2. 左冠動脈主幹部の狭窄
3. 無症候性の重症大動脈弁狭窄症
4. 高度房室ブロック
5. 血行動態が保持された心拍数コントロール不良の頻脈性または徐脈性不整脈（非持続性心室頻拍，頻脈性心房細動，頻脈性心房粗動など）
6. 最近発症した脳卒中[*3]
7. 運動負荷が十分行えないような精神的または身体的障害
8. 是正できていない全身性疾患[*4]

禁忌でないもの

1. 高齢者
2. 左室駆出率*低下
3. 血行動態が保持された心拍数コントロール良好な不整脈（心房細動，心房粗動など）
4. 静注強心薬投与中でも血行動態が安定している患者
5. 補助人工心臓（LVAD），植込み型心臓電気デバイス（永久ペースメーカ，植込み型除細動器［ICD］，両室ペーシング機能付き植込み型除細動器［CRT-D］など）装着

[*1]：原則として収縮期血圧＞200 mmHg，または拡張期血圧＞110 mmHg，あるいはその両方とすることが推奨されている．
[*2]：貫壁性の広範囲前壁心筋梗塞，ST上昇が遷延するものなど．
[*3]：一過性脳虚血発作を含む．
[*4]：貧血，電解質異常，甲状腺機能異常など．
［日本循環器学会，日本心臓リハビリテーション学会，日本冠疾患学会ほか：2021年改訂版 心血管疾患におけるリハビリテーションに関するガイドライン，p.37，〔https://www.j-circ.or.jp/cms/wp-content/uploads/2021/03/JCS2021_Makita.pdf〕（最終確認：2023年8月2日）より許諾を得て転載］

＊左室駆出率
EF（ejection fraction）．心機能のうち心室収縮機能の代表的指標．通常は50〜60%以上が正常である．

＊有酸素運動
筋肉を収縮させる際のエネルギーに酸素を使う運動のことで，嫌気性代謝閾値（運動時に有酸素運動から無酸素運動へと切り替わる運動強度のこと，人によって違う）より低い負荷で行われる運動である．目安としては，高齢者では普通の速さで歩く程度，中高年者では早歩き程度，若年者では軽いジョギング程度である．

＊レジスタンス運動
ダンベルなどの重り，腕立て伏せなどによって日常生活で加わる以上の抵抗（レジスタンス）を筋肉に与え，筋力，持久力などの筋機能を高めるトレーニングをいう．

3-4　運動療法の概要

運動療法には有酸素運動＊とレジスタンス運動＊がある．どちらも効果として，骨量・骨密度の増加，体脂肪率の減少，インスリン感受性の改善，中性脂肪の減少などが期待され，さらに有酸素運動では運動耐容能の増加（最高

表Ⅱ-4-3　運動療法実施中の中止基準

絶対的中止基準

● 患者が運動の中止を希望
● 運動中の危険な症状を察知できないと判断される場合や意識状態の悪化
● 心停止, 高度徐脈, 致死的不整脈（心室頻拍・心室細動）の出現またはそれらを否定できない場合
● バイタルサインの急激な悪化や自覚症状の出現（強い胸痛・腹痛・背部痛, てんかん発作, 意識消失, 血圧低下, 強い関節痛・筋肉痛など）を認める
● 心電図上, Q波のない誘導に1 mm以上のST上昇を認める（aV_R, aV_L, V_1誘導以外）
● 事故（転倒・転落, 打撲・外傷, 機器の故障など）が発生

相対的中止基準

● 同一運動強度または運動強度を弱めても胸部自覚症状やその他の症状（低血糖発作, 不整脈, めまい, 頭痛, 下肢痛, 強い疲労感, 気分不良, 関節痛や筋肉痛など）が悪化
● 経皮的動脈血酸素飽和度が90%未満へ低下または安静時から5%以上の低下
● 心電図上, 新たな不整脈の出現や1 mm以上のST低下
● 血圧の低下（収縮期血圧＜80 mmHg）や上昇（収縮期血圧≧250 mmHg, 拡張期血圧≧115 mmHg）
● 徐脈の出現（心拍数≦40/min）
● 運動中の指示を守れない, 転倒の危険性が生じるなど運動療法継続が困難と判断される場合

［日本循環器学会, 日本心臓リハビリテーション学会, 日本冠疾患学会ほか：2021年改訂版 心血管疾患におけるリハビリテーションに関するガイドライン, p.37,〔https://www.j-circ.or.jp/cms/wp-content/uploads/2021/03/JCS2021_Makita.pdf〕（最終確認：2023年8月2日）より許諾を得て転載］

有酸素摂取量の増加, 1回心拍出量の増加など）, レジスタンス運動では筋肥大, 筋力・持久力の増加などが期待できる.

3-5 運動療法の評価

　何か治療を行う際には, その治療に適応があるか, 治療の副作用は出ていないか, 治療の効果はどうだったのかを評価することがいつも重要である. 運動療法についても同様で, 行うにあたってどの程度の運動に耐えうるのかを運動耐容能で適応を確認し, 効果については運動耐容能の改善や, 歩行機能, 筋力評価や栄養状態, サルコペニア・フレイル, ADL, QOLで評価する[1].

メモ

さらなる実際の処方例については「腎臓リハビリテーションガイドライン」（日本腎臓リハビリテーション学会）を参照していただきたい.

3-6 運動療法の処方・実際

　CKD患者に推奨される運動処方例を**表Ⅱ-4-4**に挙げた.

表Ⅱ-4-4　CKD患者に推奨される運動処方

	有酸素運動 (aerobic exercise)	レジスタンス運動 (resistance exercise)	柔軟体操 (flexibility exercise)
頻度 (frequency)	3〜5日/週	2〜3日/週	2〜3日/週
強度 (intensity)	中等度強度の有酸素運動(酸素摂取予備能の40〜59%, Borg指数[RPE]6〜20点(15点法)の12〜13点)	1RMの65〜75%(1RMを行うことは勧められず. 3RM以上のテストで1RMを推定すること)	抵抗を感じたりややきつく感じるところまで伸長する
時間 (time)	持続的な有酸素運動で20〜60分/日, しかし, この時間が耐えられないのであれば3〜5分間の間欠的運動曝露で計20〜60分/日	10〜15回反復で1セット. 患者の耐容能と時間に応じて, 何セット行ってもよい. 大筋群を動かすための8〜10種類の異なる運動を選ぶ	関節ごとに60秒の静止(10〜30秒はストレッチ)
種類 (type)	ウォーキング, サイクリング, 水泳などのような持続的なリズミカルな有酸素運動	マシーン, フリーウエイト, バンドを使用する	静的筋運動

RPE:rating of perceived exertion, 自覚的運動強度. 1RM:1 repetition maximum, 最大1回反復重量.
運動に際しての特別な配慮:
1) 血液透析を受けている患者
  ・運動は非透析日に行うのが理想的である.
  ・運動を透析直後に行うと, 低血圧のリスクが増えるかもしれない.
  ・心拍数は運動強度の指標としての信頼性は低いので, RPEを重視する. RPEを軽度(9〜11)から中等度(12〜13)になるようにめざす.
  ・患者の動静脈シャントに直接体重をかけない限りは, 動静脈接合部のある腕で運動を行ってよい.
  ・血圧測定は動静脈シャントのない側で行う.
  ・運動を透析中に行う場合は, 低血圧を防止するために, 透析の前半で行うべきである. 透析中の運動としては, ペダリングやステッピングのような運動を行う. 透析中には動静脈接合部のある腕の運動は避ける.
2) 腹膜透析を受けている患者
  ・持続的携帯型腹膜透析中の患者は, 腹腔内に透析液があるうちに運動を試みてもよいが, 不快な場合には, 運動前に透析液を除去して行うことが勧められる.
3) 腎移植を受けている患者
  ・拒絶反応の期間中は, 運動自体は継続して実施してよいが, 運動の強度は軽くする.
[ACSM's Guidelines for Exercise Testing & Prescription, 10th ed, 2017より引用した. 日本腎臓リハビリテーション学会(編):腎臓リハビリテーションガイドライン, 南江堂, p.35, 2018, [https://drive.google.com/file/d/1IhTzaX4GOEPDLQVlgXZ-o2fLCP-fn1Vt-/view] (最終確認:2023年9月25日) より許諾を得て転載]

●引用文献
1) 日本腎臓学会(編):エビデンスに基づくCKD診療ガイドライン2023, p.23-26, 87-89, 92-93, 東京医学社, 2023
2) Heerspink HJL Stefánsson BV, Correa-Rotter R et al: Dapagliflozin in patients with chronic kidney disease. New England Journal of Medicine 383(15): 1436–1446, 2020
3) Wanner C, Inzucchi SE, Lachinet JM et al: Empagliflozin and progression of kidney disease in type 2 diabetes. New England Journal of Medicine 375(4): 323–334, 2016
4) Neal B, Perkovic V, Mahaffey KW et al: Canagliflozin and cardiovascular and renal events in type 2 diabetes. New England Journal of Medicine 377(7): 644–657, 2017
5) Perkovic V, Jardine MJ, Neal B et al: Canagliflozin and renal outcomes in type 2 diabetes and nephropathy. New England Journal of Medicine 380(24): 2295–2306, 2019
6) 日本腎臓学会:CKD治療におけるSGLT2阻害薬の適正使用に関するrecommendation, 2022年, [https://jsn.or.jp/medic/newstopics/formember/ckdsglt2recommendation.php] (最終確認:2023年8月2日)

7）日本腎臓リハビリテーション学会（編）：腎臓リハビリテーションガイドライン，南江堂，2018，〔https://drive.google.com/file/d/1IhTzaX4GOEPDLQVlgXZ-o2fLCPfn1Vt-/view〕（最終確認：2023年8月2日）

8）日本循環器学会，日本心臓リハビリテーション学会，日本冠疾患学会ほか：2021年改訂版 心血管疾患におけるリハビリテーションに関するガイドライン，〔https://www.j-circ.or.jp/cms/wp-content/uploads/2021/03/JCS2021_Makita.pdf〕（最終確認：2023年8月2日）

4　腎代替療法（透析療法と腎移植）

4-1　腎代替療法とは

　急性，慢性を問わず，腎不全におちいった腎臓の機能を代行する方法を腎代替療法という．血液透析と腹膜透析があり，さらに腎移植がある．血液透析と腹膜透析は急性・慢性腎不全いずれにも行われるが，腎移植は不可逆性の慢性腎不全に対してのみ行われる．

　慢性腎不全に対する腎代替療法の導入の判断の例として血液透析の場合を図Ⅱ-4-1に示す．ただし，透析導入を経ない先行的腎移植（とくに小児）では，より早めに判断される．

　また，急性腎不全の場合，食事・栄養療法＋輸液療法が奏効すれば腎機能の回復が期待されるが，時期を逸して慢性透析や死亡にいたることもあるため透析療法を導入するかどうかは下記を参考に判断する．

＜透析療法導入基準（急性腎不全）＞

　以下のいずれか1つがみられるときに，血液透析の開始を検討する．

- 乏尿が3日以上続く．
- 尿毒症による症状がみられる（出血傾向，肺水腫，中枢神経症状，消化器症状）．
- 血液尿素窒素が60 mg/dL以上で，1日あたり10 mg/dL前後ずつ上昇する．
- 血清クレアチニン値が5 mg/dL以上で，1日あたり1 mg/dL前後ずつ上昇する．
- 血液 HCO_3^- が12〜15 mEq/L以下に低下する．
- 血清カリウム値が6.0 mEq/L以上で，薬剤による治療では上昇が抑制できない．

4-2　透析療法

A　透析療法の原理

　血液と透析液という2つの液体を半透膜の透析器（ダイアライザー）や腹膜を介して交換することにより行われる．具体的には腎不全により体内に蓄積

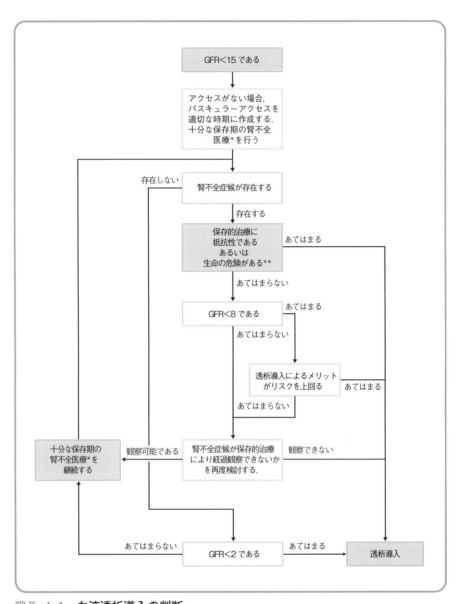

図Ⅱ-4-1　血液透析導入の判断
*：多職種による包括的な医療をさす.
**：高カリウム血症, うっ血性心不全の存在, 高度アシドーシス, 尿毒症による脳症, 心膜炎など.
［日本透析医学会：維持血液透析ガイドライン；血液透析導入, 日本透析医学会雑誌 46（12）:1138, 2013
より許諾を得て転載］

された老廃物（尿素, クレアチニン, 尿酸, 過剰な電解質［カリウム, リン
など]）は半透膜の膜孔を通過できるものであれば濃度の高いほう（血液）か
ら低いほう（透析液）に移行することによって除去される（拡散, **図Ⅱ-4-2a**).
　水は小さな分子なので, 透析膜を自由に通過させるには透析液側の浸透圧
を高めて浸透圧勾配を形成するか, 血液と透析液の水圧に差をつけて（透析

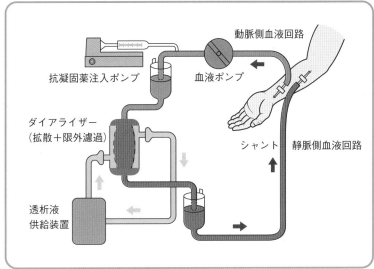

図Ⅱ-4-2　透析療法の原理

a. 拡散　　　　　　　　　　　　b. 限外濾過

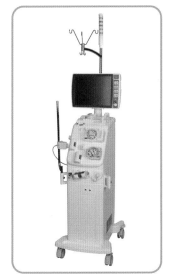

図Ⅱ-4-3　透析用監視装置　**図Ⅱ-4-4　血液透析の仕組み**

メモ

p.19のコラム「浸透圧，膠質浸透圧，血漿浸透圧」，p.90の側注「ドライウェイト」参照.

HD：hemodialysis

液側を陰圧にすることが多い)移動させ除水する(**限外濾過，図Ⅱ-4-2b**) .

B　血液透析

　血液透析（HD）とは，血液を体外に導いて循環させ，半透膜である人工透析膜を介して血液中の水と溶質を除去する方法である．透析効率，とくに低分子物質の除去は腹膜透析より優れる．

血液透析の仕組み

　患者からの血液の出入り口であるブラッドアクセスと透析膜を収納した透析器（ダイアライザー）および透析液から構成される（**図Ⅱ-4-3，図Ⅱ-4-4**）．

1）ブラッドアクセス（**図Ⅱ-4-5**）

　患者の血液を透析器に送り出し，そこで浄化された血液を再び患者に戻す

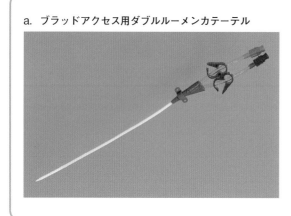

a. ブラッドアクセス用ダブルルーメンカテーテル

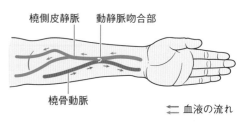

b. 内シャント（例）

橈側皮静脈　　動静脈吻合部

橈骨動脈

⬅ 血液の流れ

図Ⅱ-4-5　ダブルルーメンカテーテルとブラッドアクセス（内シャントの例）
［a の写真提供：株式会社林寺メディノール］

ため透析用の血管が必要となるが，これを**ブラッドアクセス**という．透析ごとの頻回の穿刺が容易なうえ，透析効率を得るため十分な血流が得られる血管が必要とされ，皮下の静脈に動脈血を流す**内シャント**（動・静脈瘻）が用いられている．具体的には利き手でない腕の手首で橈骨動脈（脈をとる動脈）と橈側皮静脈を血管吻合して用いられることが多い．適当な静脈がない場合には人工血管も用いられる．また，ブラッドアクセスのない場合や狭窄，閉塞で機能不全におちいった場合には大腿静脈や内頸静脈といった太い静脈の内腔に脱血用と返血用の 2 つの内腔をもつ透析用の**ダブルルーメンカテーテル**を挿入して行う方法もある．

2）透析器（ダイアライザー）（図Ⅱ-4-6）

　血液と透析液を交換する半透膜でできた透析膜を収納したものである．半透膜でできたストロー状のもの（**中空糸**）を数百本束ねた円柱形の中空糸型ダイアライザーが一般的である．中空糸の中を血液，外を透析液が逆方向に流れることにより効率よく交換される．実施の際にはヘパリンなどの**抗凝固薬**が必要となる．

3）透析液

　除去すべき物質（尿素，クレアチニン，尿酸，その他尿毒症物質）は全く含まず，電解質や pH など体液の恒常性を維持する物質（Na，Cl，K，Ca，Mg，重炭酸）により正常に近づける組成の透析液（輸液の細胞外補充液に近い組成）が使用されている．

｜ 血液透析の実際

　維持血液透析は，慢性腎不全患者に対して通常 1 回 4 ～ 5 時間，週に 2 ～ 3 回施行される．最近では血液透析の最中に，10 L 程度の細胞外液組成に近い

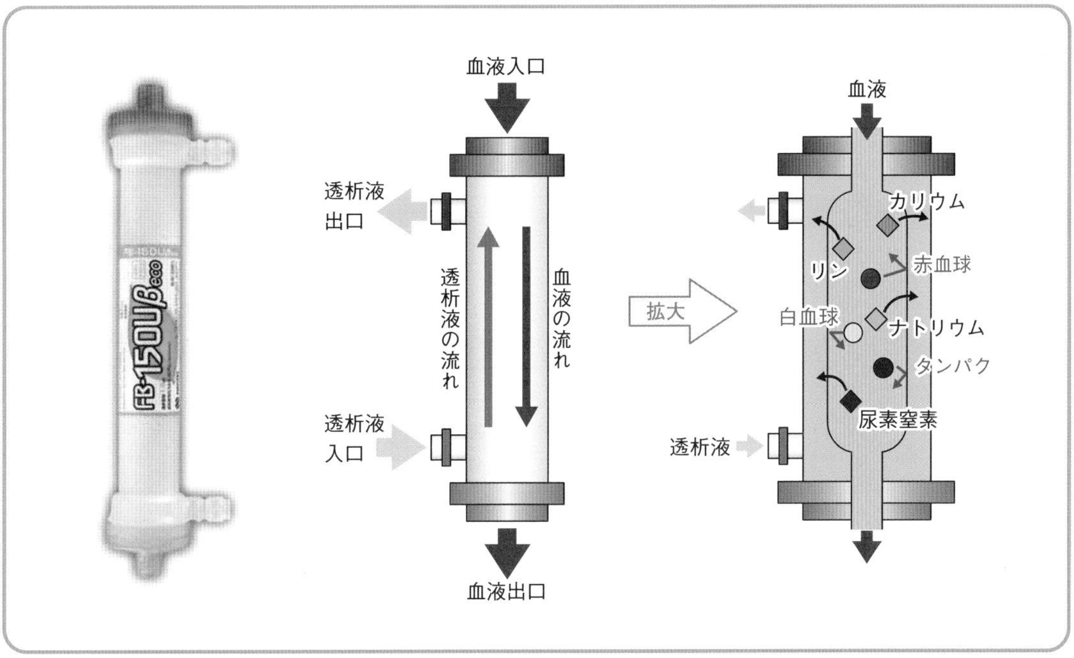

図Ⅱ-4-6　透析器（ダイアライザー）
◇：中空糸膜の孔を通って透析液（水）の中へ排出される老廃物（拡散＋限外濾過）．
○：中空糸膜の孔を通らず血液の中に残される物質．
［左の写真提供：株式会社ニプロ］

HDF：hemodiafiltration

置換液を用いた限外濾過をあわせて行う血液透析濾過（HDF）も行われている．また，透析液を置換液の代わりに用いて，より多くの限外濾過を可能にした on-line HDF という方法もある．HDF の利点は分子量の多い尿毒素の除去に優れ，透析中の血圧が下がりにくいことが知られている．HDF は透析アミロイドーシスや透析困難症に保険適用されており，その有効性から近年増加傾向である．

CHDF：continuous
hemodiafiltration

　一方，救急，集中治療室（ICU）などで急性腎不全や多臓器不全におちいった患者に対して，持続血液透析濾過（CHDF）が行われることが多い．一般に循環動態が不安定な場合，通常の血液透析は実施困難であるが，CHDF は尿毒素の除去効率は低いものの循環動態に影響しにくい．

> **もう少し**
> **くわしく**　**血液浄化法（blood purification）**
>
> 血液浄化法とは，血液中に蓄積した不要物を除去し，体液の質的，量的正常化
> を図ることであり，血液透析のほかに血液濾過，アフェレーシス，吸着（活性
> 吸着炭［p.63］参照）などの方法がある．
> 血液濾過とは，濾過機能の高い膜を用いて，血液に圧力をかけて大量の体液成
> 分を除去する一方で，置換液を補液することで血液の浄化を行う方法である．
> 血液透析では除去しにくい中分子物質の除去能に優れ，透析中の循環動態の不
> 安定な（血圧低下しやすい）患者などに用いられている．また，多臓器不全な
> どによる急性腎不全時にも循環動態が不安定なことが多いため，24時間持続
> で持続血液透析濾過が行われる．
> アフェレーシス（apheresis）とは，もともとはギリシャ語で「分離」を意味
> し，血液から目的の成分を分離し「抽出」または「排出」するという2つの側
> 面がある．「抽出」には血液から血小板や血漿成分などを分離・抽出することが
> 該当し，「排出」には分離した病因関連物質を廃棄し代わりに置換液を補充する
> 血漿交換などが該当する．

血液透析の副作用・リスク・注意点

1）透析前・中・後の重要観察ポイント

①透析前

透析室入室時のバイタルサイン（前回透析終了時からの体重増加量，血圧，脈拍，体温）を確認して透析間の生活状態を把握する．体重増加が少ない場合は食事摂取状況，嘔吐・下痢などの有無を聴取する．シャント音の聴取・観察・感染徴候を確認し穿刺可能かどうか判断する．

②透析中

除水に伴う血圧の変化，バイタルの変化（不整脈，意識レベルなど），筋けいれんの有無，除水量（時間あたりの除水量，総除水量）をチェックし変動のある場合には透析条件（除水量など）を変更する．また，回路の血流量，透析液流量，抗凝固薬（ヘパリンなど）注入量をチェックし，**脱血不良や回路凝固**などの有無をみて順調に透析が行われていることを確認する．

③透析後

終了時の血圧，止血を確認する．除水による血圧低下や止血不良による再出血に注意する．終了後の体重を測定し設定どおりか確認する．導入初期には**不均衡症候群**（頭痛，悪心，脱力感，けいれんなど．急速な血液浄化により血液と脳脊髄液との浸透圧較差により生じる）の有無を確認する．

内シャントの管理

透析患者の命綱ともいえる内シャント（**図Ⅱ-4-7**）を永続的に使用可能な状態に維持するため，毎日シャント音の確認をするように指導する．狭窄があると（唸るような）高調音となり，閉塞すると音は聴取できない．さらに，人工血管では感染すると難治性となるため，清潔の保持と感染の有無の確認

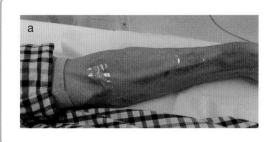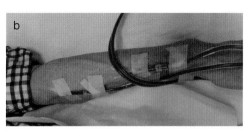

図Ⅱ-4-7　内シャント
a：穿刺痛軽減のための局所麻酔薬含有貼付剤を穿刺予定部位に30分前に貼付しておく.
b：血液透析中の様子.

を徹底する．**透析用ダブルルーメンカテーテル**では閉塞や脱血不良の有無，刺入部の感染の有無を確認する.

3）生活指導

透析開始後も導入前と同様，生活指導の第一は食事指導である．たんぱく質制限などは透析前より緩和されるが，透析間の体重増加を抑えるため塩分制限，水分制限が主体となる．また，透析で除去できる血清カリウムにかぎりがあるため食事によるカリウム制限も必要となる.

運動療法も導入前同様，適度な有酸素運動が推奨されている.

また，整形外科や皮膚科などほかの医療機関受診時には，処方される薬の種類や量によって透析患者で制限があるものがあり，「透析をしている」旨を伝えるよう指導する.

C　腹膜透析

PD：peritoneal dialysis

腹膜透析（PD）とは，生体に存在する半透膜である腹膜を透析膜として使用する透析法で，腹腔内に注入した透析液と腹膜内に分布する毛細血管内の血液との間に生じる溶質濃度勾配，および浸透圧較差によって溶質および水を生体内より除去する方法である．透析効率は血液透析には劣るものの，中分子物質の除去能は血液透析より優れる.

腹膜透析の仕組み（図Ⅱ-4-8）

埋め込み型の慢性腹膜透析用カテーテル（**テンコフ［Tenckhoff］カテーテル**）は先端付近が多孔性となっている．脊椎，硬膜外（あるいは局所）麻酔下で臍下に小切開を加えて腹膜を小さく開きカテーテル先端部を腹腔内のもっとも深い部位である**ダグラス（Douglas）窩***に挿入する．もう一方の先端は，腹壁の皮下トンネルを通して皮膚から出すことで直接，腹腔内が感染することを防止している.

腹膜透析液は，専用の無菌性の透析液バッグ（1.5〜2L）を用いる．その

*ダグラス窩
女性の直腸と子宮の間の腹膜腔．臨床的には男性の直腸と膀胱との間の腹膜腔も指し，腹腔内のもっとも深い部位.

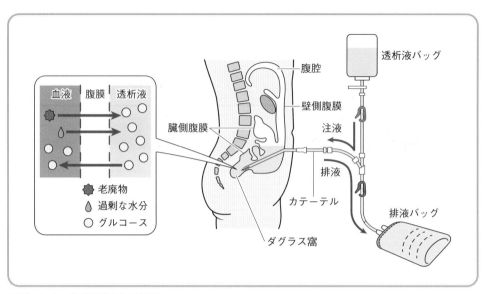

透析液バッグ

腹腔

壁側腹膜

臓側腹膜

注液

排液

カテーテル

排液バッグ

ダグラス窩

血液　腹膜　透析液

老廃物

過剰な水分

グルコース

図Ⅱ-4-8　**腹膜透析の仕組み**

組成の基本は浸透圧較差をつけるためグルコースなどが使われており，電解質は健常者の細胞外液に近いがカリウムは含まれていない．そのため血液透析に比し食事のカリウム制限が少ないという特徴がある．

腹膜透析の実際

CAPD：continuous ambulatory peritoneal dialysis

1）持続携行式腹膜透析（CAPD）

バッグに入った腹膜透析液を用いて完全閉鎖回路システムで1日3～4回交換し，透析液を6～8時間腹腔内に貯留して溶質，水の除去を行う．注・排液時間（1回約30分）以外はバッグをはずして自由に生活できる．

CCPD：continuous cyclic peritoneal dialysis

APD：automated peritoneal dialysis

2）持続性周期的腹膜透析（CCPD）

CAPDではバッグ交換が1日3～4回必要であるが，CCPDは自動腹膜透析装置（APD）を用いることで夜間就寝中に機械で3～5回透析液の交換を行う方法である．日中にバッグ交換はないため自由に活動できる．

3）副作用・リスク・注意点

＜腹膜透析の合併症＞

①腹膜炎

腹膜炎予防のために閉鎖システムで行うが，清潔操作の不備（経カテーテル感染）やカテーテル出口部の感染から，皮下トンネルに沿って感染の波及（傍カテーテル感染）や腸管からの感染（憩室炎（けいしつえん）など）の波及がみられる．

＊横隔膜交通症
横隔膜に穴が空いて，透析液が胸腔内へ移行することにより胸水貯留をきたす疾患．

②その他の合併症

タンパクの喪失，低カリウム血症，グルコースの吸収による血糖値上昇，横隔膜交通症＊が挙げられる．また，長期間の継続により生体膜である腹膜の劣化による除水不全が起こる可能性がある．

<＜腹膜平衡試験，腹膜の劣化，血液透析への切り替え＞

PET：peritoneal equili-
bration test

透析効率を評価し，現在の透析液量や交換回数でよいかを検討するため，腹膜平衡試験（PET）を半年〜1年ごとに施行し，腹膜の透過性を知り，透析液処方の変更を検討する．

毎回交換する血液透析用の人工膜に対し，腹膜透析は生体膜である腹膜を反復利用するため長期間の継続により腹膜は劣化し，さらに残腎機能の低下に伴う尿量の減少も加わり，十分な除水が困難となってくる．このため，週1回の血液透析の併用（ハイブリッド透析と呼ばれる）や血液透析への移行が必要になり，一般的に腹膜透析の継続期間は10年程度とされている．

臨床で役立つ知識

透析患者の医療費助成制度

血液透析で週2〜3回の通院透析，腹膜透析で1日3〜4回のバッグ交換を永続的に続けていく必要があり年間治療費400万〜500万円と高額になる．このため高額療養費の特例や身体障害者（腎機能障害）1級の認定などで公費での医療費助成制度があり，月0〜2万円の自己負担で治療を受けられる．

4-3 腎移植

KT：kidney transplanta-
tion

前述の血液・腹膜透析が継続的な治療を必要とする対症療法であるのに対し，腎移植（KT）は根治療法である．ただし，拒絶反応予防のため免疫抑制薬の内服継続が必要となる．提供者（ドナー）によって生体腎移植と死体腎（献腎）移植に分けられる．また，献腎移植は心停止下腎移植と脳死下腎移植に分類される．

日本では2023年現在，年間1,500〜2,000人が腎移植を受けている．このうち親族をドナーとする生体腎移植が9割で残りの1割が献腎移植である．献腎移植希望の登録者は約12,500人なので，年間2％弱の患者しか献腎移植を受けられず，平均待機年数は15年に及んでいる．また，維持透析を経ないで

PEKT：preemtive kidney
transplantation

行う先行的腎移植（PEKT）は成長障害の解消が期待される小児で勧められていたが，成人でも移植腎生着率（移植した腎臓が機能している確率），患者生存率（患者が生きている確率）とともに良好であると報告されている．近年，日本では生体腎移植全体の約25％がPEKTとなっている．腎移植の成績は，生体腎移植で1年，5年，10年生着率がそれぞれ98％，93％，80％程度で，生存率は腎移植後10年で約90％である．献腎移植の生着率は約5％程度下回り，10年生存率は82％である（**図Ⅱ-4-9**）[1]．腎移植は一度受ければ，その後は透析を受けないで済むという治療ではないが，2000年以降の腎移植成績は新たな免疫抑制薬の登場により大きく向上している．

a. 年代別の生体腎移植および献腎移植の生存率

		症例数	1年	5年	10年	15年
1983～2000年	生体腎	7,538	97.1%	93.6%	88.9%	84.4%
	献 腎	2,829	92.6%	86.0%	79.0%	71.1%
2001～2009年	生体腎	7,004	98.3%	96.0%	92.0%	86.3%
	献 腎	1,345	96.0%	89.3%	81.1%	69.3%
2010～2019年	生体腎	11,156	99.2%	96.7%	91.0%	―
	献 腎	1,379	97.8%	92.9%	82.9%	―

b. 年代別の生着率（生体腎移植）

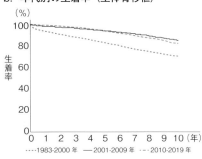

	症例数	1年	5年	10年	15年
1983～2000年	5,593	93.0%	81.9%	69.0%	59.1%
2001～2009年	6,373	97.5%	93.2%	83.7%	70.5%
2010～2019年	10,574	98.7%	93.1%	80.8%	―

c. 年代別の生着率（献腎移植）

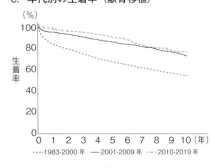

	症例数	1年	5年	10年	15年
1983～2000年	2,288	81.6%	64.8%	51.9%	42.4%
2001～2009年	1,202	92.7%	83.3%	69.8%	53.6%
2010～2019年	1,310	96.1%	87.9%	74.5%	―

図Ⅱ-4-9 年代別の生体腎移植および献腎移植の生存率と生着率
［日本臨床腎移植学会，日本移植学会：腎移植臨床登録集計報告（2021）-2020年実施症例の集計報告と追跡調査結果．移植 56（3）：211，2021 のデータを参考に作成］

A 腎移植の流れ

組織適合試験

　移植後の拒絶反応を予防するため組織適合試験が行われ，ヒト白血球型抗原（HLA）検査，および抗体確認のためダイレクトクロスマッチ（直接リンパ球交差試験）が行われ，ダイレクトクロスマッチが陽性の場合，超急性拒絶反応を起こすため移植は禁忌である．

HLA：human leukocyte antigen

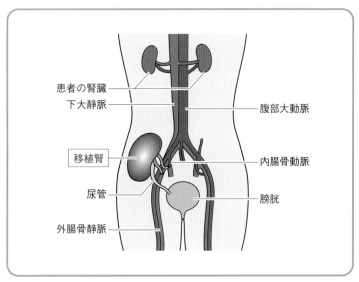

患者の腎臓
下大静脈
腹部大動脈
移植腎
内腸骨動脈
尿管
膀胱
外腸骨静脈

図Ⅱ-4-10　**移植腎の血管・尿管の吻合**

　近年では，血液型（ABO）不適合でも移植前に血漿交換などを行うことにより移植成績の向上が認められるようになり増加している．なかでも，夫婦間の移植件数が増加している．

手術

　ドナー*より摘出された腎臓は，レシピエント*の腸骨窩^{ちょうこつか}（下腹部）にて腎動脈は内（もしくは外）腸骨動脈に，腎静脈も内（もしくは外）腸骨静脈に吻合し尿管は膀胱に吻合する（**図Ⅱ-4-10**）．

*ドナー
臓器を提供する人．

*レシピエント
臓器を提供される人．

B　腎移植の副作用・リスク・注意点

手術当日の管理ポイント

　通常の手術と同様のバイタルサインのチェック以外に尿量に注意しながら移植直後は水分バランスをチェックする．心停止下腎移植では阻血^{そけつ}時間が長いため術直後は無尿か乏尿であることが多い．脳死下腎移植は生体腎移植同様移植後すみやかに尿が出ることが多い．一時的な尿細管での再吸収障害で多尿になることも多い．移植腎の血流維持のため過度の血圧低下には注意する．

　移植腎の移動により尿管の屈曲や血管吻合部の圧排での尿量減少を避けるため移植側の下肢の過屈曲を防ぐ．

術後の管理ポイント

　手術当日と同様に尿量に注意しながら水分バランスが合うように輸液を行う．血清クレアチニン値は移植腎の機能を示す指標である．また，毎日定時に免疫抑制薬（タクロリムス，シクロスポリン）を確実に内服させ，血中濃

表Ⅱ-4-5　血液透析・腹膜透析・腎移植の比較

	血液透析	腹膜透析	腎移植
生命予後	腎移植に比べ劣る（10年生存率：血液透析36％）		透析療法に比べ優れている（10年生存率：80〜90％）
通院回数	週2〜3回	月1〜2回	1〜3ヵ月に1回
生活の制約	多い（通院治療時間）	やや多い（バッグ交換時間）	ほとんどなし
社会復帰率	可能だが低い	血液透析よりやや高い	高い
食事制限	塩分，カリウム，リン，水分	塩分，リン	塩分（ゆるめ）
生活の質	時間的制約の観点では低め	血液透析よりは時間的制約は少ないが，自身で透析バッグの交換などが必要	優れている
手術	バスキュラーアクセス（小手術）	腹膜透析カテーテル挿入術（中等度）	腎移植手術（大手術で実施施設が限定）
入浴	可能（透析日はシャワーが好ましい）	可能（腹膜透析カテーテルの保護が必要）	制限なし
スポーツ	可能	可能だが，腹圧はかけにくい	可能（五輪選手もいる）
旅行	可能（旅行先の透析施設を確保）	可能（旅行先への透析バッグの配送が必要）	制限なく可能
合併症	アクセストラブル 透析時の血圧低下	腹膜透析関連感染症（腹膜炎，出口部感染），被嚢性腹膜硬化症	拒絶反応 感染症（ウイルス，真菌）
治療継続期間	ほぼ永続的	10年程度，以後血液透析	平均生着期間：15年
医療経済	年間400万円強	年間400万円強	手術時500万円 以後年間200万円（免疫抑制薬は生涯継続）
自己負担	0〜2万/月	0〜2万/月	0〜2万/月

度をモニタリングして至適投与量を決定する．

　心停止下腎移植では尿量が得られるまでしばらく血液透析を継続する．この期間中患者は不安も大きいため精神的ケアを行う．

合併症

1）拒絶反応

　臨床的には超急性，促進型急性，急性，慢性に分類される．なかでも急性拒絶反応がもっとも多く，術後5日〜3ヵ月に，発熱，移植腎の腫大や疼痛，著明な尿量減少，血圧上昇，血清クレアチニン値上昇，タンパク尿といった症状を呈する．診断は超音波ドプラ検査で腎血流を測定する．対応としては維持免疫抑制療法により予防し，拒絶反応が生じた際には免疫抑制薬の増量やステロイドパルス療法などで免疫反応を抑え込む．

2）感染症

　免疫抑制薬が大量に投与されている移植後早期は易感染状態であり，尿路

感染や呼吸器感染が多い．1〜6ヵ月の期間は日和見感染が増え，**サイトメ
ガロウイルスや EB（Epstein-Barr）ウイルス**といったウイルス感染やカン
ジダやアスペルギルスといった真菌感染が多い．対応としては，感受性のあ
る抗菌薬，抗ウイルス薬を投与する．

　以上，腎不全におちいった腎臓の機能を代替する腎代替療法の原理，特徴
をそれぞれ述べてきた．各治療法の長所，短所が比較できるよう**表Ⅱ-4-5**に
まとめた．これを参考にしながら，患者やその家族とともに最適の腎代替療
法を選択する．

●**引用文献**

1）日本臨床腎移植学会，日本移植学会：腎移植臨床登録集計報告（2021)-2020 年実施症例の集計
報告と追跡調査結果．移植 56（3）：211，2021

CKM：conservative
kidney management

4-4 腎代替療法の見合わせと CKM（保存的腎臓療法）

A 緩和ケアと CKM

　CKM（保存的腎臓療法）は腎代替療法（透析や腎移植）を行わずに保存
的治療のみを行う療法で，終末期には苦痛を取るという意味の緩和ケアを含
む．透析医療の高齢化に伴い，医療現場では CKM と命名される前から議論
されていたが，腎臓病領域ではっきりと方向性を示したのは，日本透析医学
会の「維持血液透析の開始と継続に関する意思決定プロセスについての提言」
（2014 年）である．

B CKM とは

KDIGO：Kidney Disease
Improving Global
Outcomes

　2015 年に腎臓病学の国際的組織である KDIGO は CKM を次のように定義
した．すなわち「計画的，全人的で，患者中心の CKD ステージ G5 の患者に
対するケアであり，腎臓病の進行を遅らせたり合併症や有害事象を最小限に
とどめるための介入治療を含み，SDM（後述）を行い，ACP（後述）を含む
詳細なコミュニケーションをとり，とくに症状の軽減と心理的，社会的，文
化的，スピリチュアルなサポートを重視し，透析を含まないもの」[1] というも
のである．透析療法や腎移植を行わず，自然のままに寿命を受け入れる療法
で，悪化を遅らせる治療介入（投薬や飲食等の制限など）が必要となり，苦
痛を取る緩和ケアも重要となる．経過はがんに似て，低調ながらも安定した
状態がある程度続いた後，徐々に日常生活に支障が出てきて，死にいたると
いうものである．

C　腎代替療法の見合わせが考慮されてこなかった理由と，注目されるようになった理由

　日本ではがん患者において早くから終末期のケアが認知されてきたのにもかかわらず，慢性腎不全においてここ最近まで考慮されてこなかったのにはいくつか理由がある．

　1つ目は，慢性腎臓病患者は腎代替療法さえ受けることができれば，「人生の最終段階」と言える状況ではなくなるからである．一方，がん患者は治療がなかったり，効かなかったり，ステージが進行していたりすれば死は間近となり，「人生の最終段階」といわれる状況に直面する．そのため，がん患者の終末期ケアについては，あらゆる議論が進み，具体的支援についても検討がされてきたが，慢性腎臓病患者の終末期ケアについては，議論が進んでこなかったといえる．

　2つ目に，以前は，慢性腎臓病患者の高齢化が現在ほど進んでいなかったことが挙げられる．日本透析医学会の統計調査によると，2006年度末には導入患者の平均年齢が全体で66.5歳であり，うち75歳以上の割合が30.4%であったが，15年後の2021年度末には平均71.09歳，75歳以上は44.3%となっており，慢性腎臓病患者の高齢化が進んでいることがわかる．高齢化が進むとそれだけ体調が不安定な患者が増え，認知症が進んで導入が難しい症例や，導入できたとしても家族の負担が著しい症例も増えてきている．

　また，高齢腎臓病患者の透析非導入に関する研究が近年行われてきており，高齢者においては，CKMを選択したほうがQOLが高かったという報告[2]もあり，腎代替療法を導入することでかえってQOLが損なわれる患者も存在することが明らかになってきている．他にも，超高齢患者で日常生活障害度が高度の場合は透析導入後，生命予後が非常に悪いこと[3,4]や，80歳以上では腎代替療法を選択した患者とCKMを選択した患者で生命予後に差がないという報告[2,5]が出てきたことなどが，最近CKMが注目されるようになった状況につながっている．

　3つ目の理由は，患者や家族に腎代替療法を受けたくないという意思があったとしても，これを受け入れる社会的な土壌がなければ，治療を行わなかった医師が，後にその責任を問われる可能性があるということである．これについては腎臓病領域に限定したものではないが，厚生労働省から2007年に「終末期医療の決定プロセスに関するガイドライン」，2014年に慢性腎不全に関連して前述の日本透析医学会からの提言「維持血液透析の開始と継続に関する意思決定プロセスについての提言」，2018年に2007年の上記ガイドラインの改訂版として「人生の最終段階における医療・ケアの決定プロセスに関するガイドライン」が出され，公に議論されるようになった．さらに，2022年には日本医療研究開発機構（AMED）研究班から「高齢腎不全患者のため

メモ

日本では国民皆保険制度（かいほけん）が整備されているためすべての国民が腎代替療法を受けることができることから（世界では経済的に余裕のある人だけが受けられる治療という国が多い），慢性腎臓病患者の終末期のケアについて十分な議論が行われてこなかった．

AMED：Japan Agency for Medical Research and Development

の保存的腎臓療法」が出版され，CKMが世に広まる土壌ができつつある．

これら3つの理由以外にも，在宅医療が普及しておらず今までは人生の最期は病院で迎えることが主流であったことや，以前の日本社会では多様な死生観について語られることは少なく，年齢という数字でみた長寿に価値がおかれていたことなどが挙げられよう．

D CKMとその選択

生活活動性の高い患者がCKMを選んだ場合は，最期の1〜2ヵ月で呼吸困難などの腎不全よるさまざまな苦痛を伴うようになる．しかし，往々にして患者やその家族はCKMを選択した場合の予後について，一度の説明だけでは理解できないことが多い．そのため，患者や家族に対して，腎代替療法を選択した場合としない場合で，生命予後，生活，手術の要否などどのような違いがあり，CKMを選択した場合どのような症状が起こりうるのかを十分に説明し，話し合うことが非常に重要になる．この決定には，患者・家族に情報提供だけを行い，選択をすべて任せるインフォームドコンセントのみの方法ではなく，その患者の年齢や状態，人生に対する考え方や家族の生活や環境などを，医療者が十分に理解したうえで共に決定する**共同意思決定**（**SDM**，p.88参照）で行うことが望ましい．その話し合いは，事前に，またさまざまな状況ごとに患者や家族と人生会議（**ACP**，p.95参照），すなわち「将来の医療・ケアについて，本人を人として尊重した意思決定の実現を支援するプロセス」（日本老年医学会）を行っていくことで，最善の選択が行えるようにサポートしていく必要がある．

SDM：shared decision making
ACP：advance care planning

E CKMの今後

CKMは日本のみならず世界でもまだ新しい概念であり，患者や家族との治療の選択に際しての医療職者（医師，看護師，薬剤師，管理栄養士，ソーシャルワーカー，ケアマネジャーなど）が協力しながら取り組むことが重要である．さらに，多職種でのSDMチームの形成，カンファレンスの方法の熟成，予後の予測の指標の完成，治療ケアチームや緩和ケアチームの形成，在宅医療側の理解と連携，腎不全医療における緩和医療に対する保険点数の問題（2023年2月現在，加算なし），法的な整備，社会的な認知の拡大など，CKMが一般的になるにはさまざまな課題がある．しかし，急速に進む慢性腎臓病患者の高齢化のなかで，早急に検討すべき療法である．

メモ
「腎臓病療養指導士」という資格が2018年からスタートしており，看護師／保健師，管理栄養士，薬剤師の有資格者が取得可能である．

| コラム | 公立福生病院の透析終了の事例 |

糖尿病性腎臓病による慢性腎不全のため，クリニックで血液透析の治療を受けていた44歳の女性が，透析の継続終了にいたった事例を紹介する．この女性は，内シャント閉塞を繰り返し，内シャントに関しては福生病院外科で管理されていた．腹膜透析や新たな内シャント設置（人工血管含む）は難しい状態だった．腎移植の可能性を考え大学病院に紹介したが，これも解決策にはならず．現在のシャントが使えなくなった場合には恒久留置カテーテルを挿入する必要があることがあらかじめ話されていた．

本事例の経緯をまとめた報道によれば，透析開始後4年の2018年8月9日，内シャント閉塞によりクリニックの透析主治医が福生病院を紹介，受診した．何らかの血管アクセスを作成しなければ透析を継続できない状態だったが，おそらく手術などの疼痛恐怖のため女性からカテーテル手術に同意しないという強い意思表示があり，看護師，医療ソーシャルワーカーも関わって意思確認が行われた．医師が女性の意向を確認し，夫が同席するなかで，透析離脱の承諾書が作成された．翌日に再来院されたため，今度は内科医も関わって改めて意思確認をしたが，女性の意思は明確だった．

しかし，女性は8月14日入院後に看護師に，15日には夫に，透析中止を撤回したい気持ちを話していた．16日朝「こんなに苦しいなら透析したほうがよい．撤回する」と混乱しながら看護師に話した．午後，医師が患者本人に改めて意思確認したところ，「手術するつもりはない」「とにかくつらいのがイヤ．取ってください」と答え，医師は「まずつらいのを取って，正常な判断をしましょう」と除痛の筋注をした．その後呼吸苦が強くなってきたため，家族と相談のうえ鎮静を強める方向としたが，同日夕刻，家族立会のもとで死亡を確認した．

2019年3月，一部メディアが病院側の対応を問題視する報道をした．その後，3月6日に東京都が福生病院に立ち入り検査を実施した．4月9日，診療記録の記載に不十分な点があったなどとして，都が文書で指導した．10月17日，女性の夫と次男が損害賠償を求め提訴した．裁判所は，「透析中止の判断が患者の生死に関わる重大な意思決定であることを鑑みると，透析中止にかかる説明や意思確認について不十分な点があったといえる」として和解を勧告した．2021年10月5日，和解が成立した．

●引用文献

1) Davison SN, Levin A, Moss AH et al: Executive summary of the KDIGO Controversies Conference on Supportive Care in Chronic Kidney Disease: Developing a roadmap to improving quality care. Kidney International 88（3）: 447-459, 2015

2) Verberne WR, Geers ABM, Jellema WT et al: Comparative survival among older adults with advanced kidney disease managed conservatively versus with dialysis. Clinical Journal of the American Society of Nephrology 11（4）: 633-640, 2016

3) 谷澤雅彦, 柴垣有吾：日本人透析導入患者, 特に高齢者は導入後早期死亡が高く, 身体活動度と強く関連する〜予後良好であるはずの日本人透析患者のジレンマ〜. 聖マリアンナ医科大学雑誌 44（1）: 7-12, 2016

4) 中山昌明, 田中健一, 山本多恵ほか：高齢腎不全患者の保存療法：その徹底と限界. 臨牀透析 32（1）: 41-48, 2016

5) Verberne WR, Dijkers J, Kelder JC et al: Value-based evaluation of dialysis versus conservative care in older patients with advanced chronic kidney disease: A cohort study. BMC Nephrology 19（1）: 205, 2018

5 腎機能の悪化を防ぐ看護

1 腎機能が悪化する原因

CKD：chronic kidney disease

　慢性腎臓病（CKD）が悪化する原因として，喫煙や，高血圧，脂質異常，肥満，鎮痛薬の多用，過度の飲酒などがある．とくに，透析導入にいたる原疾患としては糖尿病がもっとも多く，血糖値の管理不良が腎機能悪化の原因に大きく関与している．塩分やたんぱく質の過剰摂取も腎機能悪化の原因となる．とくに近年は食塩感受性高血圧や，日本人は諸外国に比べても塩分摂取が多いことが問題となっている．

　慢性糸球体腎炎など，その発症原因に免疫異常が関与し，生活習慣が直接的な原因とはならない病態においても，免疫力が低下するような不規則な生活習慣などが，腎機能悪化の一因ともなりうる．

　このように腎機能が悪化する原因として，やはり生活習慣が大きく関与しているといえる．

コラム　食塩感受性高血圧

食塩の過剰摂取が高血圧の主因であることは確かであるが，同じ量の食塩を摂っていても高血圧になる人とならない人がおり，塩分に対する血圧上昇反応性を食塩感受性という[i]．食塩感受性は遺伝因子とともに生活習慣などの環境要因の影響を強く受ける．胎児期の低栄養，青壮年期の肥満やストレス，そして加齢が，遺伝子発現の仕組みの変化を介して，腎臓のナトリウム輸送を司（つかさど）る遺伝子を異常活性化させ，食塩感受性を高めることによって高血圧を生じるといわれている[ii]．

●引用文献
i）上田浩平，藤田敏郎：食塩感受性の成因－腎臓説と血管説．日本循環器学会専門医誌 循環器専門医 25（1）：6-13, 2017
ii）東京大学先端科学技術センター：高血圧とエピジェネティクス～食塩と腎臓の役割～（2021年3月16日更新），〔https://www.rcast.u-tokyo.ac.jp/ja/news/report/page_00040.html〕（最終確認：2023年10月31日）

2 ┃ 腎機能悪化の可能性がある人の特徴

　腎機能が悪化している患者，もしくはその可能性がある人は，その悪化を予防するために，対象者自身が健康的な生活習慣を身に付けるために取り組まなければならないことが多くなる．しかし，対象者は「病衣を着た患者」ではなく，「生活者」であることを忘れてはならない．

　CKD を有する人は，他の慢性期の患者と同様，病院内ではなく日々の生活の場（家庭や職場）で，セルフケアを担っていくという特徴がある．また，自覚症状がなく，CKD が進行していても自分が腎臓病であることを受け入れられない人も少なくない．さらに，CKD が進行すると，透析や心臓・脳血管疾患にいたる可能性があるということも自分事として受け止められない人もいる．これらのことから医療者は，腎機能悪化の可能性がある人が生活習慣を見直すことは難しいということを理解する必要がある[1]．

3 ┃ 腎機能悪化の可能性がある人へのケアの基盤

　慢性期にある人のとらえ方として，対象者が日々の生活を送りながら，そのなかでどのように療養しているかを理解すること，すなわち本人・家族を「生活者」としてとらえることがケアの基盤となる[2]．

　これは，CKD を有する人においても同様であり，腎臓病は年単位での療養が必要になることも少なくない．そのため，CKD を有する人であっても，日々心配事や楽しみなどいろいろな思いや事情を抱えながら生活している人ということを理解しながら，健康的な生活習慣を身に付けることができるように支援することが重要である．

4 ┃ CKD 重症度分類ごとの日常生活の留意点

　腎機能悪化予防のためには，「1. 腎機能が悪化する原因」で紹介した生活習慣に注意する必要がある（p.39，**図Ⅱ-1-8** も参照）．

　CKD 重症度分類 G1～G2 では，禁煙，BMI 25 未満にする，塩分制限を中心とした食事制限などが必要となる．それ以外は，腎障害を指摘される前と比較的変わらない日常生活を送ることができる反面，自覚症状を伴わないことから受診行動が中断しやすいため，継続受診ができるよう支援する．G3 から G4 は，腎機能低下のための積極的な治療が必要となり，たんぱく質やリンの摂りすぎにも注意が必要となる．妊娠，出産に制約が出ることもある．G5

では，尿毒症症状が強く出た場合，これまでどおりの日常生活を送ることが難しくなり，透析導入への準備が必要となる．さらに G5 では，透析治療を受けるために，ライフスタイルの変更を余儀なくされることが多く，社会的役割の変更，経済的な問題が生じることもある．また，透析導入後の尿量減少に伴い，今までの食事制限に加え，水分制限も必要となる．

　他にも身体状況の理解，内服薬管理，適度な運動，体重や血圧のセルフモニタリングも，すべての病期において重要である．

コラム　**糖尿病透析予防看護外来の例**

群馬大学医学部附属病院では，糖尿病性腎臓病のある人とご家族を対象に，透析予防外来を看護専門外来として 2013 年から開設している[i]．ここでは，医師，看護師，管理栄養士による多職種が連携しながら対象者を支援しているが，看護師の面談では行動変容に関する看護理論を活用しながら対応している．具体的には，内発的動機付けを高めるために「生きがい連結法*」を活用したり[ii,iii]，達成感を高めるために受診ごとにスタンプを押すポイントカードを発行したりしている．

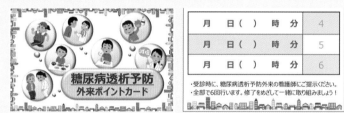

＊生きがい連結法

行動変容を支援する EASE（イーズ）プログラム® で活用している技法の１つで，目指す目標と生きがいを関連させることで目標達成の意欲を高める方法である．具体的には，対象者に「A．生きがいや大切にしていること」と「B．やるべき自己管理」を「C．結びつけるとどうなるか」と考えてもらう方法であり，例としては「A．孫の成長」のために「B．禁煙する」と，「C．長生きできる」などが挙がることがある．生きがい連結法は，インターネットでも使えるようになっている．

●引用文献
i）海野琴美，茂木英美子，岡　美智代ほか：A 病院糖尿病療養相談室における患者満足度．北関東医学会誌 62（3）：315-321，2012
ii）岡　美智代（編）：行動変容をうながす看護：患者の生きがいを支える EASE プログラム．医学書院，2018
iii）岡　美智代：セルフ EASE（イーズ）プログラム®，腎臓ケア e ラーニング講座，〔http://plaza.umin.ac.jp/~jin/12ease00.html〕（最終確認：2023 年 10 月 31 日）

●引用文献
1）岡　美智代，高橋さつき，麓　真一：慢性腎臓病．慢性期看護（新体系 看護学全書），黒江ゆり子（編），メヂカルフレンド社，p.239-241，2021
2）黒江ゆり子：慢性期にある人と家族の理解．慢性期看護（新体系 看護学全書），黒江ゆり子（編），メヂカルフレンド社，p.8，2021

6 | 腎代替療法および CKM（保存的腎臓療法）の看護

CKM：conservative kidney management

1 | 腎代替療法の看護とは

A　腎代替療法が必要な患者の特徴

　腎代替療法が必要な人は，CKD 重症度分類の G5 に陥った人が対象となるため，腎不全がかなり進行している状態である．この時期の患者の特徴としては，身体面では浮腫，悪心・嘔吐，息切れ，倦怠感，高血圧，貧血などの尿毒症症状が生じていることが多い．心理面では，以下のような特徴がある[1]．

- 衝撃と喪失感：腎代替療法が必要と言われたショックなどによるもの．
- 血液透析と腹膜透析の療法選択への迷い：どちらの療法も一長一短あるため，なかなか治療選択に踏み切れないことなどによるもの．
- 血液透析と腹膜透析の治療への不安：経験したことのない治療に対する不安などから来るもの．
- 家族への申し訳なさ：血液透析，腹膜透析のどちらを選択しても，家族も患者の食事制限に影響を受けることなどによるもの．
- 生活と治療の両立への不安：腎代替療法による影響で，今までどおりの生活を送ることができるのかという不安．
- 腎移植への期待：身近にドナー候補者がいる場合，移植への期待を抱くことがあり，心が揺れ動く．

B　腎代替療法が必要な患者への看護

　腎代替療法が必要な人は，上記のような身体面や心理面の特徴を有しながらも，どのような腎代替療法を選択するのかの意思決定を迫られている状況である．そのため，以下のような看護が必要である．

1）共同意思決定（SDM）による意思決定支援．

SDM：shared decision making

　共同意思決定（SDM）とは，医学的な情報や最善のエビデンスと，患者の生活背景や価値観など，医療者と患者が双方の情報を共有しながら，一緒に意思を決定していくプロセスである[2]．まずは，患者や家族が考えているこ

とや感情面にも留意しながら，よく話を聞く．医療者が一方的に説明して，あとは患者の意思決定を待つだけというのではなく，患者が希望どおりの生活ができるように共に考えていく姿勢が大切である．

2）腎代替療法に関する説明

以下の内容について，患者と家族が知っていることをまず確認し，その後，患者の理解度を確認しながら，わかりやすく説明する．

- 各療法の方法と適応，必要な手術と入院期間，長所，短所，治療費，自己負担額，公的補助などについて説明する．
- 腎代替療法実施後の食事，活動，服薬などの自己管理について説明する．
- 血液透析，腹膜透析，腎移植に関して詳細に説明する．
- 状況に応じた CKM の説明をする．

> **もう少しくわしく　腎代替療法専門指導士**
>
> 日本腎代替療法医療専門職推進協会では，日本透析医学会，日本腎臓学会，日本臨床腎移植学会，日本移植学会，日本腹膜透析学会，日本腎不全看護学会，日本臨床工学技士会，日本病態栄養学会，日本腎臓病薬物療法学会，日本透析医会，日本腎臓病協会と共同で，多職種で連携し，より良い腎不全医療を推進させるために「腎代替療法専門指導士」制度を立ち上げた．
> 「腎代替療法専門指導士」は，職種横断的な，CKD の腎代替療法の選択・療養指導に関する基本知識を有した人を育成し，透析医療だけでなく，移植医療や保存的腎臓療法を推進していく人が取得する資格とされている．
> 対象は看護師・保健師，管理栄養士，薬剤師，臨床工学技士，移植コーディネーター，および医師である．本指導士認定制度は腎代替療法の適切な選択を推進し，透析・腎移植患者の ADL/QOL 向上を目指すことを目的としている．

2 ｜ 血液透析の看護

A 血液透析を受ける患者の特徴

医療者は，血液透析を受ける人は残存腎機能が 15％以下になっている人であり，ほぼ一生涯，時間的拘束のもとに器械を使った治療を受ける人であることを理解する必要がある．

血液透析導入前にはバスキュラーアクセスの造設が必要であり，導入後も透析ごとにバスキュラーアクセスを使い，医師，看護師，臨床工学技士が外径 15〜17 G の針を毎回穿刺する．

透析治療中は抗凝固薬を使用し，透析機器を使うため，常に医療事故のリスクがあることを理解しておく．体外循環や除水により，患者は血圧の変動

や不整脈，**不均衡症候群***などが起こる可能性がある．

　透析終了後も，バスキュラーアクセスからの出血の可能性や感染予防が必要である．また，維持透析患者はほとんど尿が出ないため，次回の透析までになるべく体重が増加しないように塩分と飲水量に注意する必要がある．

B　血液透析を受ける患者への看護

1）透析開始前の看護

　透析前の体重と血圧測定を行う．**ドライウェイト***との差を確認し，**除水量を決定する**．自宅での健康状態の聴取を行う．聴取内容は，体温，血圧，感冒症状，呼吸苦，食事量，悪心・嘔吐，排泄，外傷・打撲など，バスキュラーアクセスの状態，他施設への受診状況などである．透析機器類の開始準備を行う．

2）透析中の看護

　透析開始のための穿刺や穿刺の介助を行う．除水量や各種アラームなど透析機器を設定し，モニタリングする．透析中のエアー混入や血液のリークなど事故予防のために機器類をチェックする．30分から1時間ごとに血圧を測定する．血液検査データを確認し，異常値の場合は対応する．患者のバスキュラーアクセス穿刺部の疼痛，血圧低下，ショック，不整脈，下肢のつりや不均衡症候群の症状などの苦痛を緩和し，安楽維持のための介助を行う．

3）透析終了後の看護

　返血や抜針など，透析終了の手技を行う．抜針後の止血確認を行う．透析終了後の体重と血圧を測定する．

4）自宅でのセルフケアの指導

　セルフケアとは，自分の日常生活や価値観について自分で決めて，自分で自分の生活や健康を維持することである．適切なセルフケアを行うことで，透析中の血圧低下を防いだり，腎性骨異栄養症などの合併症の予防になる．ドライウェイトまで除水できなかった場合は，とくに食事の**塩分摂取量**や飲水量が増えないように説明し，患者が実施できるセルフケアについて相談する．必要に応じてカリウム・リンの制限，適量たんぱく質の摂取について指導する．運動も制限がないかぎり実施可能である．そのほか，バスキュラーアクセスからの出血確認，感染予防，体重や血圧測定などについて指導を行う．また，患者本人の認知機能が低下している場合は家族と連絡を取り合い，前述の内容について，可能であれば実施するように依頼する．透析患者がセルフケアを行うためには，効果的なセルフケア支援プログラムが重要となる（p.87，コラム「糖尿病透析予防看護外来の例」参照）．

（p.87，コラム「糖尿病透析予防看護外来の例」参照）

＊不均衡症候群

透析中から透析終了後12時間以内に起こる頭痛，悪心・嘔吐などの症状．透析に慣れていない透析導入期にみられる．透析により血液中の尿毒素物質は除去されるため，血中浸透圧は低下する．血液脳関門が脳の急激な浸透圧の低下を防いでいるため，脳は高浸透圧のままとなる．その脳の浸透圧を下げるために，水が移動し脳の内圧が高くなるために，上記の症状が起こると考えられている．対応としては，透析導入間もない時期は透析の効率を低めに抑えたり，血中浸透圧を上げる薬剤を投与したりする予防策を事前に講じることが重要である．

＊ドライウェイト

体液量が適正であり，透析中の過度な血圧低下を起こすことなく，かつ長期的にも心血管系への負担が少ない体重をさす．ドライウェイトは，心胸郭比（cardio-thoracic ratio：CTR），透析中や透析後の血圧低下の程度，ヒト心房性ナトリウム利尿ペプチド（human atrial natriuretic peptide：HANP）100 pg/mL以下，心エコー検査による心機能，浮腫，下肢筋けいれんなどの客観的指標，ならびに透析後の患者の倦怠感や活動の程度などによって決定する．透析患者の場合，ドライウェイトが透析終了時の目標体重となる．透析前に体重測定を行い，ドライウェイトからオーバーしている分を，透析で除水する．

✎メモ

セルフケアの指導は，透析終了後だけではなく，透析開始前や透析中に行うこともある．

3 腹膜透析の看護

A 腹膜透析を受ける患者の特徴

血液透析同様，腹膜透析を受ける人は，残存腎機能が15％以下になっている人であり，生命維持のためには腹膜透析などの腎代替療法が，ほぼ一生涯必要である人であることを理解する必要がある．しかし，腹膜の透析膜としての寿命は10年くらいといわれており，腹膜透析を行っている人は，将来ほかの腎代替療法に移行する可能性があることを理解する必要がある．

また，腹膜透析は，透析液交換のため人が出入りしない衛生的な個室が必要であり，自宅外で透析液交換が必要な場合は，必要物品をその個室に運搬したり保管したりすることも必要である．そのため，透析液交換のための他者への遠慮や社会生活が制限される可能性がある．

腹膜透析導入前には腹膜透析カテーテル挿入を挿入する手術が必要であり，カテーテルという異物が常に腹部から出ている状態となる．そのため，傍カテーテル感染*には常に気をつける必要がある．

通院は月に1〜2回程度でよいため，血液透析よりは通院の時間的拘束はないが，自分で透析液の注排液を毎日数回行う必要があるため，治療にかける時間的拘束は生じることとなる．また，腹膜透析では患者が自分で一連の透析液バッグ交換を行うことが必要になるため，細かな手技を覚えたり，異常時の対処にも備えたりする必要がある．また，透析液バッグ交換時に経カテーテル感染*を起こし，腹膜炎を起こすこともあるため，患者は感染予防にも注意しなければならない．また，憩室炎などからの菌の移行，経腟感染，血行感染など内因性感染も起こす可能性がある．

食事管理は，血液透析よりは緩やかであるが，塩分制限やリンの摂取には注意が必要である．

また，高齢者のなかには，血液透析では体外循環による循環動態の維持ができず血圧低下やショックに陥る人もいる．そのような血液透析ができない人が腹膜透析を行うこともある．そのような人で，身体や認知機能の低下によって自分で腹膜透析を行うことができない人は，他者が腹膜透析を継続実施することもある．これをアシステッドPD（assisted PD）と言い，患者の配偶者や子どもなどの家族，訪問診療などの医療者が，腹膜透析を本人に代わって実施する．

*傍カテーテル感染
細菌が腹膜カテーテルの外部と皮下組織の間を通って腹腔内に侵入して起こる．腹膜カテーテル出口部感染，皮下トンネル感染を含む．

*経カテーテル感染
細菌が腹膜カテーテルの内部を通って直接腹腔内に侵入して起こる．原因には，透析液バッグ交換時の操作上のミス，接続チューブの損傷，不衛生な環境での透析液バッグ交換などがある．

B　腹膜透析を受ける患者への看護

1）腹膜透析導入前

　まず，腹部手術の既往など，腹膜透析の禁忌の有無について確認する．次いで腹膜透析の必要性や方法についての説明を行い，本人や家族の理解と納得の程度，ならびに不安について確認し，その対応を行う．

　さらに，自宅に腹膜透析を行うための衛生的な個室があり，物品を保管する部屋があるかのアセスメントも行う．腹膜透析を行うための実技練習も何回も行い，**滅菌・清潔操作**を身に付けてもらう．その際には，家族のサポート体制も確認して，アシステッド PD の必要性のアセスメントも行う．

　患者自身または家族が一連の透析液バッグ交換手技を理解して実施できるかのアセスメントと教育としては，次のことを実施する；透析液バッグの準備（加温，液量測定，異常の有無の確認，物品の準備など），部屋の準備（事前の清掃，エアコンを切る，人やペットが出入りしないようにするなど），カテーテル出口部の確認（発赤，疼痛，皮膚落屑，瘙痒感など），透析液バッグと腹膜カテーテルの確実な接続，腹腔からの透析液排液，カテーテルプライミング，透析液注液，透析液バッグと腹膜カテーテルの切り離し，記録など．また，腹膜カテーテル手術の準備，ならびに術後の看護も行う．

2）腹膜透析導入後，来院時の看護

　腹膜透析導入後の退院前には，患者自身または家族が一連の透析液バッグ交換手技を理解して実施するための教育を行う．腹膜透析導入前と同様，確実な滅菌・清潔操作を身に付けてもらい，トラブル時の教育も行う．

　退院後の来院時は，腹膜カテーテル出口部の感染の有無の確認，体重・血圧測定，自宅での透析の記録の確認，食事・活動・睡眠・服薬などのセルフケア支援などを行い，自宅での腹膜透析が問題なく行えているか否かの判断を行い，適切な対応を行う．さらに，社会復帰への支援も適宜行っていく．

●**引用文献**

1）岡　美智代（編著）：CKD（慢性腎臓病）看護ケアガイド，照林社，p.82-88，2020
2）腎臓病 SDM 推進協会ホームページ，〔https://www.ckdsdm.jp/sdm/sdm.html〕（最終確認：2023年 10 月 31 日）

4 ｜ 腎移植の看護

　腎代替療法の 1 つとして腎移植が挙げられる．腎移植後は**内服管理**，**体重管理**，**感染管理**，**生活習慣病予防**など自己管理が重要になってくる．そのため，腎移植を受ける患者や家族がスムーズに**自己管理能力**を獲得できるように，2011 年，日本移植学会より認定制度が発足し，レシピエント*や家族を

＊レシピエント
移植手術を受ける人をレシピエントといい，臓器を提供する人をドナーという．

RTC：recipient transplant coordinator

サポートする専門職としてレシピエント移植コーディネーター（RTC）が誕生している.

2021年度までに日本移植学会認定RTCは240人誕生しており，2023年2月現在，196人が在籍している．RTCは，専任のみならず専従や兼任で業務を行っている者も多い．RTCが看護専門外来などで患者に指導を行うことで，診療報酬が移植後患者指導管理料として300点算定できる✎.

A 腎移植を受ける患者の特徴

生活習慣病からの腎不全により長い期間透析を経験している患者から，先天性の腎疾患などで小児期から腹膜透析などを行っている患者まで，年齢や性別，生活背景などさまざまな人がいる．そのため，それぞれの個別性に合わせた指導が必要である．

B 腎移植を受ける患者への看護

透析中は飲水制限が必要であったが，移植後は腎機能を保持するためにたくさん水を飲み，尿量を確保する必要があることを伝える．また，移植後は腎機能の改善からカリウム制限，塩分制限が多少緩和されることもある．しかし，生涯にわたる免疫抑制薬の内服から易感染状態にあり，副腎皮質ステロイドの内服から体重増加に悩む患者が多い．移植腎を拒絶反応から守るために医師の指示どおりに内服することや，定期的な受診が必要であること，肥満や高血圧などの生活習慣病を予防していくこと，免疫抑制薬内服によりがんの罹患率が通常より数倍程度上昇するといわれており，定期的にがん検診を受け気になる症状等があるときは主治医に相談する必要があることを伝える.

また，腎移植後には移植腎の廃絶による再度の透析導入への不安から精神症状を訴える患者が多いため，外来受診時に検査データをもとに移植腎の機能の状態を伝え，生活や服薬の状況を確認し，問題ないことを保証する．精神症状が強い場合には医師に相談し，服薬を検討する．看護専門外来がある場合は，紹介することも検討する✎.

5 CKM（保存的腎臓療法）の看護

A CKMを選択する患者の特徴

血液透析患者の苦痛としては，薬剤使用により緩和されてきているものの

メモ

移植後患者指導管理料は，「臓器移植後の患者に対して，移植に係る診療科の専任する医師と移植医療に係る適切な研修を受けた専任の看護師が，必要に応じて，薬剤師と連携し，治療計画を作成し，臓器等移植後の患者に特有の拒絶反応や移植片対宿主病（GVHD），易感染等の特性に鑑みて，療養上必要な指導管理を行った場合に，月1回限り算定する」（診療報酬点数表より）とされている.

メモ

看護専門外来では日頃から移植を受けた患者とコミュニケーションをとり，より近いところで患者や家族の悩みを相談できる窓口となりうる.

CKM：conservative kidney management

穿刺による疼痛，血圧低下や，それによって起こる悪心・嘔吐，透析終了後も倦怠感が持続して思うように日常生活を送ることができなくなることなどがある．このような身体的苦痛だけでなく，透析を行うことで，自分は器械に頼らないと生きていけない体になってしまったという思いや，生きる希望の喪失など，心理的苦痛やスピリチュアルペインを抱く人もいる．

　これら透析により生じる苦痛や自己価値観の喪失などから，透析導入をしない，あるいは現在行っている透析を終了することを選択する人もいる．また，CKM（保存的腎臓療法）を選択する人は比較的高齢者が多く，このような人の場合，苦痛からの解放ではなく，今までの人生に満足しているため，あえて腎代替療法は行わないという選択をする人もいる．しかし，透析導入の見合わせ，終了の選択は，生命維持に関わる非常に重い選択でもあり，理由は1つではないうえに，さまざまな苦痛や苦悩，スピリチュアルペインが生じるなどさまざまである．しかし，これを選択する人はまだ少数であり，CKMを選択する人の特徴は明らかになっていない．

B　CKM を選択する患者への看護

　CKM について迷っている患者・家族には，まず医療的に可能なかぎりの対応を行い身体的苦痛を緩和したり，社会資源の活用も行ったりして，非透析日もできるだけ不安や苦悩がないように支援を行う．必要に応じて担当医師と相談しながら，精神科医や公認心理師など心理面の専門家へのコンサルテーションも検討する．

ACP：advance care planning

　アドバンス・ケア・プランニング（ACP）を患者，家族と行い，どのような治療をいつまで希望するか，最期を迎えるとしたらどのような最期を迎えたいのか相談をする．患者の価値観や腎代替療法に対する拒否感などについて十分に時間をとって聴き，何度も対話を繰り返す．

　CKM を選択した場合は，CKM と緩和ケア，身体的苦痛（浮腫，呼吸困難，食思不振など）の除去，精神的支援の実施などを行う．しかし，希望すればいつでも腎代替療法を行うことができることも，適宜説明する．

　すべての経過において，在宅や病院など治療環境に応じた多職種による連携を行いながら，患者が穏やかな最期を送れるように支援を行う．

もう少し
くわしく　**アドバンス・ケア・プランニング (ACP)**

年齢や健康状態にかかわらず，すべての成人が自分の価値観，人生の目標，あるいは将来望む医療ケアについて理解し共有することを支援するプロセスである[i]．本人が重篤で意思決定・意思表示ができない状態となったときでも，本人の価値や目標，希望する医療ケアを確実に受けることができるように支援することを目的としている．話し合った内容を記録し，ケアに関わる人や親しい人の間で共有することをとくに推奨している．厚生労働省からは「人生の最終段階における医療・ケアの決定プロセスに関するガイドライン―意思決定支援や方針決定の流れ」[ii] が出されている．

●**引用文献**

ⅰ) Sudore RL, Lum HD, You JJ et al: Defining advance care planning for adults: A consensus definition from a multidisciplinary delphi panel. Journal of Pain and Symptom Management 53（5）: 821-832, 2017
ⅱ) 厚生労働省：人生の最終段階における医療・ケアの決定プロセスに関するガイドライン，平成 30 年 3 月改訂，〔https://www.mhlw.go.jp/file/04-Houdouhappyou-10802000-Iseikyoku-Shidouka/0000197701.pdf〕（最終確認：2023 年 10 月 31 日）

第Ⅲ章 腎疾患　各論

1 | 急性糸球体腎炎

A | 病態

急性糸球体腎炎とは

PSAGN：post-strepto-coccal acute glomerulo-nephritis

　急性糸球体腎炎症候群をきたす代表的な疾患で，**溶連菌感染後急性糸球体腎炎（PSAGN）**，他の細菌やウイルス感染罹患中に発症する感染関連急性糸球体腎炎などがあるが，本項ではもっとも代表的な PSAGN について述べる．

疫学

　PSAGN は小児での急性腎炎症候群のもっとも代表的な疾患であり，とくに発展途上国で多い疾患である（推定 9.5 〜 28.5 人/10 万人）[1,2]．先進国においては，ここ 30 年で罹患率は減少し続けており，1990 年以降は 10 万人に 0.3 人と低頻度になっている[3]．溶連菌感染の罹患頻度に男女差はないが，PSAGN は女児より男児のほうが 2 倍ほど高頻度である．

発症機序

GAS：group A *Streptococcus*

　PSAGN は A 群溶連菌（GAS）の中でも特定の nephritogenic（腎炎惹起性）株によって引き起こされる糸球体の免疫複合体病である．

　この株がもつ抗原とそれに対する抗体によりつくられた免疫複合体は，糸球体に沈着し，細胞膜を破壊するタンパクである補体を活性化し（これにより消費され，血清補体価は低下），炎症を引き起こす．

　この炎症で，内皮細胞の肥大，白血球の浸潤が起こり，糸球体内の毛細血管腔（糸球体係蹄）は閉塞・狭窄し，血流が減少し，糸球体濾過量（GFR）が低下する．それにより塩分・水分の排泄が低下し，循環血漿量が増加（溢水）し，高血圧をきたし，血管から漏れた体液が浮腫を起こすことになる（**図Ⅲ-1**）．

症状

　溶連菌による上気道感染の 7 〜 10 日後，または皮膚感染の 2 〜 4 週間後に発症する．症状としては，以下の 3 主徴が特徴的である．

- 浮腫：2/3 の患者に出現する．重症例では肺水腫をきたすこともある．
- 血尿：30 〜 50％の患者でくすんだ紅茶やコーラ色の肉眼的血尿をきたす．
- 高血圧：50 〜 90％の患者に認める．高血圧性脳症をきたすこともある．

　検査では低補体血症を呈す（90％）．また，時にネフローゼ症候群（p.109 参照）をきたすことがあるが，頻度は少なく，むしろ血尿の割にタンパク尿が少ないことがこの疾患の特徴ともいえる（p.31，**図Ⅱ-1-1** 参照）．

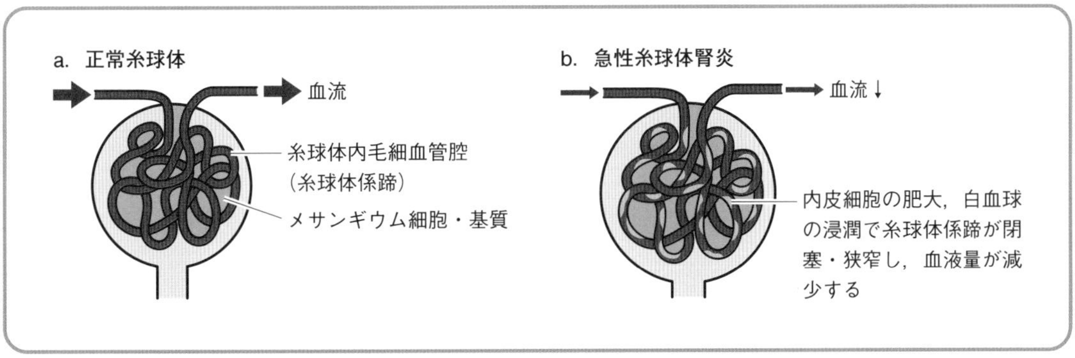

図Ⅲ-1 急性糸球体腎炎の病態のイメージ

B 診断

どのような症状から疑われるか

　肉眼的血尿の患者をみたら，まず本疾患を疑う．先行する上気道もしくは皮膚感染があれば，さらに疑わしくなる．また，浮腫を急速にきたした患者，浮腫が軽度でも高血圧のある患者も本疾患を疑う．

診断の進め方・確定診断の方法

　血尿に伴って浮腫，高血圧があり，低補体血症を認めれば，小児ではほとんどの場合が本疾患である．また小児では通常腎生検は行わず，低補体血症が持続する場合（6週間以上）や診断に迷う症例では腎生検を行う．一方，成人では通常腎生検が行われ，確定診断される．

　膜性増殖性糸球体腎炎，ループス腎炎などが鑑別診断として挙げられる．

重症度・リスク分類

　重症度・リスク分類は存在しないが，症例により軽症から重症までさまざまである．

C 治療

主な治療法

＊支持療法
病気の根本的な原因を取り除くのではなく，その時点で問題となっている状態を改善するための治療をいう．本疾患の場合，体に貯留した水を利尿薬で軽減する治療で，これにより心不全，高血圧性脳症や脳卒中といった合併症を防ぐことができる．

　特異的な治療法はなく，支持療法＊が中心となる．とくに溢水に対して塩分・水分制限と利尿薬による治療が行われる．急性期に透析療法が必要になることもある．

　重度の高血圧に対しては，利尿薬以外に経口や点滴の降圧薬が使用される．

　副腎皮質ステロイドを含めた積極的な免疫抑制療法の効果は示されておらず，基本的には行われない．しかし成人の重症例では，副腎皮質ステロイド治療が行われることが多い．

溶連菌感染症が治療開始時点で存在すれば，抗菌薬が投与される．

治療経過・予後 （p.31，図Ⅱ-1-1 参照）

典型例では，2〜7日の経過で尿量が増加し，それに引き続いて浮腫の改善，血圧の低下を認める．腎機能は以前の状態まで戻るのに3〜4週程度かかる．血尿は消失するのに通常3〜6ヵ月かかる．タンパク尿は重症例でなければ通常血尿より早期に消失する．

短期予後に関しては，小児は非常に良好だが，成人，とくに衰弱した成人では，心血管合併症により死亡率は30％にものぼる．

小児の長期予後は悪くはないが，一部重症患者の中には長い年月で腎不全にいたる場合もあると考えられている．成人の長期予後は，腎機能障害を起こし慢性腎不全にいたる例など，小児と違って予後が悪いことがわかってきている🖊．

退院支援・患者教育

急性期入院中は，腎機能低下による水分・塩分の貯留がもっとも問題のため，塩分・水分制限の厳守，利尿薬などの服薬アドヒアランスが大切となる．また，急性期は溢水状態で，心臓に負担がかかるため，運動などは行わず，安静を保つことが心血管疾患の予防に重要である．また高血圧時には，入浴も避ける必要がある．このため，上記の制限や安静の必要性を看護師からも日々説明し，理解できるよう援助することが大切である．

一方利尿期に入ると，血管内が脱水傾向になるため，早期の塩分・水分制限の解除が良好な腎機能回復のために重要となる．

急性糸球体腎炎は急性疾患だが，長期的には腎機能悪化の可能性もあり，退院時には患者に，たとえ体調がよくなり症状がなくても，医師の指示どおり必ず定期的に外来通院を行うよう説明する．

> ▮ メモ
>
> 成人の場合，2年間で30％の患者が腎機能障害をきたしたという報告や，多量のタンパク尿が初期にあった患者の77％が慢性腎不全におちいったという報告もある．

●引用文献

1) Carapetis JR, Steer AC, Mulholland EK et al：The global burden of group A streptococcal diseases. Lancet Infectious Disease 5（11）：685-694, 2005
2) Rodriguez-Iturbe B, Musser JM：The current state of poststreptococcal glomerulonephritis. Journal of the American Society of Nephrology 19（10）：1855-1864, 2008
3) Coppo R, Gianoglio B, Porcellini MG et al：Frequency of renal diseases and clinical indications for renal biopsy in children (report of the Italian National Registry of Renal Biopsies in Children). Group of Renal Immunopathology of the Italian Society of Pediatric Nephrology and Group of Renal Immunopathology of the Italian Society of Nephrology. Nephrology Dialysis Transplantation 13（2）：293-297, 1998

2 慢性糸球体腎炎（IgA 腎症）

慢性糸球体腎炎とは，腎炎を示す尿所見（顕微鏡的血尿やタンパク尿など）が1年以上持続するものをいい，臨床症候からみた診断名である．ここでは，

この症候群で発症することの多い代表的な疾患として，IgA腎症について解説する．

A 病態

IgA腎症とは

血尿，タンパク尿などの尿所見を呈し，腎生検組織で糸球体（主にメサンギウム）にIgAがほかの免疫グロブリンより優位に沈着していることを認め，その原因となりうる基礎疾患が認められないものと定義される．2023年6月現在，進行性のIgA腎症は国の指定難病に指定されている．

疫学

腎臓病総合レジストリー（J-RBR）*では，女性では20〜30歳代に緩やかなピークを認めるが，男性では10〜60歳代にかけてまんべんなく分布しており，発症率，有病患者数における性差を認めない．日本で行われる腎生検の約1/3がIgA腎症と診断されており，罹患率は10万人あたり3.9〜4.5人/年と推定されている[1]．

*腎臓病総合レジストリー

Japan Renal Biopsy Registry（J-RBR）．日本腎臓学会が立ち上げたweb登録システムで，基礎統計をとって実態解明（疫学）と臨床研究を進めている．

発症機序（図Ⅲ-2）

もともとIgA腎症になりやすい遺伝素因をもつ人が，感染症などのなんらかのきっかけで，IgAのヒンジ部の糖鎖からガラクトースが欠損した糖鎖異常IgA1（健常者にも存在）が多数つくられ，これが直接もしくは免疫複合体の形で糸球体のメサンギウムに沈着して炎症を惹起し，発症することが考えられている．この機序にはIgA産生器官である扁桃や腸管が強くかかわっていることも，最近明らかにされてきている．

メモ

コラム「免疫グロブリン（immunoglobulin）」（p.104）参照．

症状

健診の検尿での尿潜血 and/or 尿タンパク陽性，あるいは腎機能低下が進んだ状態で，血液検査異常（血清クレアチニン値の上昇など），高血圧などで発見される．また，まれに急性腎炎症候群や，ネフローゼ症候群として発症することもある．

この疾患の特徴的な症状として，上気道感染などの感染症や，最近では新型コロナウイルス感染症の予防接種を契機に一過性（多くは1日〜数日の持続期間）の肉眼的血尿をきたすことがあり，これをきっかけに発見されることもある．

メモ

学校健診や職場健診が進んでいる日本では，健診の検尿で偶然発見されることも多い．

B 診断

どのような症状から疑われるか

学校健診・職場健診で血尿のみ，もしくは血尿・タンパク尿が陽性のため受診した場合はすべてこの疾患の可能性がある．とくに感染症に伴う一過性

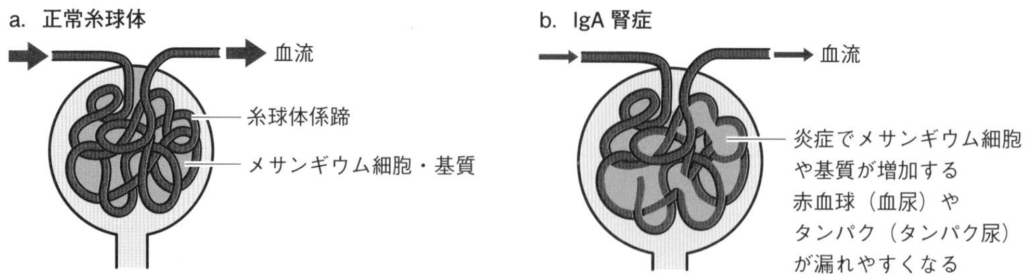

a. 正常糸球体
→ 血流
糸球体係蹄
メサンギウム細胞・基質

b. IgA 腎症
→ 血流
炎症でメサンギウム細胞
や基質が増加する
赤血球（血尿）や
タンパク（タンパク尿）
が漏れやすくなる

図Ⅲ-2　IgA 腎症の病態のイメージ

の肉眼的血尿の既往のある場合は疑われる.

診断の進め方・確定診断の方法

　血尿およびおおむね 1 g/gCr（若年者では 0.5 g/gCr）以上のタンパク尿を認める患者は, 腎生検の施行が考慮される. 本疾患の診断は腎生検を行わないかぎり確定されない.

重症度・リスク分類

　日本では, 臨床的重症度分類, 組織学的重症度分類をそれぞれ規定し, これらを組み合わせたリスク表[2] が提案されており, 表Ⅲ–1b, 表Ⅲ–1c でそれぞれ臨床的重症度, 組織学的重症度を定め, 表Ⅲ–1a によって透析導入リスクを決定して予後の予測に用いる. このリスク分類は予後との相関もよく, 一般的にこの分類に則り, おおよその治療方針が決定されている.

C　治療

主な治療法

　中等度～高リスク群の症例に副腎皮質ステロイドの使用を積極的に考慮すべきとしている[2]. IgA 腎症の成因が明らかになり, 新規の薬が多数治験段階にある.

　扁桃摘出術（扁摘）にメチルプレドニゾロンパルス療法を加えた治療（扁摘パルス療法）が多くの施設で行われており（扁摘を行っていない施設もある）, その効果について現在研究が進行中で, 一定の成果を上げている.

コラム　IgA 腎症の小児科での治療

　小児に関しては, 日本から重症例に対するカクテル療法（抗血小板薬＋抗凝固療法＋副腎皮質ステロイド＋免疫抑制薬の 4 剤を使用する治療法）の有効性が報告されており, 日本の小児科では主にこの治療が行われている.

表Ⅲ-1　IgA 腎症の重症度・リスク分類

a. IgA 腎症患者の透析導入リスクの層別化

臨床的重症度＼組織学的重症度	H-Grade Ⅰ	H-Grade Ⅱ	H-Grade Ⅲ + Ⅳ
C-Grade Ⅰ	低リスク	中等リスク	高リスク
C-Grade Ⅱ	中等リスク	中等リスク	高リスク
C-Grade Ⅲ	高リスク	高リスク	超高リスク

低リスク群：透析療法に至るリスクが少ないもの[注1]．**中等リスク群**：透析療法に至るリスクが中程度あるもの[注2]．**高リスク群**：透析療法に至るリスクが高いもの[注3]．**超高リスク群**：5 年以内に透析療法に至るリスクが高いもの[注4]（ただし，経過中に他のリスク群に移行することがある）．

後ろ向き多施設共同研究からみた参考データ：

注1：72 例中 1 例（1.4%）のみが生検後 18.6 年で透析に移行．**注2**：115 例中 13 例（11.3%）が生検後 3.7〜19.3（平均 11.5）年で透析に移行．**注3**：49 例中 12 例（24.5%）が生検後 2.8〜19.6（平均 8.9）年で透析に移行．**注4**：34 例中 22 例（64.7%）が生検後 0.7〜13.1（平均 5.1）年で，また 14 例（41.2%）が 5 年以内に透析に移行．

b. 臨床的重症度分類

臨床的重症度	尿蛋白（g/日）	eGFR（mL/min/1.73 m²）
C-Grade Ⅰ	<0.5	―
C-Grade Ⅱ	0.5≦	60≦
C-Grade Ⅲ	0.5≦	<60

c. 組織学的重症度分類

組織学的重症度	腎予後と関連する病変*を有する糸球体／総糸球体数	急性病変のみ	急性病変＋慢性病変	慢性病変のみ
H-Grade Ⅰ	0〜24.9 %	A	A/C	C
H-Grade Ⅱ	25〜49.9 %	A	A/C	C
H-Grade Ⅲ	50〜74.9 %	A	A/C	C
H-Grade Ⅳ	75 % 以上	A	A/C	C

*急性病変（A）：細胞性半月体（係蹄壊死を含む），線維細胞性半月体
慢性病変（C）：全節性硬化，分節性硬化，線維性半月体

［厚生労働科学研究費補助金難治性疾患克服研究事業進行性腎障害に関する調査研究班報告 IgA 腎症分科会：IgA 腎症診療指針第 3 版．日本腎臓学会誌 53（2）：129-131，2011 より許諾を得て転載］

治療経過・予後

近年は扁摘パルス療法などの治療法で多くの患者が寛解するようになったが，なかには慢性腎不全におちいる場合もある．

扁摘パルス療法は 60% 弱〜70% 強が寛解に成功しており，最初の 2 年間で寛解に入ることが多い．保存的治療（副腎皮質ステロイドや免疫抑制薬を使用しない）でも 5 年で 15% が寛解したとの報告もあり，施設によって若干方針が異なっている．

過去の観察研究から，成人期発症の IgA 腎症の 10 年腎生存率（透析療法や移植療法にいたらない患者の割合）は約 80〜85% とされ，約 10〜15% は 10 年で透析療法などの腎代替療法を要するようになる．

退院支援・患者教育

IgA 腎症で入院が必要となるのは，腎生検時，ステロイドパルス療法時である．それ以外はほとんどが外来での副腎皮質ステロイド内服治療，もしくは軽症の場合には経過観察となる．長期にわたる経過観察が必要な疾患であり，しばらく経過がよい場合でも，長年の間に悪化してくることもあるので，中断せずしっかりと通院を続けることが肝要であり，その点を患者によく伝

える必要がある.

　また，副腎皮質ステロイド内服治療中には人混みをなるべく避ける，人混みではマスクをする，帰宅時には手洗い，含嗽をしっかり行うなどの感染予防が必要であることを指導する.

IgG：immunoglobulin G

コラム　**免疫グロブリン（immunoglobulin）**

　免疫グロブリンとは，白血球の1つであるBリンパ球あるいは形質細胞が産生する，ウイルスや細菌を攻撃するY字型をした抗体とよばれるタンパクである. 表面の抗原といわれる部分に結合し，ウイルスの活動を阻止し，細菌に対しては好中球やマクロファージによる貪食を促したり，補体を活性化して，細菌の細胞壁に穴を開ける. いわば身を守るための，リンパ球から発射されるロケットのようなものである. IgG，IgA，IgM，IgD，IgEという5種類のクラスが存在する.

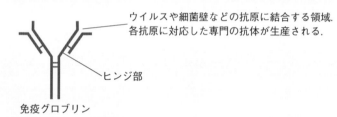

ウイルスや細菌壁などの抗原に結合する領域.
各抗原に対応した専門の抗体が生産される.

ヒンジ部

免疫グロブリン

●**免疫複合体（immune complex）**
　免疫複合体は免疫グロブリンが攻撃対象（細菌やウイルス抗原）に結合した状態のものであり，IgA腎症や膜性腎症，ループス腎炎ではこの免疫複合体が糸球体内に沈着することにより糸球体が障害を受け，タンパク尿や血尿が生じる.

●**引用文献**

1）横山　仁：厚生労働省科学研究費助成金「進行性腎障害に関する調査研究」腎臓病レジストリー分科会報告，2011
2）厚生労働科学研究費補助金難治性疾患克服研究事業進行性腎障害に関する調査研究班報告 IgA腎症分科会：IgA腎症診療指針第3版. 日本腎臓学会誌53 (2)：123-135，2011

---

3 | ANCA 関連腎炎

A 病態

抗好中球細胞質抗体 (ANCA) 関連腎炎とは

ANCA：anti-neutrophil cytoplasmic antibody

　抗好中球細胞質抗体（ANCA）が陽性となるタイプの血管炎をANCA関連血管炎とよぶ. この疾患は小型〜中型血管炎に炎症が起こり，症状は多彩であるが，とくに肺と腎臓に炎症を生じやすい. 腎臓に炎症を起こした場合，ANCA関連腎炎とよぶ.

MPA：microscopic polyangiitis

　全身型ANCA関連血管炎には，顕微鏡的多発血管炎（MPA），多発血管

GPA：granulomatosis
with polyangiitis
EGPA：eosinophilic
granulomatosis with
polyangiitis

炎性肉芽腫症（GPA），好酸球性多発血管炎性肉芽腫症（EGPA）の3疾患がある．一方，限局型 ANCA 関連血管炎には，腎臓にのみ血管炎を発症する病型として腎限局型血管炎がある．2022年12月現在，MPA，GPA，EGPA は日本の指定難病に指定されている．

疫学

2009年に行われた全国疫学調査によると，EGPA 患者は約1,900人と推定されており，GPA の患者数はほぼ同等であった．MPA 患者は EGPA/GPA 患者の少なくとも約3倍以上おり，日本では ANCA 関連血管炎のなかでもっとも多い．一方，欧米では GPA が MPA より頻度が高く PR3-ANCA 陽性が多いが，日本の GPA では大半が MPO-ANCA 陽性となっており，国内外での疫学的な差異が存在する．

発症機序

先行感染や何らかの刺激により，好中球の細胞質に含まれる酵素タンパクである MPO や PR3 が好中球や単球の表面に表現され，ANCA と反応する．それによって好中球・単球の脱顆粒や活性酸素の放出が起こり，血管内皮細胞が障害され血管炎をきたすと考えられている．

症状

1）前駆症状

腎障害の出現前に全身倦怠感，微熱，食欲低下，体重減少などを認め，上気道炎などの感冒と間違われやすい．

2）腎症状

RPGN：rapidly progres-
sive glomerulonephritis

急速進行性糸球体腎炎（RPGN）を呈することが多い．RPGN とは「急性あるいは潜在性に発症する血尿・タンパク尿・貧血と，急速に進行する腎不全をきたす症候群」と定義される．進行が速く，無治療であれば多くの症例が末期腎不全にいたる．

3）腎外症状

全身型の ANCA 関連血管炎ではさまざまな症状を呈する．MPA では間質性肺炎や肺胞出血，GPA では気道に肉芽腫性病変，EGPA では好酸球増多や気管支喘息などを認める．

非細菌性中耳炎が初発症状のこともある．

B　診断

どのような症状から疑われるか？

全身倦怠感，微熱，食欲低下，体重減少などの症状がみられ，血尿やタンパク尿といった尿検査異常，貧血，血清クレアチニン値の上昇，および炎症反応上昇などがみられた場合には本疾患を疑う．

表Ⅲ-2　顕微鏡的多発血管炎（MPA）の診断基準

1. 主要症候

①急速進行性糸球体腎炎
②肺出血又は間質性肺炎
③腎・肺以外の臓器症状：紫斑，皮下出血，消化管出血，多発性単神経炎など

2. 主要組織所見

細動脈・毛細血管・後毛細血管細静脈の壊死，血管周囲の炎症性細胞浸潤

3. 主要検査所見

①MPO-ANCA 陽性
②CRP 陽性
③タンパク尿・血尿，BUN，血清クレアチニン値の上昇
④胸部 X 線所見：浸潤陰影 (肺胞出血)，間質性肺炎

診断のカテゴリー：

1. Definite
(a) 主要症候の 2 項目以上を満たし，組織所見が陽性の例
(b) 主要症候の①及び②を含め 2 項目以上を満たし，MPO-ANCA が陽性の例
2. Probable
(a) 主要症候の 3 項目を満たす例
(b) 主要症候の 1 項目と MPO-ANCA 陽性の例

［難病情報センター：顕微鏡的多発血管炎（指定難病 43），診断基準，〔https://www.nanbyou.or.jp/entry/245〕（最終確認：2023 年 10 月 31 日）より引用］

診断の進め方・確定診断の方法

- 尿検査異常：顕微鏡的血尿は必発する．尿中白血球，円柱，タンパク尿など多彩だが，ネフローゼレベルの高度タンパク尿になることはまれである．
- 血清クレアチニン値上昇：腎炎を示す尿所見（タンパク尿，血尿）を伴い腎不全が進行する．腎生検で，多くは半月体形成性壊死性腎炎の病理組織像を認める．
- 炎症反応上昇：CRP が上昇し，赤沈が促進する．
- 貧血と血球異常：貧血は大半の症例で認め，白血球増多は必発し，血小板上昇もしばしば認める．

　ANCA 関連血管炎では間質性肺炎を認めることがあり，KL-6 や SPD など確認することが必要である．また，間質性肺炎で ANCA 関連血管炎が判明することもある．

　MPA/GPA/EGPA の診断基準を表Ⅲ-2〜表Ⅲ-4 に示す．

重症度分類

　ANCA 陽性 RPGN の重症度分類は，血清クレアチニン・年齢・肺病変の

表Ⅲ-3　多発血管炎性肉芽腫症（GPA）の診断基準

1．主要症候

（1）上気道（E）の症状
E：鼻（膿性鼻漏，出血，鞍鼻），眼（眼痛，視力低下，眼球突出），耳（中耳炎），口腔・咽頭痛（潰瘍，嗄声，気道閉塞）
（2）肺（L）の症状
L：血痰，咳嗽，呼吸困難
（3）腎（K）の症状
K：血尿，蛋白尿，急速に進行する腎不全，浮腫，高血圧
（4）血管炎による症状
①全身症状：発熱（38℃以上，2週間以上），体重減少（6か月以内に6kg以上）
②臓器症状：紫斑，多関節炎（痛），上強膜炎，多発性単神経炎，虚血性心疾患（狭心症・心筋梗塞），消化管出血（吐血・下血），胸膜炎

2．主要組織所見

①E，L，Kの巨細胞を伴う壊死性肉芽腫性炎
②免疫グロブリン沈着を伴わない壊死性半月体形成腎炎
③小・細動脈の壊死性肉芽腫性血管炎

3．主要検査所見

proteinase 3-ANCA（PR3-ANCA）（蛍光抗体法で cytoplasmic pattern，C-ANCA）が高率に陽性を示す

診断のカテゴリー：

1．Definite
（a）上気道（E），肺（L），腎（K）のそれぞれ1臓器症状を含め主要症状の3項目以上を示す例
（b）上気道（E），肺（L），腎（K），血管炎による主要症状の2項目以上及び，組織所見1，2，3の1項目以上を示す例
（c）上気道（E），肺（L），腎（K），血管炎による主要症状の1項目以上と組織所見1，2，3の1項目以上及びC（PR-3）ANCA陽性の例
2．Probable
（a）上気道（E），肺（L），腎（K），血管炎による主要症状のうち2項目以上の症状を示す例
（b）上気道（E），肺（L），腎（K），血管炎による主要症状のいずれか1項目及び，組織所見1，2，3の1項目を示す例
（c）上気道（E），肺（L），腎（K），血管炎による主要症状のいずれか1項目とC（PR-3）ANCA陽性を示す例

［難病情報センター：多発血管炎性肉芽腫症（指定難病44），診断基準，〔https://www.nanbyou.or.jp/entry/4012〕（最終確認：2023年10月31日）より引用］

有無・血清CRPをスコアリングして臨床重症度判定を行う（**表Ⅲ-5**）．

C　治療

主な治療法

　早期診断・早期治療は腎機能温存に重要である．
　副腎皮質ステロイドが治療の中心であるが，副作用に注意が必要である．病状に応じてステロイドパルス療法や免疫抑制薬の併用も行われる．最近ではリツキシマブの点滴治療やアバコパン内服などを行い，過去と比べ副腎皮質ステロイドの使用量は減ってきている．

表Ⅲ-4　好酸球性多発血管炎性肉芽腫症（EGPA）の診断基準

1. 主要臨床所見

(1) 気管支喘息あるいはアレルギー性鼻炎
(2) 好酸球増加
(3) 血管炎による症状：発熱（38℃以上，2週間以上），体重減少（6か月以内に6kg 以上），多発性単神経炎，消化管出血，多関節痛（炎），筋肉痛（筋力低下），紫斑 のいずれか1つ以上

2. 臨床経過の特徴

主要臨床所見（1），（2）が先行し，（3）が発症する

3. 主要組織所見

(1) 周囲組織に著明な好酸球浸潤を伴う細小血管の肉芽腫性又はフィブリノイド壊死性 血管炎の存在
(2) 血管外肉芽腫の存在

診断のカテゴリー：

1. Definite
(a) 1. 主要臨床所見3項目を満たし，3. 主要組織所見の1項目を満たす場合
(b) 1. 主要臨床所見3項目を満たし，2. 臨床経過の特徴を示した場合
2. Probable
(a) 1. 主要臨床所見1項目及び3. 主要組織所見の1項目を満たす場合
(b) 1. 主要臨床所見を3項目満たすが，2. 臨床経過の特徴を示さない場合

〔難病情報センター：好酸球性多発血管炎性肉芽腫症（指定難病45），診断基準，〔https://www. nanbyou.or.jp/entry/3878〕（最終確認：2023年10月31日）より引用〕

表Ⅲ-5　急速進行性糸球体腎炎（RPGN）の重症度

スコア	血清クレアチニン (mg/dL)*	年齢 (歳)	肺病変 の有無	血清CRP (mg/dL)*	臨床重症度	総スコア
0	[Cr] <3	<60	無	<2.6	Grade Ⅰ	0〜2
1	3≦ [Cr] <6	60〜69		2.6〜10	Grade Ⅱ	3〜5
2	6≦ [Cr]	≧70	有	>10	Grade Ⅲ	6〜7
3	透析療法				Grade Ⅳ	8〜9

*初期治療時の測定値

〔丸山彰一（監），厚生労働科学研究費補助金難治性疾患等政策研究事業（難治性疾患政策研究事業）（編）：エビデンスに基づく急速進行性腎炎症候群（RPGN）診療ガイドライン2017，東京医学社，2017より引用〕

　急激な腎機能の悪化や治療開始時に高度腎機能障害を呈している場合は，透析療法が必要となることもある．RPGNや肺胞出血を伴う場合は血漿交換療法も考慮される．
　EGPAでは治療抵抗例においては，抗インターロイキン5抗体であるメポリズマブの併用を検討する．また難治性末梢神経障害を認める場合は，ガン

マグロブリン製剤の投与を行う.

治療経過・予後

　高齢者に多く，腎予後・生命予後ともに悪い．原病による死亡もあるが，死因の50〜60％は感染症である．

退院支援・患者教育

　血管炎は治る病気ではないが,コントロールできれば日常生活を支障なく過ごすことが可能であり，病気と上手につきあっていくことが大切である．

　退院後も副腎皮質ステロイドや免疫抑制薬などの内服中断しないよう徹底する．またGPAでは黄色ブドウ球菌感染症が血管炎による副腎皮質ステロイド・免疫抑制薬使用により易感染性を認めるため，感染症対策が重要であり，十分な休養，マスクの着用，手洗いの励行，人ごみを避けることなどを指導する．

4 ネフローゼ症候群

A 病態

ネフローゼ症候群とは

　ネフローゼ症候群は大量のタンパク尿をきたし，これに伴い低タンパク血症(とくに低アルブミン血症)や浮腫,脂質異常症なども生じる症候群である．

　腎疾患が原因による**原発性（一次性）**ネフローゼ症候群と，全身性疾患による**続発性（二次性）**ネフローゼ症候群に大別される．

　一次性は病理学的分類により下記の4つに分類される．

MCNS：minimal change nephrotic syndrome
FSGS：focal segmental glomerulosclerosis
MN：membranous nephropathy
MPGN：membranopro-liferative glomerulone-phritis

①微小変化型ネフローゼ症候群（MCNS）
②巣状分節性糸球体硬化症（FSGS）
③膜性腎症（MN）
④膜性増殖性糸球体腎炎（MPGN）

　一次性ネフローゼ症候群は国の指定難病に指定されている．

疫学

　小児ではMCNSが約80％を占めるが，成人ではMCNS，MNがそれぞれ約40％程度を占める．65歳以上ではMNが約60％と大半を占める．

発症機序

　各種の糸球体バリア障害によりタンパク透過性が亢進し，尿中に大量のタンパクが漏れ，血中アルブミンが低下する．肝臓ではタンパク合成が亢進するが，尿中へ喪失するアルブミン量が多いため低タンパク血症をきたす．

　二次性ネフローゼ症候群の要因には，自己免疫疾患,代謝性疾患,感染症,

アレルギー・過敏性疾患，腫瘍，薬剤，遺伝性疾患などがあり，もっとも多いのは糖尿病性腎症である．

症状

　高度のタンパク尿から低タンパク血症をきたすと，血漿膠質浸透圧が低下し，水・ナトリウムが皮下などの細胞間質間隙に貯留し，全身性浮腫（下腿浮腫，体幹部浮腫，眼瞼浮腫など）を生じる．高度になると腸管浮腫や胸水の貯留をきたすことがある．体液貯留を伴っているが血管内脱水を認め，急性腎障害を発症し尿量低下を認めることがある．

　低タンパク血症になると肝臓でのアルブミンやリポタンパクなどのタンパク合成が亢進し，脂質異常症をきたす．

　肝臓でのタンパク合成の亢進により，凝固因子も増加し凝固能が亢進する．また，低タンパク血漿による血管内脱水も併発し，血栓傾向をきたす．腎静脈血栓や下肢静脈血栓から肺血栓塞栓症を合併することもある．

　尿中に免疫グロブリンも漏出してしまうため，易感染性を認める．

B　診断

どのような症状から疑われるか

　顔・眼瞼・手足の浮腫が出現し，時に全身浮腫が著しく，胸水・腹水を認めることもある．尿が出にくくなり，体重の増加，倦怠感などを認める．大量のタンパク尿をきたすため，尿の泡立ちを認める．

診断の進め方・確定診断の方法

　以下の診断基準のうち，①②の両所見を認めることが診断の必須条件である．③④は必須条件ではないが重要な所見である．

　①タンパク尿：3.5g/日以上が持続する．
　②低タンパク血症：血清アルブミン 3.0g/dL 以下
　③浮腫
　④脂質異常症（高コレステロール血症）

　尿タンパクの選択性を行いつつ，腎生検を行い病理学的分類を行う．二次性の可能性があれば，CT 検査や上部・下部消化管内視鏡検査，原因薬物の中止や感染症の確認などを行っていく．

C　治療

主な治療法

　一次性ネフローゼ症候群の成人例は，腎生検にて病理学的に診断してから

表Ⅲ-6　ネフローゼ症候群の治療効果判定基準

治療効果の判定は治療開始後 1 ヵ月，6 ヵ月の尿蛋白量定量で行う
●完全寛解：尿蛋白＜0.3 g/日 ●不完全寛解Ⅰ型：0.3 g/日≦尿蛋白＜1.0 g/日 ●不完全寛解Ⅱ型：1.0 g/日≦尿蛋白＜3.5 g/日 ●無効：尿蛋白≧3.5 g/日

[厚生労働省難治性疾患対策進行性腎障害に関する調査研究班 難治性ネフローゼ症候群分科会（編）：ネフローゼ症候群診療指針（完全版），東京医学社，p.5, 2012 より引用]

表Ⅲ-7　ネフローゼ症候群の治療反応による分類

●ステロイド抵抗性ネフローゼ症候群：十分量のステロイドのみで治療して 1 ヵ月後の判定で完全寛解または不完全寛解Ⅰ型にいたらない場合とする
●難治性ネフローゼ症候群：ステロイドと免疫抑制薬を含む種々の治療を 6 ヵ月行っても，完全寛解または不完全寛解Ⅰ型にいたらない場合とする
●ステロイド依存性ネフローゼ症候群：ステロイドを減量または中止後再発を 2 回以上繰り返すため，ステロイドを中止できない場合とする
●頻回再発型ネフローゼ症候群：6 ヵ月間に 2 回以上再発する場合とする
●長期治療依存型ネフローゼ症候群：2 年間以上継続してステロイド，免疫抑制薬等で治療されている場合とする

[厚生労働省難治性疾患対策進行性腎障害に関する調査研究班 難治性ネフローゼ症候群分科会（編）：ネフローゼ症候群診療指針（完全版），東京医学社，p.6, 2012 より引用]

治療を行う．二次性で明らかな糖尿病性腎症と考えられる例では，通常腎生検は施行せず，保存的治療を行う．その他の二次性についても原疾患の治療を行う．

　小児では多くが一次性ネフローゼ症候群で，MCNS であることが多い．また，腎生検のための安静が保てないことや侵襲度が高いことから，腎生検を施行せずに MCNS として治療を開始する．

　治療効果や反応による分類など確認して，治療薬の減量・増量，免疫抑制薬の併用などを検討していく（**表Ⅲ-6**，**表Ⅲ-7**）．

1）食事・栄養療法

　ネフローゼ症候群では低たんぱく質食がよいというエビデンスはないが，高たんぱく質食はタンパク尿を増悪させる可能性が示唆されている．総エネルギー 35kcal/kg・理想体重，塩分 6g/日が推奨されている．

2）薬物療法

　通常成人では副腎皮質ステロイドを使用して，反応によって緩徐に減量していく．原疾患・病状によっては，ステロイドパルス療法やステロイド点滴投与を行うこともある．

　副腎皮質ステロイドのみで反応が乏しい場合や再発を認める場合，併存疾患によっては免疫抑制薬を併用する．現在，難治性ネフローゼ症候群（ステロイド依存性ネフローゼ症候群や頻回再発ネフローゼ症候群）においてはリ

ツキシマブが適応となっており，点滴療法を行う．

その他，凝固能が亢進しており，深部静脈血栓症・肺血栓塞栓症の予防で抗凝固療法を行う場合がある．その際には出血には注意が必要である．

レニン-アンジオテンシン（RA）系阻害薬を使用することにより尿タンパク改善・腎保護効果が期待される．

浮腫に対しては利尿薬を使用するが，フロセミド単独ではなく，ネフローゼ症候群の低アルブミン血症を伴っている場合はアセタゾラミド，トリクロルメサイアザイドの併用も効果的である．

3）血漿交換療法

FSGS などには保険適用があり，脂質改善以外にも免疫抑制薬の反応などにも影響が示唆されている報告がある．

┃ 治療経過・予後

一次性ではMCNSの腎機能は保たれやすく，一般的に副腎皮質ステロイドに対する反応性はよいが，再発しやすい．MN も腎機能は保たれやすいが，FSGS は難治例が多く腎不全に進行する例もある．

┃ 退院支援・患者教育

入院中は血圧，体重測定を毎日行い，患者自身も病態の変化を把握できるよう支援する．ネフローゼ症候群による低ガンマグロブリン血症は，副腎皮質ステロイドや免疫抑制薬を使用している場合は感染しやすい状態であるため，手洗い・うがいなどの感染対策に努めるよう指導する．深部静脈血栓症予防として下肢を動かすことは重要であり，離床を促す．院内であれば安静指示は不要である．肺血栓塞栓症の早期発見には経皮的動脈血酸素飽和度の測定は有用である．副腎皮質ステロイドなどの内服確認を十分に行う．

退院後は副腎皮質ステロイド内服を中断しないよう説明する．また，体重測定の実施，ならびに下肢浮腫を毎日確認し，増加時は速やかに受診するよう伝える．また，試験紙法（p.162 参照）による自己尿検査も再発の早期発見に有用である．

5 ┃ 糖尿病性腎臓病

A 病態

┃ 糖尿病性腎臓病とは

DN：diabetic nephropathy

もともと糖尿病性腎症（DN）は，糖尿病性糸球体硬化症という組織学的特徴を有する腎疾患に対する病名であった．

糖尿病患者の増加に伴い，腎症を疑う症例すべてに腎生検を施行することが困難であり，典型的な臨床経過・症候（糖尿病歴，微量アルブミン尿〜顕

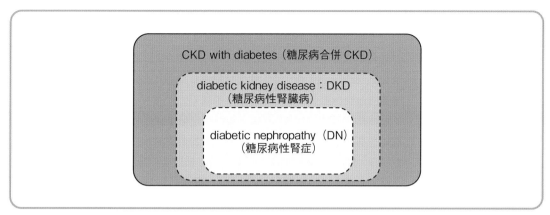

図Ⅲ-3　糖尿病性腎臓病（DKD）の概念図

糖尿病性腎臓病（DKD）は典型的な糖尿病性腎症（DN）に加え，顕性アルブミン尿を伴わないまま eGFR が低下する非典型的な糖尿病関連腎疾患を含む概念である.さらに糖尿病合併 CKD は,糖尿病と直接関連しない腎疾患（IgA 腎症，多発性囊胞腎［PKD］など）患者が糖尿病を合併した場合を含む，より広い概念である．DKD と DN は，CKD の重症度分類と DN の病期分類によって明確に分類されるが，腎生検なしに糖尿病の関与を推測するのが困難な場合があるため，その範囲は破線で示した.

［日本腎臓学会（編）：エビデンスに基づく CKD 診療ガイドライン 2023，東京医学社，p.44，2023 より許諾を得て転載］

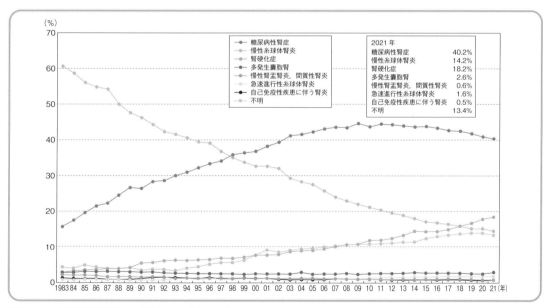

図Ⅲ-4　新規透析導入の原疾患の割合の推移

［花房規男，阿部雅紀，常喜信彦ほか：わが国の慢性透析療法の現況（2021 年 12 月 31 日現在）．日本透析医学会雑誌 55（12）：680，2022 より許諾を得て転載］

　性アルブミン尿を経て GFR 低下・高度血尿を認めない，糖尿病網膜症，糖尿病神経障害の合併など）を伴い，臨床的にほかの腎疾患が強く疑われない場合に DN と診断されるようになった.

　しかし,DN の典型的な経過と異なり，顕性アルブミン尿を伴わないまま GFR が低下する患者の存在もあり，日本人 2 型糖尿病患者においても eGFR＜60

DKD：diabetic kidney disease

の患者のうち51.8％が正常アルブミン尿だったことが示された．また米国においても，1988〜2014年の26年間で2型糖尿病患者におけるアルブミン尿の有病率は減少したが，eGFR＜60の患者割合は有意に増加していた．この変化を反映し，欧米ではこれまで使用してきたDNに代わり，非典型的な糖尿病関連腎疾患を含む概念である糖尿病性腎臓病（DKD）が使用されるようになった．顕性アルブミン尿を伴わない糖尿病患者におけるGFR低下には，加齢や高血圧を背景とした動脈硬化や脂質異常症の関与が推定されていることから，DKDは典型的なDNを含む，糖尿病の病態が関与するCKD全般を包括した概念といえる（さらに大きな概念としては，糖尿病患者がIgA腎症などの糖尿病と直接関連しない腎疾患を合併した場合を含むCKD with diabetes［糖尿病合併CKD］も使用される）（**図Ⅲ-3**）．日本においても国際的な潮流に合わせて糖尿病性腎臓病という病名を使用することとなった．

疫学

糖尿病三大合併症（神経症，網膜症，腎症）の1つであり，糖尿病患者全体の約30〜40％が罹患していると考えられている．

進行すると末期腎不全にいたり，新規透析導入原疾患の第1位である（**図Ⅲ-4**）．

発症機序

持続した高血糖により，細胞内代謝異常や血行動態異常による糸球体過剰濾過が生じる．その結果，糸球体毛細血管が障害され，びまん性病変，結節性病変，滲出性病変などの糸球体構造異常が起こり，タンパク尿が出現する．他に加齢・高血圧や合併疾患などに伴い，結節性病変は少なく尿タンパクを認めない腎機能障害の進行を認める．

症状・経過

多くは糖尿病発症後10〜15年で腎症を発症するが，高血圧が先行している場合はより早期に発症する．発症初期は無症状だが，アルブミン尿が出現し，進行すると持続性タンパク尿を認め，時にはネフローゼ症候群を呈する．そして糖尿病発症後20年程度で末期腎不全に進行し，腎代替療法が必要となる．

B　診断

どのような症状から疑われるのか

典型的な，①長期間の糖尿病歴，②糖尿病網膜症，③血尿を伴わないタンパク尿を認める場合は，DNの可能性を考慮し腎生検までは行わないことが多い．しかし，罹病期間が短い場合・網膜症を認めない場合・急激に尿タンパクの増加やクレアチニン上昇など認めた場合は，その他の腎疾患合併を考慮し腎生検を行う場合もある．

表Ⅲ-8　糖尿病性腎症病期分類2023[*1]

病期	尿中アルブミン・クレアチニン比（UACR）（mg/g）あるいは尿中蛋白・クレアチニン比（UPCR）（g/g）	推算糸球体濾過量（eGFR）（mL/分/1.73 ㎡）[注3]
正常アルブミン尿期（第1期）[注2]	UACR 30 未満	30 以上
微量アルブミン尿期（第2期）[注4]	UACR 30〜299	30 以上
顕性アルブミン尿期（第3期）[注5]	UACR 300 以上あるいは UPCR 0.5 以上	30 以上
GFR 高度低下・末期腎不全期（第4期）[注6]	問わない[注7]	30 未満
腎代替療法期（第5期）[注8]	透析療法中あるいは腎移植後	

注1：糖尿病性腎症は必ずしも第1期から順次第5期まで進行するものではない．また評価の際には，腎症病期とともに，付表を参考として慢性腎臓病（CKD）重症度分類も併記することが望ましい．

注2：正常アルブミン尿期は糖尿病性腎症の存在を否定するものではなく，この病期でも糖尿病性腎症に特有の組織変化を呈している場合がある．

注3：eGFR 60 mL/分/1.73 ㎡未満の症例は CKD に該当し，糖尿病性腎症以外の CKD が存在しうるため，他の CKD との鑑別診断が必要である．なお血清クレアチニンに基づく eGFR の低下を認めた場合，血清シスタチン C に基づく eGFR を算出することで，より正確な腎機能を評価できる場合がある．

注4：微量アルブミン尿を認めた患者では，糖尿病性腎症早期診断基準（糖尿病 48：757-759, 2005）にしたがって鑑別診断を行ったうえで，微量アルブミン尿期と診断する．微量アルブミン尿は糖尿病性腎症の早期診断に必須のバイオマーカーであるのみならず，顕性アルブミン尿への移行および大血管障害のリスクである．GFR 60 mL/分/1.73 ㎡以上であっても微量アルブミン尿の早期発見が重要である．

注5：顕性アルブミン尿の患者では，eGFR 60 mL/分/1.73 ㎡未満から GFR の低下に伴い腎イベント（eGFR の半減，透析導入）が増加するため注意が必要である．

注6：CKD 重症度分類（日本腎臓学会，2012 年）との表現を一致させるために，旧分類の「腎不全期」を「GFR 高度低下・末期腎不全期」とした．

注7：GFR 30 mL/分/1.73 ㎡未満の症例は，UACR あるいは UPCR にかかわらず，「GFR 高度低下・末期腎不全期」に分類される．しかし，特に正常アルブミン尿・微量アルブミン尿の場合は，糖尿病性腎症以外の CKD との鑑別診断が必要である．

注8：CKD 重症度分類（日本腎臓学会，2012 年）との表現を一致させるために，旧分類の「透析療法期」を腎移植後の患者を含めて「腎代替療法期」とした．

［糖尿病性腎症合同委員会・糖尿病性腎症病期分類改訂ワーキンググループ：糖尿病性腎症病期分類 2023 の策定．日本腎臓学会誌 65（7）：852，2023 より許諾を得て転載］

診断の進め方・確定診断の方法

尿タンパク・血清クレアチニン値を測定し，臨床的に診断する．微量アルブミン尿は日を変えて測定し，3回中2回以上検出されれば早期腎症と診断する．持続性タンパク尿は糖尿病発症後10年程度経過してから出現することが多く，通常糖尿病性神経症や網膜症を伴う．したがって糖尿病の罹患歴が短い場合（5年以内），糖尿病網膜症を認めない場合や，血尿が強い場合は，糖尿病性腎症以外の腎疾患の鑑別が必要である．

病期分類

CKD の概念が浸透し，eGFR での評価が増えてきた．また，典型的な微量アルブミン尿から顕性タンパク尿へ，そして腎機能が低下していく症例だけでなく，微量アルブミン尿を伴わずに腎機能低下を認める症例も多いことがわかり，糖尿病性腎症病期分類が 2014 年に改訂された．さらに，CKD 重症度分類や国際的な表記とより整合性がとりやすくなるよう，2023 年の改訂では病期の名称が変更されており（表Ⅲ-8），糖尿病性腎症は必ずしも第1期

から順次，第5期まで進行するものではないとされている．

C 治療

　血管合併症の発症・進行抑制ならびに生命予後改善のため，複数の危険因子に対して集学的治療を行う（生活指導［食事療法含む］，血糖管理，血圧管理，脂質管理など）．

主な治療法

　食事・生活指導，血糖管理，血圧管理が基本であるが，病期ごとに管理目標値が異なる．

1）食事・生活指導

　禁煙，アルコール摂取制限，適度な運動を指導する．食事指導では，病期に応じてカロリー制限，たんぱく質制限，塩分制限を行う．また，腎不全が進行した場合はカリウム制限，浮腫が増悪した場合はとくに塩分・水分制限が必要となる．

2）血糖管理

　若年者は HbA1c 6.9％未満を目標に厳格な血糖コントロールを行う．高齢者の場合は，厳格な管理がむしろ予後を悪くすることがあるため，HbA1c 7.0～8.0％程度とやや緩めに管理を行う．腎機能低下例では赤血球寿命の短縮やエリスロポエチン製剤などの影響で HbA1c が低くなり，実際の血糖値と乖離が出ることがあるため注意が必要である．

　最近では糖尿病治療薬である SGLT2 阻害薬による腎保護効果も示されており，糖尿病非合併 CKD においても使用することがある．

3）血圧管理

　130/80 mmHg 未満（尿タンパク 1 g/日以上では 125/75 mmHg 未満）を目標に降圧治療を行う．アンジオテンシン変換酵素（ACE）阻害薬やアンジオテンシンⅡ受容体拮抗薬（ARB）は，腎症の進展や腎機能増悪を抑制する効果があり，降圧薬の第一選択薬である．

4）血漿交換療法

　難治性高コレステロール血症に伴う重度尿タンパクを呈する糖尿病性腎症において，LDL アフェレーシス療法が行われることがある．

5）腎代替療法

　末期腎不全に進行した場合，腎代替療法（血液透析，腹膜透析，腎移植）が必要となる．他の腎疾患に比べて糖尿病性腎症は体液コントロールがしばしば困難であり，尿毒素の貯留が軽度でも腎代替療法が必要となることがある．

治療経過・予後

　血液透析導入された糖尿病性腎臓病の患者の5年生存率は50％程度であり，他の腎疾患と比較して予後不良である．とくに血液透析導入時には半数に冠動脈病変が存在している可能性があるため，心血管疾患の発症リスクが高い．

患者教育

　糖尿病の合併症の1つであるため，食事・運動療法，服薬，血圧管理，インスリン注射（自己血糖測定），シックデイ，フットケアなど留意点が多い．また，視力低下を伴うことも多く，患者の状態に合わせてていねいなサポートが必要である．患者の生活や自己管理能力を把握したうえで指導を行う．さらに腎不全期の患者に対しては，腎代替療法に向けた説明が必要である．個々のライフスタイルに合った腎代替療法が選択できるよう，患者だけでなく家族とも十分に話し合う．

6 | 高血圧による腎障害（腎硬化症）

A 病態

腎硬化症とは

　腎硬化症とは持続する高血圧に伴って腎血管の硬化，腎実質障害をきたす疾患である．**良性腎硬化症**と**悪性腎硬化症**に分けられる．

1）良性腎硬化症

　高血圧の長い経過の中で徐々に動脈硬化や細動脈硬化をきたし，緩徐に進行する．

2）悪性腎硬化症

　著しい高血圧（拡張期血圧 130 mmHg 以上）に伴い急激な腎障害を呈し，週単位で進行する．

疫学

　良性腎硬化症は高齢者，悪性腎硬化症は 30 ～ 40 歳の男性に多い．

発症機序

1）良性腎硬化症

　高血圧による糸球体内圧の亢進→腎細動脈の内膜肥厚や硝子化^{しょうし か}＊→糸球体硬化→緩徐な腎機能低下をきたす．

2）悪性腎硬化症

　著しい高血圧（著しい高血圧→血管内皮細胞障害→輸入細動脈壁障害→糸球体血液量減少→レニン分泌亢進→アンジオテンシンⅡ増加→さらに血圧上昇という悪循環）により急激な腎障害，全身の血管障害をきたす．

症状

1）良性腎硬化症

　長期には高血圧以外無症状で経過し軽度のタンパク尿を呈するが，腎機能が30％程度低下すると慢性腎不全にいたり，腎不全症状（浮腫，食欲低下，全身倦怠感など）をきたす．

＊硝子化
膠原線維（コラーゲン）が融合し，均質に好酸性に染まる病変のこと．

表Ⅲ-9　悪性高血圧の診断基準

下記 A，B いずれかを満たし，かつ C を満たすこと
A. 定型的悪性高血圧症：下記 1）〜4）すべてを満たす
1）拡張期血圧：治療前血圧が 130 mmHg 以上 2）眼底所見：キース-ワグナー（Keith-Wagener：KW）分類Ⅳ度 3）腎機能障害：血清クレアチニン値 5.0 mg/dL 以上 4）全身症状：急激な悪化を呈し，とくに脳症状や心不全症状を伴うことが多い
B. 定型的悪性高血圧症：下記 1）〜3）いずれかを満たす
1）拡張期血圧：治療前血圧が 120 mmHg 以上，130 mmHg 未満 2）眼底所見：KW 分類Ⅲ度以上 3）腎機能障害：血清クレアチニン値 3.0 〜 5.0 mg/dL
C. 8 週以上の強力な降圧治療後も下記 1）〜3）のすべてを満たす
1）拡張期血圧：100 mmHg 以上 2）眼底所見：KW 分類Ⅲ度以上 3）腎機能障害：血清クレアチニン値 3.0 mg/dL 以上

2）悪性腎硬化症

　過度の高血圧による神経症状（頭痛，めまい，意識障害），眼底異常による視力障害，腎不全症状（乏尿，浮腫など），心不全症状（息切れ，呼吸困難）などを呈する（**表Ⅲ-9**）.

B　診断

どのような症状から疑われるか

1）良性腎硬化症

　基本的に無症状で軽度のタンパク尿（尿の泡立ち）を呈する．高血圧患者であれば本疾患を疑い，定期的に血清クレアチニン，尿タンパク検査を行う．

2）悪性腎硬化症

　若年者で著しい高血圧（拡張期血圧130 mmHg以上）を認めた場合に疑う.

診断の進め方・確定診断の方法

1）良性腎硬化症

　血液検査では血清クレアチニン値と血液尿素窒素の上昇，尿検査では軽度のタンパク尿を認める．腹部エコー検査やCT検査で最終的には腎萎縮を認める．確定診断には腎生検が必要だが，腎萎縮により生検が困難である場合も多く，臨床的に診断することが多い．

2）悪性腎硬化症

　血液検査では血清クレアチニン値，血液尿素窒素の急激な上昇，レニン，アルドステロンの高値を認める．尿検査では高度のタンパク尿や肉眼的血尿を伴う場合もある．乳頭浮腫などの眼底変化も認める．

C　治療

主な治療法

1）良性腎硬化症

　病状を進行させないために，適正な食事・栄養療法（塩分制限 6 g/日以下）と降圧療法がもっとも重要である．

2）悪性腎硬化症

　すみやかな降圧が必要であるが，初期の目標血圧は 160/100 mmHg 程度とし，過度の降圧（100 mmHg 以下など）には注意が必要である．高血圧緊急症を呈している場合には降圧薬（カルシウム拮抗薬）を経静脈的に投与する．レニン–アンジオテンシン（RA）系阻害薬により急激な腎機能低下をきたすことがあるので，注意が必要である．

治療経過・予後

　発症初期に適切な血圧管理が行われれば腎不全が進行しない場合もあるが，長期的に腎不全が進行し腎代替療法が必要になることも少なくない．血圧管理で腎予後が決まる．

退院支援・患者教育

　患者に，家庭血圧の正しい測定方法について説明する．家庭血圧は，朝は起床後 1 時間以内の食前，排尿後，夜は就寝前に測定する．いずれも椅子に座りリラックスした状態で測定することが望ましい．入浴や食事・飲酒直後は血圧の変動が激しいため避ける．また，血圧上昇を防ぐための減塩指導も重要である．

メモ

降圧目標はタンパク尿の有無によって異なる．タンパク尿を伴わない場合は 140/90 mmHg 未満，タンパク尿（0.15 g/gCr 以上）を伴う場合はより低値の 130/80 mmHg 未満とする．

メモ

一般的に血圧は「昼に高く，夜は低い」傾向にある．血圧は自律神経とも大きく関係しており，交感神経優位である日中は高く，副交感神経優位である夜間は低くなる．

＊細動脈硬化性変化
網膜細動脈壁が肥厚し網膜動脈の反射が強くなる，また動脈と静脈が交叉している部分で静脈がみえにくくなる所見．

もう少しくわしく　なぜ高血圧を伴う腎疾患では眼底所見を確認する必要があるのか？

　高血圧による血管異常は，その時点での血圧上昇の程度を主要因とする高血圧変化と，血圧上昇の持続時間を主要因とする細動脈硬化性変化＊の組み合わせで生じる．眼底の血管は可視化できる数少ない血管の 1 つであり，全身疾患の特徴や重症度を反映しており，眼底診断は血管状態の把握にはきわめて重要である．たとえば，未治療の高血圧患者が血圧 160/90 mmHg で眼底に著しい高血圧性血管変化を認めれば，高血圧の罹患期間が長いと考えられる．逆に血圧 200/100 mmHg の患者の眼底の血管に異常を認めない場合は，最近発症した高血圧か白衣高血圧と考えられる．

7 ループス腎炎

A 病態

ループス腎炎とは

SLE：systemic lupus ery-thematosus

全身性エリテマトーデス（SLE）は狼に噛まれた痕（lupus）のような紅斑（erythema）を臨床的特徴とし，発熱，全身倦怠感，多彩な臓器病変（心臓，肺，腎臓，皮膚，神経系）をきたす自己免疫疾患（膠原病）である．ループス腎炎（LN）とは SLE に合併する腎障害を指す．なお，SLE は 2023 年 2 月現在，国の指定難病に指定されている．

LN：lupus nephritis

疫学

SLE の発症率には人種差があり，白人に少なく，黒人，ヒスパニック，アジア系に多い疾患である．

性差は男女比が1：8と圧倒的に女性に多く，生理が始まってから閉経までの期間には男女比1：8 〜 10 だが，小児，高齢者では男女比が1：2 程度まで性差が少なくなる．

発症はすべての年齢で報告されているが，妊娠可能年齢に発症することが多く，20 〜 30 歳代がピークである[1]．

SLE の診断時で 21 〜 65%，経過中に 40 〜 82% が LN を合併する[2]．日本の統計では，すべての腎生検施行例のうち，5% が LN であり，LN と腎生検にて診断された症例のうち，24.6% がネフローゼ症候群をきたす[3]．

発症機序

主に DNA に対する自己抗体の形成によるとされる．これが直接臓器障害を引き起こし，さらに DNA と結合し免疫複合体を形成し，さまざまな臓器に沈着することで炎症を惹起し，臓器障害を引き起こすと考えられている．

発症には遺伝的な要素の関与が考えられており，感染，紫外線曝露，薬剤，妊娠・出産，ホルモンなどの環境要因が発症の契機になっている可能性もある．

腎臓では，これらの免疫複合体の荷電，局所の血流動態，メサンギウムによる除去作用などが複雑にからみ合い，補体系*が活性化され，腎臓のさまざまな部位に障害をきたす．

＊補体系
免疫で重要な役割を担っているタンパク．complement の頭文字をとって C1 から C9 の 9 成分がある．そのままの形では何も起きないが，活性化されると炎症を惹起し，好中球の食作用を助けたり，細菌の細胞壁に穴を開けたり，通常は身体を守るためのさまざまな免疫学的作用をもっている．SLE などにより異常な活性化が起きると，自己の組織が障害され，消費され，血清補体価は低下する．

症状

SLE の特徴的な症状をまとめる．

- 全身症状：発熱，全身倦怠感，易疲労感，体重減少など．
- 関節症状：半数以上の症例に出現する．左右対称性であることが多く，小関節，大関節ともに障害される．
- 皮膚症状：皮膚病変は 90% 以上の患者にみられ，全身に出現する．頬部紅斑（蝶形紅斑など）（**図Ⅲ-5**）とディスコイド疹（円板状疹）（**図Ⅲ-6**）が

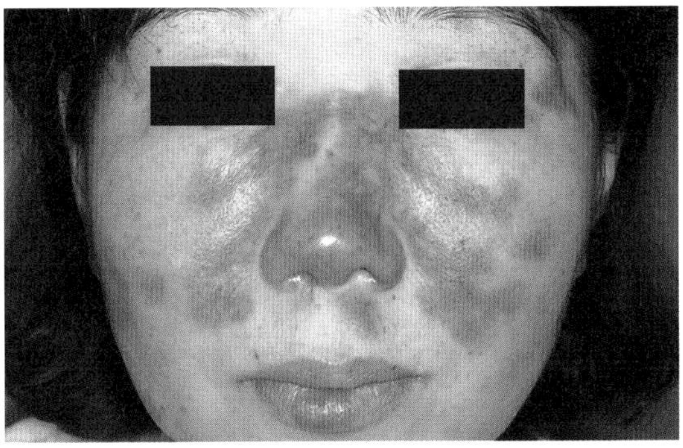

図Ⅲ-5 **蝶形紅斑**
鼻背部から両頬にかけて，蝶が翅を広げたような浮腫性の紅斑が
存在している．
[眞鍋　求，梅林芳弘（編）：全身性エリテマトーデス．シンプル
皮膚科学，p.102，南江堂，2014 より許諾を得て転載]

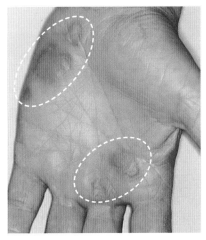

図Ⅲ-6 **円板状疹**
手掌に境界明瞭な角化性・萎縮性の紅斑（点線）
が散在している．
[眞鍋　求，梅林芳弘（編）：全身性エリテマトー
デス．シンプル皮膚科学，p.102，南江堂，2014
より許諾を得て転載]

重要である．
- 粘膜病変：軟口蓋や鼻粘膜に潰瘍が出現する．無痛性で，患者は気がつか
ないことが特徴である．
- 脱毛：通常可逆性である．

　腎臓に関しては，血尿，タンパク尿がさまざまな程度で出現する．血尿，
膿尿，タンパク尿，円柱尿など多彩な異常を検尿上で認めることが多く，こ
れをテレスコープ沈渣（telescopic sediment）とよぶ．前述のとおり，ネフ
ローゼ症候群をきたすことも多い．

B　診断

どのような症状から疑われるか

　多彩な臨床所見から SLE が疑われ，SLE が確定診断されれば，ループス腎
炎を疑う．

診断の進め方・確定診断の方法

　上記の症状以外に，免疫学的検査異常📝の有無により SLE の診断を行い，
検尿異常があれば腎生検を行い，下記の分類で腎病変の分類を行う．

重症度・リスク分類

　LN の腎生検所見はさまざまな所見を示し，腎生検組織のみではほかの腎
炎との鑑別はむずかしいことが多い．

　LN は ISN/RPS 分類で分類され，この分類のなかでⅣ＋Ⅴ（もっとも予後

📝 **メモ**

抗核抗体陽性，抗 DNA
抗体陽性，補体価の低下
など．

ISN/RPS：International
Society of Nephrology/
Renal Pathology Society

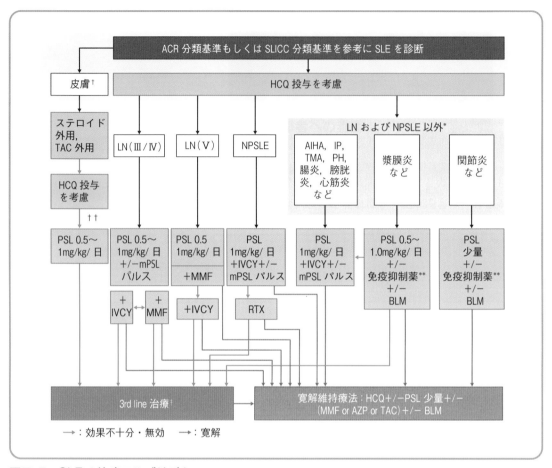

図Ⅲ-7　SLE の治療アルゴリズム

ACR 分類基準：1997 年改訂 1987 年米国リウマチ学会分類基準，SLICC 分類基準：2012 年 Systemic Lupus International Collaborating Clinics 分類基準.

SLE：全身性エリテマトーデス，TAC：タクロリムス，HCQ：ヒドロキシクロロキン，LN Ⅲ，Ⅳ，Ⅴ：ループス腎炎 ISN/RPS 分類 Class Ⅲ，Ⅳ，Ⅴ，IP：間質性肺炎，TMA：血栓性微小血管症，PH：肺高血圧症，PSL：プレドニゾロン，mPSL：メチルプレドニゾロン，IVCY：シクロホスファミド間欠静注療法，MMF：ミコフェノール酸モフェチル，RTX：リツキシマブ，BLM：ベリムマブ.

†：主たる治療標的臓器が皮膚の場合（皮疹）．††：重症，広範囲，活動性が高い皮疹の場合.

＊：それぞれの臓器病変の重症度に応じて適宜治療を選択する．＊＊：アザチオプリン（AZP），TAC，MMF.

‡：RTX，BLM，ミゾリビン（MZR），TAC，シクロスポリン A（CsA），メトトレキサート（MTX），シクロホスファミド内服投与．血漿交換療法の前治療からの変更・追加・組み合わせ.

※本アルゴリズムについては各薬剤の添付文書を参照のうえ，リスクとベネフィットのバランスを考えて使用すること.

［厚生労働科学研究費補助金難治性疾患等政策研究事業 自己免疫疾患に関する調査研究（自己免疫班），日本リウマチ学会（編）：全身性エリテマトーデス診療ガイドライン 2019，p.xvii，南山堂，2019 より許諾を得て転載］

　　　　不良），Ⅳ，Ⅲ＋Ⅴ，Ⅲ，Ⅱ，Ⅴ（もっとも予後良好）型の順で予後が悪いことがわかっている.

C 治療

主な治療法

軽症例には副腎皮質ステロイド内服単独，もしくは免疫抑制薬（アザチオプリン，タクロリムス，ミコフェノール酸モフェチル［MMF]）との併用，重症例には副腎皮質ステロイド高用量の内服もしくはメチルプレドニゾロンパルス療法に MMF もしくはシクロホスファミド（CYC）静注を加えた治療が推奨されている．

2019 年に日本でも診療ガイドラインが作成され，**図Ⅲ-7** のように診療のアルゴリズムも提示された．最近では，ベリムマブが副腎皮質ステロイド減量・再燃予防の有効性を示し，LN 患者にも頻用されつつある．

合併症

SLE は全身のさまざまな臓器を冒す自己免疫疾患であるため，本項で述べたループス腎炎だけでなく，中枢神経に病変があると神経精神ループスとよばれる病態を引き起こしたり，胸膜や漿膜に炎症を起こせば漿膜炎を合併したりする．

また，比較的頻度の高い合併症として，溶血性貧血や，血小板が減少する特発性血小板減少性紫斑病，血液の過凝固傾向による血栓形成，流産を繰り返す抗リン脂質抗体症候群などを合併することがある．

薬物療法の副作用とその対応

副腎皮質ステロイドやステロイドパルス療法については p.57, 58 を参照されたい．

副腎皮質ステロイド・免疫抑制薬の長期かつ多量投与により，感染症対策が重要になってくる．とくに，CYC は出血性膀胱炎をきたす可能性があり，しっかりと水分摂取をさせ，尿量を確保する．また，どの免疫抑制薬も骨髄抑制をきたすことがあるので，白血球数・血小板数にも注意を要する．

また，副腎皮質ステロイドの長期投与による大腿骨頭壊死をきたす可能性もある．股関節の痛み，歩行困難などを訴えた場合は念頭に置く．白内障の罹患リスクも高く，眼科の定期受診が重要である．

治療経過・予後

SLE 全体では，1960 年代には 50％ほどだった 5 年生存率は，1990 年代半ばには 90％以上となった．LN に着眼すると，LN なしの 10 年生存率が約94％であるのに対し，LN 合併ありの患者では約 88％とまだ予後良好とはいえない．

退院支援・患者教育

若年女性に多い疾患であり，かつ入院も長期にわたり，精神的なフォローが必要となる．治療により改善してきているところをともに確認しながら，いろいろな訴えに耳を傾けていくことによるサポートが重要である．

　長期入院による体力の低下，副腎皮質ステロイド治療による骨量の低下が予想されるため，日常生活での歩行など，積極的に身体を動かすようにする．

　前述のとおり，易感染性となるため感染症対策が重要となる．外泊時，退院時などに手洗い・含嗽を推奨する．感染症流行時には人が密集する場所はなるべく避けるように指導する．

　紫外線曝露により SLE は再燃，悪化することがよくある．外出時はなるべく身体全体を覆う衣服を選び，露出部分は積極的に日焼け止めを塗布するように指導する．

　妊娠を希望する場合は特別な治療の配慮が必要であり，患者と十分に相談し準備を行う必要がある．

●引用文献
1)　竹内　勤：全身性エリテマトーデスの疫学像.リウマチ科 24：236-242, 2000
2)　Cooper GS, Dooley MA, Treadwell EL et al：Hormonal, environmental, and infectious risk factors for developing systemic lupus erythematosus. Arthritis & Rheumatism 41 (10)：1714-1724, 1998
3)　Sugiyama H, Yokoyama H, Sato H et al：Japan Renal Biopsy Registry and Japan Kidney Disease Registry: Committee Report for 2009 and 2010. Clinical and Experimental Nephrology 17 (2)：155-173, 2013

8 ｜ 多発性囊胞腎

A　病態

多発性囊胞腎（PKD）とは

PKD：polycystic kidney disease
ADPKD：autosomal dominant polycystic kidney disease
ARPKD：autosomal recessive polycystic kidney disease

　多発性囊胞腎（PKD）には常染色体顕性（優性）多発性囊胞腎（ADPKD）と常染色体潜性（劣性）多発性囊胞腎（ARPKD）の 2 種類があり遺伝性腎疾患である．なお，2018 年 6 月現在，PKD は国の指定難病に指定されている．

疫学

　ARPKD は約 4 万人に 1 人のごくまれな疾患で多くは乳児期に腎不全で死亡する．ADPKD は遺伝性腎疾患の中でもっとも頻度が高く（約 4,000 人に 1 人）国内では約 31,000 人が推定されている．

発症機序

　腎臓に囊胞が多発し腫大していくことで正常腎組織は圧排され腎不全が進行する（図Ⅲ-8）．ADPKD は 2 つの遺伝子変異（*PKD1, PKD2*）で発症するとされる．

メモ

ADPKD の約 85% が *PKD1*，約 15% が *PKD2* の遺伝子変異とされる．

症状

　初期は通常無症状で，30 歳以降に健診の尿検査や腹部エコー検査で異常を指摘されることが多い．腎腫大による圧迫症状として腹部膨満感，腰痛，消

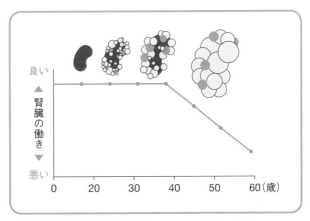

図Ⅲ-8　多発性嚢胞腎の嚢胞の数と病状の進行

化管が圧排されると悪心も認める．嚢胞内に細菌感染を起こすと発熱，腰痛を認める．嚢胞が破裂すると肉眼的血尿を認める．腎外病変では肝嚢胞の合併頻度が高い．また全身の血管にも異常が生じ，高血圧，脳動脈瘤，心臓弁膜症の頻度が高くなる．脳動脈瘤が破裂するとくも膜下出血となり致命的となるため，MRI 検査によるスクリーニング検査が重要である．

B　診断

どのような症状から疑われるか

　家族歴があり，尿検査（肉眼的血尿）や腹部エコー検査などで腎腫大や多発性嚢胞などの異常があり，側腹部・背部痛など腎腫大の圧迫症状がある場合に疑う．

診断の進め方・確定診断の方法

メモ

一般診療での遺伝学的検査は，国内での実施はほとんどない（研究目的で行われる場合を除く）．

　診断は家族歴の有無と，画像診断（エコー検査，CT 検査，MRI 検査）での嚢胞の確認で行う．家族内発生が確認されている場合，エコー検査所見で両腎に嚢胞が各々3 個以上確認されているもの，CT 検査や MRI 検査の所見で両腎に嚢胞が各々5 個以上確認されているものが ADPKD と診断される．また，若年者の場合には診断基準に合致するだけの嚢胞が確認できない場合もあり，30 歳を目安に再検査する．

　なお，日本では，両腎総容積 750 mL 以上，かつ年間 5％以上の容積増加で難病と認定される．

C 治療

主な治療法

高血圧予防として塩分制限を中心とした食事・栄養療法を行い，家庭血圧が 130/85 mmHg 未満を目標に薬物療法も考慮する．透析療法にいたった症例では腹部膨満感の改善を目的に**両側腎動脈塞栓術***を施行することもある．バソプレシン V$_2$ 受容体拮抗薬のトルバプタンは，腎嚢胞の増大と腎機能低下を有意に抑制する．

治療経過・予後

腎容積が増大する患者では，徐々に腎不全が進行し，透析療法が必要となる．60 歳頃までに約 50%の人が腎不全になる．また頭蓋内出血（とくに脳動脈瘤破裂によるくも膜下出血）の危険性が高い（患者の約 8%）ことも，注意点である．

退院支援・患者教育

ADPKD は高血圧を合併しやすいため塩分制限の指導が重要である．また ADPKD は腎不全が進行しても尿量は比較的保たれやすい．一方で尿路結石を合併しやすく，また脱水状態になると嚢胞が増大しやすいといわれるため積極的な水分摂取が重要である．腎腫大が進行してきたら，腹部に衝撃が加わるような激しい運動は嚢胞出血や痛みの原因にもなるため避けたほうがよい．

また，遺伝性疾患であることから，本人・家族の不安に対して難病医療費助成制度を含め，十分な説明をする必要がある．

多発性嚢胞腎は長い経過をたどるため，無症状であっても合併症管理のために医療機関を定期受診する必要がある．

＊両側腎動脈塞栓術
大腿動脈からカテーテルを挿入して腎動脈を造影しながら塞栓する．塞栓により腎臓は縮小する．塞栓物質は，金属コイルが用いられてきたが，最近はビーズなどもある．

泌尿器疾患

なぜ泌尿器疾患について学ぶのか

1 医師の立場から

　泌尿器疾患は，尿路ならびに男性生殖器に起こる疾患であり，副腎，腎臓，腎盂，尿管，膀胱，尿道，前立腺・精囊，精巣・精巣上体が対象臓器となる．疾患群としては，腫瘍，感染症，外傷，先天性疾患などと，各臓器の機能障害に大別される．

　近年，泌尿器腫瘍の1つである前立腺がんは，男性におけるがんの罹患者数が第1位と推定されており，重要性が増している．また，各種がんでは薬物療法および手術療法の進歩が著しい．今回，薬物療法として免疫チェックポイント阻害薬を中心とした腎がんの薬物療法，*HBOC*遺伝子変異に基づく前立腺がん治療薬について新しく解説した．さらに，適応が広がったロボット支援手術ついても詳細に解説した．

　一方，尿路感染症は泌尿器科一般診療の場，あるいは他疾患で治療中にも併発する可能性のある疾患であり，病態と治療の原則を理解しておくことは重要である．本書では，最近の薬剤耐性菌の動向も合わせて解説した．

　各臓器機能の障害では，過活動膀胱などの膀胱機能障害，性機能障害，男性不妊症などを解説した．このなかでも，治療可能な男性不妊症の要因として精索静脈瘤の意義は知っておく必要がある．さらに，腎臓機能喪失である腎不全は，透析療法や移植療法が行われており，身体への負担の差なども理解する必要がある．尿路は尿管から尿道にいたるまで，管腔構造をもつ臓器で構成される．これは，尿路の閉塞がその上流の尿流停滞，腎機能障害，尿路感染症の発症に関わる可能性があることを理解する必要があり，尿路閉塞・水腎症の項目で扱った．原因疾患としての尿路結石について病態・治療法をまとめた．

　泌尿器疾患を理解するために，知識の整理の着目点として，①尿路・男性生殖器の各臓器に発生する，腫瘍，感染症，外傷，先天的異常といった分類，②臓器機能障害としての疾患の理解，③管腔構造をもつ尿路としての特徴，とくに閉塞の観点からの理解，④それらを理解するための解剖・検査を並行して理解すること，を挙げておく．泌尿器疾患は対象が広い分野であるが，ポイントを絞って学び，発症・重症化の早期発見と治療およびケアにつなげることが重要である．

（鈴木　和浩）

2 | 看護師の立場から

　超高齢社会の現在，とくにいわゆる団塊の世代が後期高齢者となる2025年に向けて，看護師は，保健・医療機関，健康教育分野や福祉領域，地域社会などで幅広い役割を担っている．こうした背景には，生涯を通じた患者自身の健康管理のための個人の努力を社会全体で支援する体制が必要となっていることが挙げられる．

　泌尿器領域においても，高齢化や医療技術の進歩は，治療や看護の方法にさまざまな変化をもたらしている．低侵襲手術やロボット支援手術，分子標的療法などは身体への負担を小さくし，早期離床，早期社会復帰を可能にするだけでなく，予後にも影響してきている．一方で退院後も引き続き外来治療や家庭での療養を必要とする患者も増え，療養の場は外来や地域社会へ拡大している．

　国立がん研究センターがん統計によると，泌尿器領域での男性の前立腺がんの罹患率は年々増加しており，全世界では全がん中第2位，先進国に限ると第1位となっている．わが国における男性の部位別がん罹患率でも前立腺がんは，2019年で第1位である．死亡率も高く，2020年には2000年の約3倍となっている．

　泌尿器系は，尿の生成・排出という機能を基本にもち，体液の恒常性維持やタンパク代謝産物の排泄，そして生殖という身体にとって重要な働きを担っている．泌尿器疾患の特徴として，慢性化しやすく，治療が長期にわたるもの，再発を繰り返すものが多い．また，高齢者に発症することが多いことや，排尿障害・性機能障害には強い羞恥心や戸惑いなどの心理的反応を伴うことから，受診・発見・治療が遅れることも多い．

　泌尿器疾患をもつ患者の看護では，他領域に比べ，検査や治療では苦痛を伴うものが多いことや，検査や治療の実施に向けた検査データの精度の高さや治療効果についての正しい知識が求められることが特徴となっている．そのため，看護師にはまず泌尿器系臓器の形態，病態の理解を行い，加えて検査，治療に関する幅広い知識，正確な技術が必要となる．また，排尿や性機能障害等に関して男女を問わず，疾患や病態の特徴を把握し，患者の身体的，心理的，社会的側面からの情報を幅広く収集して，一人一人のQOL（生活の質）を考慮した支援が重要である．

　一方，周手術期における体液バランスの管理や尿路変向術を受けてストーマが造設された患者（オストメイト）の主体的なセルフケアへの支援は，看護師の専門的知識，技術の提供，排尿・排泄管理の指導が必要である．今回，本書では，この分野について最新の医学的知識と看護ケアを取り上げた．

　高齢患者の多い泌尿器科領域では，家族の援助や協力は欠かせない．患者の変化だけではなく，患者が安心して闘病生活を送れるように援助するとともに，家族の支え合いにより，困難を乗り越えられるよう援助していくことが重要となる．

　以上のことから科学的根拠を踏まえた看護実践のためには，泌尿器科領域の病態・治療の正しい理解が必要となるのである．

（片田　裕子）

第Ⅳ章 泌尿器の機能と障害

1 泌尿器の構造と機能

1 尿路・副腎の構造と機能

A 腎盂, 尿管 (上部尿路)

構造 (図Ⅳ-1-1a)

　腎臓で生成された尿は腎杯へ流出し, 小さな腎杯が集まって形成された腎盂を通り, 腎盂尿管移行部を介して, 尿管へ送られる. 尿管は, 約 25 〜 30 cm 程度の細い管であり, 尿管はまず腸腰筋の前を走行した後, 総腸骨動静脈と交叉し, さらに下方へ走行し, 膀胱に流入する. 尿管には, もともと狭窄している部位 (尿管生理的狭窄部位*) が 3 箇所ある (**図Ⅳ-1-1b**).

*尿管生理的狭窄部位
腎盂尿管移行部, 総腸骨動脈交叉部, 尿管膀胱移行部の 3 つがあり, 尿管結石時には, この部位で結石が尿路を閉塞し, 結石による疼痛発作を起こしやすい.

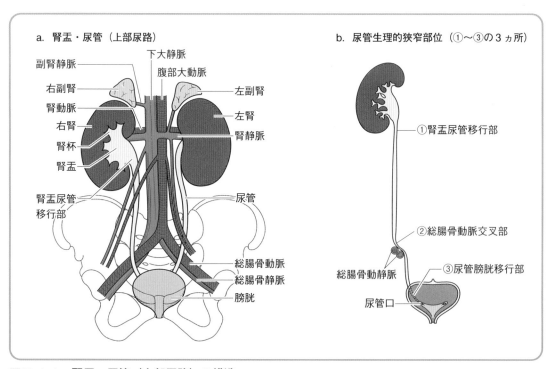

a. 腎盂・尿管 (上部尿路)

b. 尿管生理的狭窄部位 (①〜③の 3 ヵ所)

図Ⅳ-1-1　**腎盂・尿管 (上部尿路) の構造**

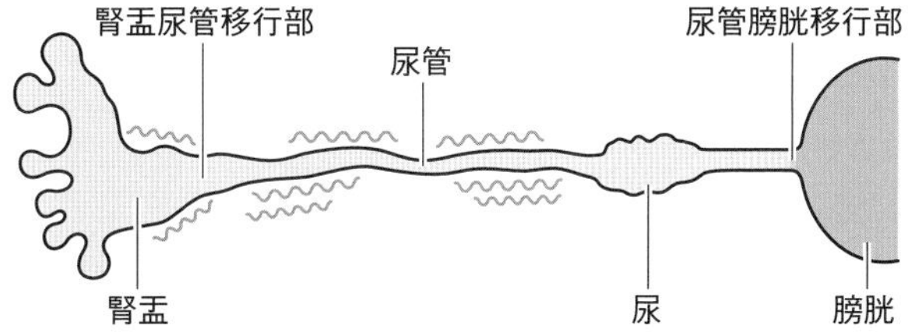

図Ⅳ-1-2 腎杯から膀胱までの尿の輸送

機能

尿管壁は平滑筋などからなっており，腎盂および尿管は，蠕動運動(ぜんどううんどう)(p.140, 側注参照）することで，尿を腎盂から膀胱まで運ぶ（**図Ⅳ-1-2**）.

B 膀胱

構造

膀胱（**図Ⅳ-1-3a**）は，尿を貯留するための臓器であり，膀胱の容量は約300 mL 前後である．恥骨の後方にあり，膀胱の頂部は**腹膜**に覆われ，男性（**図Ⅳ-1-3b**）では直腸に，女性（**図Ⅳ-1-3c**）では子宮に，膀胱の底部が接している．膀胱壁は，**尿路上皮**である粘膜，筋層などからなり，筋層（平滑筋）が収縮することで排尿を可能としている．尿管から送られてきた尿は，**尿管口**より膀胱内へ流入し，**内尿道口**より尿道へ流出する．内尿道口を取り囲む平滑筋は**内尿道括約筋**(かつやくきん)とよばれる．

機能

腎臓→腎盂→尿管→膀胱と送られてきた尿を溜め，また溜まった尿を尿道より体外へ排出させる．

C 尿道

構造

尿道は，尿を膀胱から体外へ排泄するための管である．尿道の長さは，男性は約 20 cm，女性は約 4 cm であり，性差が著しい．男性の尿道(**図Ⅳ-1-4**)は，まず**後部尿道**と**前部尿道**からなり，陰茎先端の亀頭部で外尿道口に開口している．後部尿道は，前立腺部尿道と膜様部尿道，前部尿道は，球部尿道と振子(しんし)部尿道に分けられる．前立腺部尿道は，**前立腺**を貫通しており，後面に精丘(せいきゅう)という隆起が存在する．この精丘に射精管が開口しており，射精時に

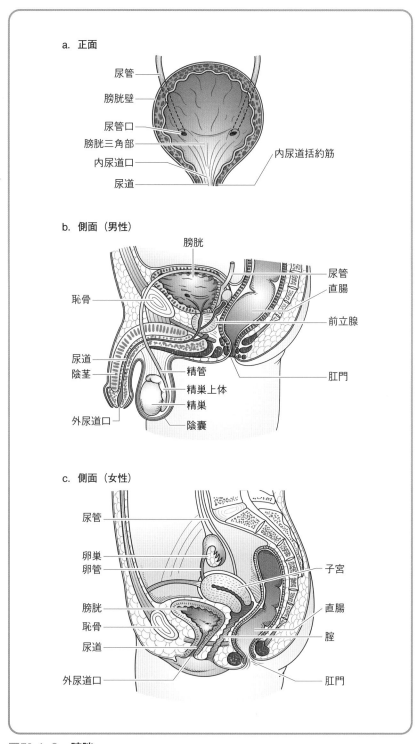

a. 正面

尿管
膀胱壁
尿管口
膀胱三角部
内尿道口
尿道
内尿道括約筋

b. 側面（男性）

膀胱
尿管
直腸
恥骨
前立腺
尿道
陰茎
精管
精巣上体
精巣
外尿道口
陰嚢
肛門

c. 側面（女性）

尿管
卵巣
卵管
子宮
膀胱
恥骨
尿道
直腸
腟
外尿道口
肛門

図Ⅳ-1-3　膀胱

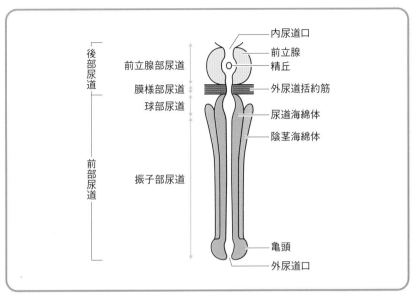

図Ⅳ-1-4　**男性の尿道**

精液が排出される．膜様部尿道には，**外尿道括約筋**が存在し，前部尿道は尿道海綿体内を走行している．女性の尿道は，腟の前方を走行し，外尿道口に開口している．外尿道括約筋は外尿道口の近くに存在する．

｜機能

尿が膀胱から体外へ排出される通路となる．また，男性の場合，精液を体外へ運ぶ通路も兼ねている．

D　副腎（図Ⅳ-1-5）

｜構造

副腎は 5 g 程度の小さな臓器で，両側の腎臓の上側に位置する．右の副腎静脈は下大静脈へ，左の副腎静脈は左腎静脈へ流入している（**図Ⅳ-1-1a**）．

｜機能

副腎は，多くのホルモンを分泌しており，**副腎皮質**と**副腎髄質**に分けられる．副腎皮質は**アルドステロン，コルチゾール，性ホルモン（アンドロゲン）**などのステロイドホルモンを分泌する．コルチゾールとアンドロゲンの分泌は，下垂体より分泌される**副腎皮質刺激ホルモン（ACTH）**によって調節されている．一方で，アルドステロンの分泌は，ACTH の影響を受けず，腎臓から分泌されるレニンによって調節されている．副腎髄質は**アドレナリン，ノルアドレナリン，ドーパミン**などのカテコールアミンを分泌する．

ACTH：adrenocorticotropic hormone

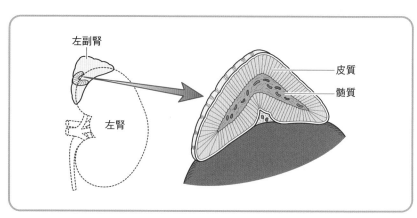

図Ⅳ-1-5 **副腎**

2 | 男性生殖器の構造と機能

A 精巣，精巣上体 (図Ⅳ-1-6)

構造

　精巣は，4 cm 程度の楕円形をしており，陰囊内に左右に1つずつ存在する．表面は，白膜という白色の非常に厚くて丈夫な膜で覆われている．精巣の上側には，精巣上体が存在し，精巣上体から精管が出ている．精巣内部は，精巣中隔により多数の精巣小葉に区分されており，精巣小葉内に精細管と間質組織が存在する．

*精子形成細胞
精粗細胞→精母細胞→精子細胞と分化.

　精細管内には，精子形成細胞*と，精子形成を助けるセルトリ（Sertoli）細胞がある．精細管は，多くが集まることで精巣網を形成し，精巣上体につながっており，精子は，精巣上体を通って精管へ送られる．一方で，間質組織には，男性ホルモン（テストステロン）を分泌するライディッヒ（Leydig）細胞などがある．

機能

　精巣には2つの大きな働きがある．1つは，男性ホルモンをつくることである．下垂体より分泌された黄体形成ホルモン（LH）がライディッヒ細胞に作用して，男性ホルモンが分泌される．もう1つは，精子の産生である．精子は，精子形成細胞から形成されるが，この過程を，セルトリ細胞が支えている．セルトリ細胞は，下垂体より分泌される卵胞刺激ホルモン（FSH）と男性ホルモンにより活性化される．一方，精巣上体は，精巣で産生された精子の貯蔵庫として働き，ここで精子が成熟する．

LH：luteinizing hormone

FSH：follicle stimulating hormone

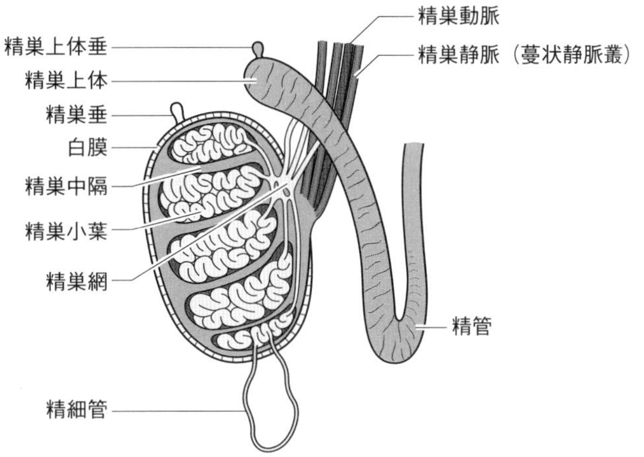

図Ⅳ-1-6 精巣，精巣上体

図の label：
精巣上体垂
精巣上体
精巣垂
白膜
精巣中隔
精巣小葉
精巣網
精細管
精巣動脈
精巣静脈（蔓状静脈叢）
精管

B 精管，精囊（図Ⅳ-1-7）

構造

　精管は，3 mm 程度の管で，精巣上体から始まり，精巣動静脈とともに精索（せいさく）を形成して鼠径管内を上行する．骨盤腔（そけいかんない）内に入ると，精巣動静脈とは別れて，膀胱の後面を走行し，内腔の広がった**精管膨大部**となり，さらにその後，前立腺の後側に存在する**精囊**と一緒になって**射精管**を形成し，前立腺部尿道にある**精丘**の両側に開口する（**図Ⅳ-1-7b**）．

機能

　精管は平滑筋に取り囲まれており，精子は精管の蠕動運動により，精巣から運ばれる．精囊は，精液の大部分を産生しており，精囊の分泌液は精子の運動を促進させる働きがあり，精液を貯留する器官ではない．

C 前立腺（図Ⅳ-1-8）

構造

　前立腺は，くるみ大の臓器で，膀胱と尿生殖隔膜との間に存在している．前立腺の中央を尿道が貫いている（前立腺部尿道）．前立腺の後面は直腸と接しており，肛門から指を入れることで前立腺の触診が可能である（直腸診）．前立腺は，**移行領域**（尿道の両側），**中心領域**（射精管が通っている部位），**辺縁領域**（移行領域や中心領域の外側），**線維筋性間質**に分けられる．移行領域と中心領域を合わせて内腺，辺縁領域を外腺と表されることもある．

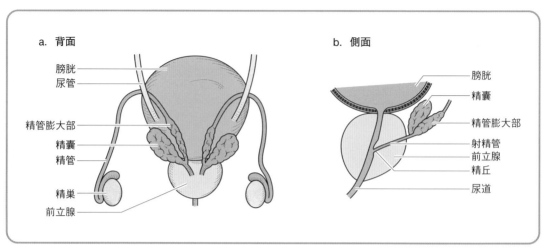

図Ⅳ-1-7　**精管，精囊**

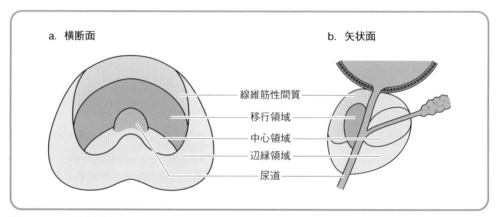

図Ⅳ-1-8　**前立腺**

機能

　前立腺は，白色の前立腺液を分泌している．前立腺液は**精液**の一部となり，精子を保護したり，精子の運動を活発化したりする働きがある．

D　陰茎（図Ⅳ-1-4，図Ⅳ-1-9）

構造

　陰茎は，**尿道海綿体**と**陰茎海綿体**からなる．尿道海綿体は，その中央部を尿道が通っており，先端は**亀頭**となっている．陰茎海綿体は，左右に1本ずつあり，尿道海綿体に覆いかぶさるように存在する．どちらの海綿体も周囲は白膜で覆われている．

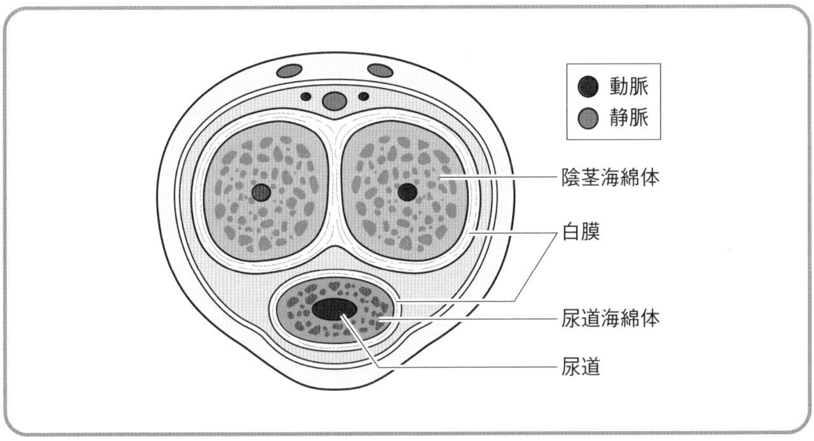

図Ⅳ-1-9　陰茎

▌機能

　陰茎は，亀頭部より尿・精液が排出される通路であるとともに，勃起することで交接器としても重要な役割を果たす．勃起のメカニズムは，性的刺激を受けると，陰茎海綿体へ入る動脈が拡張することで陰茎海綿体内の血液量が増え，また膨張した陰茎海綿体と白膜に静脈が圧迫されて，陰茎海綿体内からの血液の流出量が減ることで，腟内への挿入に必要な硬さを維持することが可能となる（p.247，**図Ⅵ-19**参照）．一方で，勃起時に尿道海綿体は硬くはならない．

E　陰嚢（図Ⅳ-1-3b，図Ⅳ-1-6）

▌構造

　陰嚢は，陰茎の根元から垂れ下がっている袋状の器官で，中には精巣，精巣上体，精管の一部が入っている．陰嚢の皮膚はひだ状で色素や汗腺が豊富であり，皮下には筋組織が存在する．

▌機能

　精巣での精子形成は，体温よりも少し低い温度が適温となっており，陰嚢内に精巣があることで，その条件を満たすことができるようになっている．また，陰嚢は，体温や外部の気温により，伸びたり（表面積が増え，熱が放散されやすくなる）・縮んだり（精巣が温かい体内方向へ引き上げられる）することで，陰嚢内の温度調整を行っている．

2 排尿の仕組み

腎臓で産生された尿は，腎盂→尿管→膀胱→尿道を通じて，体外へ排出される．

A 腎盂～尿管～膀胱 （図Ⅳ-2-1）

*蠕動運動
尿管の壁は平滑筋からできており，これが収縮することで波をつくりだし，徐々に尿を移動させる運動（蠕動運動）を生み出す．

腎盂に溜まった尿は，尿管へ流出し，尿管が蠕動運動*することで膀胱へ運ばれる．膀胱への尿の流入路である尿管口には逆流防止弁の仕組みがあり，一度，膀胱に溜まった尿が尿管へ逆流することはない．

B 膀胱～尿道

蓄尿のメカニズム （図Ⅳ-2-2）

メモ

外尿道括約筋は自分の意志で動かすことができる横紋筋で，この筋肉が手術時の損傷などでうまく働けなくなると，尿失禁となる．

尿が膀胱内に溜まり始めると，胸腰髄の交感神経の刺激による膀胱排尿筋の弛緩，内尿道括約筋の収縮，仙髄の刺激による陰部神経を介した外尿道括約筋の収縮が起こり，蓄尿量が上がり，その情報が脊髄を通って大脳皮質に伝わり，尿意を感じる．また，その情報は，橋に存在する排尿中枢にも伝わるが，排尿が起こらないように，大脳皮質は排尿中枢を抑制する．また，同時に仙髄を介して，外尿道括約筋を収縮させ，排尿を抑える．

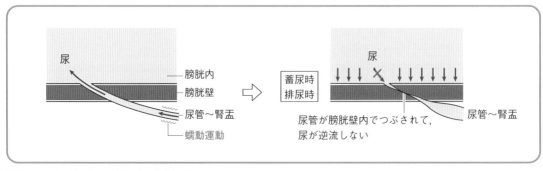

図Ⅳ-2-1　腎盂から膀胱への尿の移動

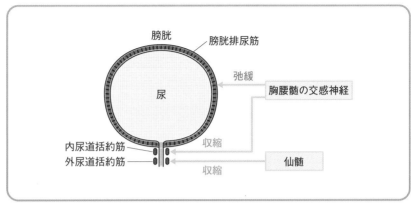

図IV-2-2 **蓄尿のメカニズム**

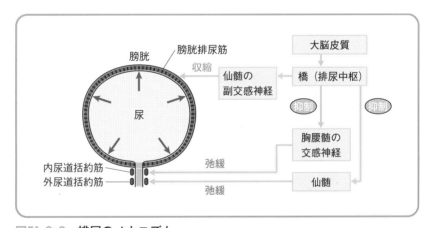

図IV-2-3 **排尿のメカニズム**

排尿のメカニズム（図IV-2-3）

　排尿は，副交感神経系の興奮，交感神経系および体性神経系の抑制によって行われる．膀胱内に尿が充満し蓄尿状態となった後，大脳皮質から出ていた排尿中枢への抑制を随意的に解除する（つまり，排尿しようと決める）と，排尿中枢からの指令で，仙髄の副交感神経を刺激して**膀胱排尿筋を収縮**，胸腰髄の交感神経を抑制して**内尿道括約筋の弛緩**，仙髄を介して**外尿道括約筋の弛緩**などが起こり，排尿を行うことが可能となる．

3 | 泌尿器の障害と症状

1 | 蓄尿・排尿機能の障害と症状（下部尿路症状）

　下部尿路（膀胱，尿道）になんらかの障害が生じることで，蓄尿や排尿の機能に異常が生じる.

A 蓄尿症状

　蓄尿症状とは膀胱内に尿を十分溜められない状態である.

1）昼間頻尿

　昼間の起きている間の尿の回数が多い状態である. 一般的には8回以上が目安となる.

2）夜間頻尿

　夜間睡眠中に1回以上排尿に起きる状態である.

3）尿意切迫感

　急に尿がしたくなり我慢することが困難な状態である. とくに，手を洗ったり，寒いところに出たりすると，起こりやすい.

4）尿失禁

　不随意の尿漏れのことで，①腹圧性，②切迫性，③混合性に分けられる.

①腹圧性尿失禁：咳やくしゃみ，階段を降りるなどの労作時に，尿が不随意に漏れる状態である.

②切迫性尿失禁：尿意切迫感を感じた後に，トイレに間に合わず，尿が不随意に漏れる状態である.

③混合性尿失禁：腹圧性尿失禁と切迫性尿失禁が混在する状態である.

＜蓄尿症状が起こる機序（**図Ⅳ-3-1**）＞

　蓄尿症状の原因として，過活動膀胱，膀胱コンプライアンスの低下，尿道抵抗の低下などが挙げられる. また，頻尿に関しては，**水分の過剰摂取・降圧薬としての利尿薬内服**なども，その原因となる.

● **過活動膀胱**：尿意切迫感を主症状とした，膀胱排尿筋が過剰に収縮してしまう状態で，①神経障害が原因のもの（神経疾患 により，神経が障害を受け，脊髄を介した蓄尿のメカニズムがうまく働くことができない）と，

> **メモ**
> ここでの神経疾患とは脳血管障害，パーキンソン病，脳腫瘍などである.

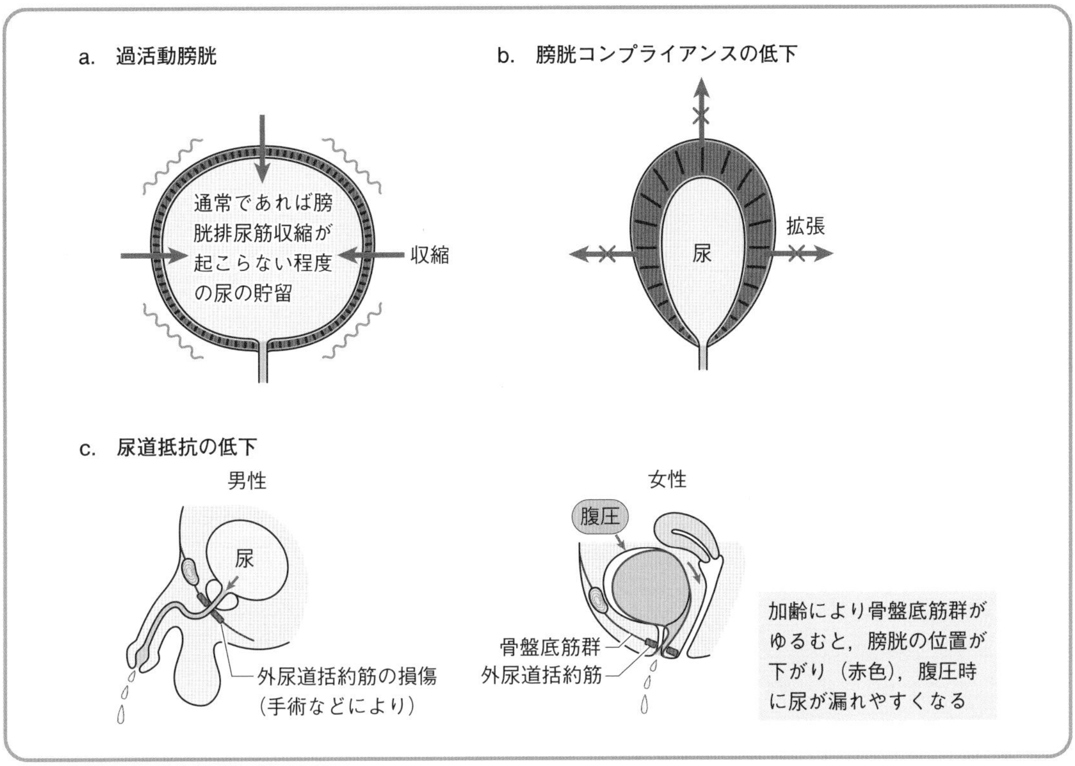

　　a.　過活動膀胱

通常であれば膀
胱排尿筋収縮が
起こらない程度
の尿の貯留

収縮

　　b.　膀胱コンプライアンスの低下

尿

拡張

　　c.　尿道抵抗の低下

男性

尿

外尿道括約筋の損傷
（手術などにより）

女性

腹圧

骨盤底筋群
外尿道括約筋

加齢により骨盤底筋群が
ゆるむと，膀胱の位置が
下がり（赤色），腹圧時
に尿が漏れやすくなる

図Ⅳ-3-1　蓄尿症状

②神経以外が原因のもの（前立腺肥大症，加齢など）とに分けられる．

- **膀胱コンプライアンスの低下**：膀胱が膨らみづらくなった（硬くなった）状態であり，加齢，脊髄損傷，放射線治療などが原因である．
- **尿道抵抗の低下**：一般的に女性に多く，加齢，分娩，手術，神経疾患などにより，尿道括約筋の神経学的および解剖学的損傷などが起こり，腹圧時に尿道抵抗が上がらず，尿失禁が起こる．

B　排尿症状

　排尿症状とは，膀胱内の尿をスムーズに排尿できない状態である．とくに，排尿しようと思っても，膀胱から尿が出せない状態を尿閉という．

1）尿勢低下

　尿の勢いが弱いという自覚がある状態である．

2）尿線分割，尿線散乱

　尿が1本の尿線とならずに，分かれたり，飛び散ったりする状態である．

3）尿線途絶

　尿が途切れ途切れに出る状態である．

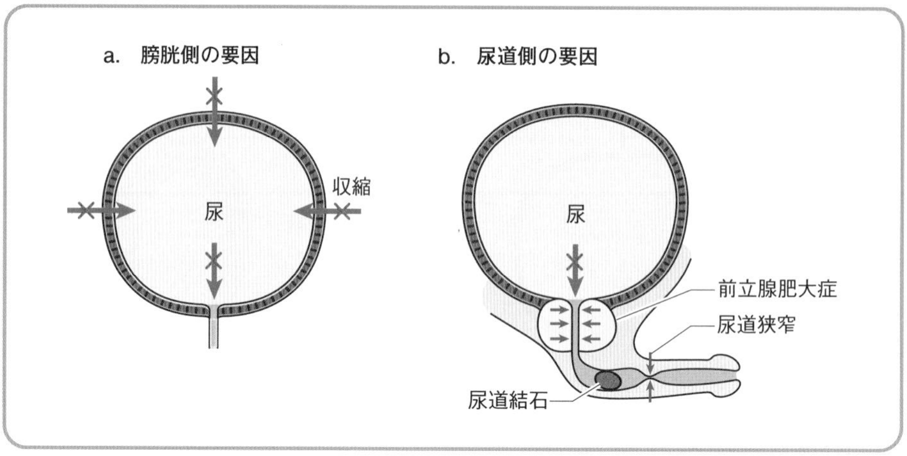

図Ⅳ-3-2　**排尿症状**

4）排尿遅延

　排尿しようとしても，排尿開始になるまで時間を要する状態である．

5）腹圧排尿

　排尿の開始や排尿中の尿の勢いを維持するために，下腹部に力を入れる必要がある状態である．

6）終末滴下

　排尿終了時の尿の切れが悪く，最後に尿の滴下を認める状態である．

＜排尿症状が起こる機序（図Ⅳ-3-2）＞

　排尿症状の原因として，膀胱側の要因と，尿道側の要因が挙げられる．

● **膀胱側の要因**：膀胱の収縮力が落ちた状態で，神経障害が原因のもの（糖尿病，骨盤内手術などにより，膀胱収縮を引き起こす神経が障害を受け，膀胱排尿筋を収縮させられない）と，神経以外が原因のもの（長期間，膀胱が過伸展することで引き起こされる膀胱排尿筋の収縮力低下）とに分けられる．

● **尿道側の要因**：排出路である尿道の閉塞が原因で，もっとも多いのは，前立腺の移行領域が増大した前立腺肥大症による前立腺部尿道の閉塞である．また，尿道結石，尿道狭窄，排尿筋・括約筋協調不全（排尿時に本来であれば外尿道括約筋が弛緩するが，弛緩が起こらない状態），前立腺がんなども原因として挙げられる．

C　排尿後症状

1）残尿感

　排尿後に，膀胱内に尿が残っているような感覚がある状態である．膀胱炎

などであれば，実際には膀胱内に尿が残っていないこともある．

2）排尿後尿滴下

　排尿後，しばらく経ってから（便器から離れた後など），尿が滴下する状態である．

＜排尿後症状が起こる機序＞

　排尿症状と同様の機序で起こるが，残尿感に関しては，膀胱炎などの尿路感染症や膀胱結石なども原因となる．

もう少しくわしく

蓄尿症状を伴わない尿失禁

● 溢流性尿失禁
排尿がうまく行えず，膀胱内に尿が大量に溜まってしまい（この状態を慢性尿閉という），尿が断続的に漏れてきてしまう状態．原因としては，前立腺肥大症，神経因性膀胱などが挙げられる．

● 機能性尿失禁
排尿機能は正常にもかかわらず，認知症や身体運動機能の低下によって起こる尿失禁．たとえば，認知症のためトイレで排尿できない，脳梗塞後遺症による麻痺などによりトイレに行くまで時間がかかり，間に合わないなどが挙げられる．

2　男性性機能の障害と症状

　性機能に障害があり性交がうまく行えない状態で，大きく分けて，勃起障害と射精障害に分けられる．

ED：erectile dysfunction

勃起障害（ED）（p.247 参照）

　性交時に有効な勃起が得られないために，満足な性交が行えない状態である．

＜勃起障害が起こる機序＞

　原因は主に器質性と心因性に分けられる．

● **器質性**：前立腺がんに対する前立腺全摘術など骨盤内手術による勃起神経の損傷，糖尿病，血管性（陰茎海綿体の血流障害など），薬剤などによる．

● **心因性**：心理的ストレス，抑うつ，パートナーとの関係など心理的な原因で引き起こされ，若年者に多い．性的刺激とは関係のない夜間早朝勃起は認められるのが特徴である．

射精障害

　正常な射精が行えない状態である．

1）腟内射精障害

　マスターベーションによる射精は可能であるが，性交時に女性の腟内で射

精できない状態である.

2）早漏

腟内挿入前もしくは挿入直後に射精してしまう状態である.

3）遅漏

射精まで長時間を要する状態である.

4）逆行性射精

射精感はあっても外尿道口より精液が出ず, 膀胱内へ排出される状態である.

＜射精障害が起こる機序＞

腟内射精障害, 早漏, 遅漏などに関しては, 心因性, 誤ったマスターベーションのやり方などが原因となる. 逆行性射精に関しては, 射精時の内尿道口の閉鎖不全が原因であり, 経尿道的前立腺切除術後, 後腹膜リンパ節郭清術後, 薬剤などによる.

3 ｜ 泌尿器の障害でみられる主な症状

症状の定義, 検査の詳細, 考えられる疾患などはV章（p.154 参照）で解説する. 本項では症状とその機序について解説する.

A 尿の色調・性状の変化

血尿

血液が尿に混じっている状態である. 大きく分けて肉眼的血尿と顕微鏡的血尿がある. 分類については p.154 を参照する.

＜血尿が起こる機序＞

以下の原因が考えられる.

- **糸球体毛細血管の異常**：糸球体腎炎などの内科的腎疾患の場合, 糸球体毛細血管が弱く, 出血しやすいために, 血尿となる. この場合, 顕微鏡上の尿中赤血球の変形や, 尿タンパク陽性を伴うことが多い.
- **尿路の悪性腫瘍からの出血**：悪性腫瘍の血管は出血しやすいため, 腎臓, 腎盂, 尿管, 膀胱, 前立腺, 尿道の各部位に悪性腫瘍ができることで, 血尿となる.
- **尿路粘膜の損傷**：膀胱炎などの尿路感染症, 尿路結石症, 尿道カテーテル, 尿管ステント, 尿路の外傷などにより, 尿路粘膜が損傷することで血尿となる.
- **静脈内圧の上昇**：ナットクラッカー症候群＊も血尿の原因となる. この場合, 膀胱鏡検査を行うと, 右腎静脈は問題ないため, 左尿管口からのみ血尿の噴出を認める.

混濁尿

尿が濁っている状態である. 通常, 血尿は含めないことが多い. 膿尿, 塩

＊**ナットクラッカー症候群**
左腎静脈が腹部大動脈と上腸間膜動脈との間に挟まれることで, 左腎静脈内圧が上昇し, 静脈より出血する状態を指す.

類尿などが原因として挙げられる.

1）膿尿

　白血球が尿に混じって白色を呈する状態である．一般的に，尿沈渣上，白血球を1視野あたり5個以上認めた場合をいう．

＜膿尿が起こる機序＞

　尿路に細菌が侵入し，感染を起こすことで引き起こされる．腎盂腎炎，膀胱炎，前立腺炎，尿道炎，精巣上体炎などで認められる．

2）乳び尿

　尿へ脂肪（乳び）が混入して乳白色を呈する状態である．

＜乳び尿が起こる機序＞

　フィラリア感染や後腹膜の腫瘍・炎症などによりリンパ管が閉塞し，リンパ管と尿路との間に異常交通ができた際に，乳びを含めた**リンパ液**が尿に混入することによる．

3）塩類尿

　尿のpHや温度の変化，塩類排泄量の増加などが原因で，尿中に溶けていた塩類（リン酸塩，シュウ酸塩など）が，温度変化などにより結晶化し，白色を呈したもので，病的な意義は低い．

4）気尿

　排尿時に，尿だけでなく気泡も排出される状態である．

＜気尿が起こる機序＞

- **瘻孔形成**：消化器がんや憩室炎などにより尿路と腸管との間に瘻孔ができることによる．気泡だけでなく便が混じることもあり，その場合は糞尿とよばれる．
- **尿路感染**：ガス産生菌の尿路感染による．重症糖尿病などの基礎疾患を合併していることが多い．

もう少しくわしく　尿の色の異常をきたす疾患・状態

急性肝炎や胆道閉塞などによる黄疸（尿中にビリルビンが大量に含まれることで，尿が褐色になる），横紋筋融解症（横紋筋より大量に放出されたミオグロビンが尿に混じり，尿が褐色となる），紫色採尿バッグ症候群（尿道カテーテルを長期留置している患者の採尿バッグ内の尿が紫色に変化する現象で，慢性便秘症と尿路感染を合併した際に認められる．機序としては，大腸内で糞便中のトリプトファンが，便秘によって増えている腸内細菌によりインドールに分解され，さらにインドールが肝臓でインジカンとなって尿中に排泄されると，尿中のさまざまな細菌がインジカンをインジゴ［青色］やインジルビン［赤色］に分解し，それらの色が混じり合うことで，尿が紫色となる）などが挙げられる．

B　尿量の異常

乏尿，無尿

　尿量が少なくなり，1日尿量が400 mL以下の場合を乏尿，100 mL以下でほとんど尿が出なくなった場合を無尿という．尿量が少なくなる原因としては，腎前性♪として脱水，出血，熱傷など，腎性♪として腎梗塞，糸球体腎炎，薬剤性急性尿細管壊死など，腎後性♪として前立腺肥大症，神経因性膀胱，尿管結石などが挙げられる．

メモ

腎前性，腎性，腎後性についてはp.33，側注参照．

多尿

　1日尿量が2,500 mL以上となることを多尿という．その原因としては，水分の過剰摂取，糖尿病，電解質異常（高カルシウム血症，低カリウム血症），利尿薬内服などが挙げられる．

C　疼痛

　泌尿器疾患において，非常に重要な症状であり，疼痛を主訴に来院する患者も多い．部位などにより以下に分けられる．

腎疝痛

CVA：costovertebral angle

　急激に激しい痛みが側腹部痛として起こり，さらに周囲に痛みが波及する．肋骨脊柱角（CVA）（図IV-3-3）を打診すると，痛みを認めることが多い．腹膜への刺激により，悪心，嘔吐，冷汗などを認めることもある．痛みは間欠的なことが多く，いったん改善すると，全く痛みがなくなることもある．

＜腎疝痛が起こる機序（図IV-3-4）＞

　尿管結石や凝血塊などにより尿管が急激に閉塞されると，腎臓で産生される尿の流れが停滞し，腎盂〜尿管に尿が貯留する（この状態を水腎症という）こととなる．これにより，腎盂内圧が急激に上昇し腎被膜が伸ばされて痛みが生じる．一度，腎盂内圧が上がっても，尿管の蠕動運動により，尿管結石の位置が変わり，尿が尿管から膀胱へ流れるようになると，腎盂内圧が下がるため，痛みは改善する．また，がんの尿管浸潤など，ゆっくりと水腎症が引き起こされる際には，腎疝痛は発症しないことが多い．

背部痛（腎疝痛以外）

　左右の背部に痛みを感じる状態である．腎疝痛同様，CVAを叩くと，痛みを認めることが多い．

＜背部痛（腎疝痛以外）が起こる機序＞

　慢性尿路閉塞による水腎症，急性腎盂腎炎，腎梗塞などにより起こる．

下腹部痛

　恥骨上部周辺に痛みを認める状態である．

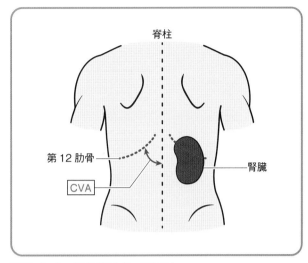

図IV-3-3 肋骨脊柱角（CVA）

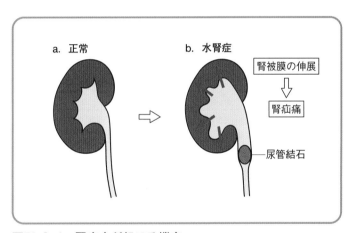

図IV-3-4 腎疝痛が起こる機序

＜下腹部痛が起こる機序＞

　急性尿閉となり，膀胱内に尿が溜まると，膀胱壁が急激に伸ばされ，膀胱排尿筋がけいれんするために激痛が生じる．細菌性膀胱炎，間質性膀胱炎，膀胱結石などの場合は，下腹部に鈍痛を認める．

陰嚢痛

　精巣や精巣上体に痛みを認める状態である．

＜精巣痛が起こる機序＞

　以下の2つが考えられる．

● 精巣捻転症：精索のねじれにより，精巣への血流がなくなることで痛みが生じる．精巣部だけでなく，下腹部にも痛みを認めることが多いため，下

腹部痛を主訴に来院する場合もある.

●精巣炎：流行性耳下腺炎*（おたふくかぜ）の感染により引き起こされることが多い.

<精巣上体痛が起こる機序>

精巣上体への感染により引き起こされ，痛みに加え，精巣上体の腫脹，発熱も伴うことが多い.

│会陰部痛

陰嚢の後ろ側の会陰部に痛みを認める状態である.

<会陰部痛が起こる機序>

前立腺炎により引き起こされ，急性前立腺炎では排尿痛，発熱も伴うことが多い．慢性前立腺炎では，違和感が長期間にわたって続くことがあり，また鼠径部などにも痛みを認めることがある.

│陰茎痛

陰茎に痛みを認める状態で，勃起が関与していることが多い.

<陰茎痛が起こる機序>

以下の2つが考えられる.

●持続勃起症：陰茎の血流異常が原因で，痛みを伴った勃起状態が持続する.

●ペロニー病：陰茎海綿体に結節ができる良性の疾患で，結節部の陰茎が伸びないことにより，勃起時に陰茎の弯曲（わんきょく）が生じ，疼痛が起こる.

│排尿痛

排尿時に，尿道，膀胱，下腹部に痛みを認める状態である.

<排尿痛が起こる機序>

尿道炎，前立腺炎，尿道結石などが原因の際には排尿初期痛に，膀胱炎が原因の際には排尿終末時痛となる．また淋菌（りんきん）性尿道炎や高度な急性膀胱炎など，炎症が強い際には全排尿痛となる.

│射精痛

射精時に，会陰部や尿道に痛みを認める状態である.

<射精痛が起こる機序>

前立腺炎などの炎症により生じる.

D　発熱

泌尿器疾患で38℃以上の発熱を認める場合，尿路感染症の中の急性腎盂腎炎，急性前立腺炎，急性精巣上体炎の3つが原因であることが多い.

<発熱が起こる機序>

●急性腎盂腎炎：悪寒戦慄（おかんせんりつ）を伴う高熱，背側のCVA（**図Ⅳ-3-3**）の痛みなどを認める．尿管結石やがんなどの尿管浸潤による尿路閉塞，膀胱尿管逆流症などがその原因となる.

*流行性耳下腺炎
ムンプスウイルスによる感染症.

- **急性前立腺炎**：高熱，会陰部痛，排尿時痛，頻尿などを認める．前立腺肥大症による排尿障害（とくに残尿を認める場合）や，性感染症などがその原因となる．
- **急性精巣上体炎**：高熱，陰囊の腫大，精巣上体部の圧痛などを認める．原因は急性前立腺炎と同様で，前立腺から精管を通じて細菌が精巣上体まで達することによる．

E　腫瘤

側腹部腫瘤

　泌尿器関連の臓器は後腹膜臓器であり，かなり大きくならないと腫瘤としては，側腹部では触知されない．

＜側腹部腫瘤が起こる機序＞

　成人では，腎がん，副腎腫瘍，多発性囊胞腎（両側に認められる）など，腫瘍や囊胞などの病変が増大することによる．小児では，腎盂尿管移行部狭窄症による先天性水腎症により，腎盂が拡張することによる．

下腹部腫瘤

　膀胱の病変が大きくなると，恥骨上部で触知される．

＜下腹部腫瘤が起こる機序＞

　もっとも多いのは尿閉で，急性尿閉であれば，下腹部痛および強い尿意を伴うが，慢性尿閉の場合，尿意などは伴わない．また，膀胱がんが周囲に浸潤した場合に腫瘤として触れることもあるが，まれである．

陰囊内腫瘤

　陰囊が腫大して，外来受診となることは多く，鑑別が重要である．

＜陰囊内腫瘤が起こる機序（図Ⅳ-3-5）＞

- **陰囊水腫**：もっとも頻度が高く，精巣の周囲に液体が溜まることによる．圧痛はなく，可動性があり，軟らかい．
- **精巣腫瘍**：圧痛はないが，硬く触れる．陰囊のサイズが大きくなったことに気づいていても，痛みがないことや差恥心などにより，なかなか医療機関に行かず，小児頭大まで腫大して初めて外来受診となるケースもある．
- **精巣上体炎**：圧痛や発熱を伴う．
- **精巣捻転症**：圧痛を伴うが，発熱はないことが多い．精巣捻転症の場合は緊急手術が必要であり，精巣上体炎と精巣捻転症との鑑別が重要であるが，鑑別が困難なことも多い．
- **鼠径ヘルニア**：小児でみられ，腸管が陰囊内へ入りこんで腫瘤を形成する．
- **精索静脈瘤**：精巣や精索に静脈瘤が存在し，腹圧をかけたり立位になったりすると静脈瘤が腫瘤として出現もしくは腫瘤の増大が認められる．男性不妊症の原因となることがある．

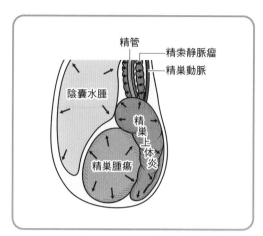

図Ⅳ-3-5 陰嚢内腫瘤の機序

鼠径部腫瘤

鼠径部腫瘤の原因としては，鼠径ヘルニアがもっとも多いが，泌尿器疾患によっても起こりうる．

＜鼠径部腫瘤が起こる機序＞

陰嚢内に精巣を触知せず，鼠径部に腫瘤を触れた場合は，停留精巣が原因として考えられる．また，鼠径部のリンパ節は表層にあるため腫大すると触知できるが，泌尿器がんの中で鼠径部へのリンパ節転移を起こすことが多いのは陰茎がんである．

陰茎腫瘤

亀頭部に腫瘍を認める場合と，陰茎海綿体内に硬結を認める場合が多い．

＜陰茎腫瘤が起こる機序＞

亀頭部に発症する腫瘍は，良性腫瘍である尖圭コンジローマ（ヒト乳頭腫ウイルスによる性感染症）と，陰茎がんである．また，ペロニー病の際には，陰茎背側に硬結を触れる．

F 精液の異常

血精液

精液に血液が混じっている状態である．出血した直後は鮮血色であるが，時間が経つと茶色(鉄さびのような色)となり，血液の塊が混じることもある．

＜血精液が起こる機序＞

精液は精子，精嚢の分泌液および前立腺の分泌液が混じったものであり，精嚢や前立腺の炎症，精子輸送路（精巣〜精巣上体〜精管〜精嚢・前立腺）の腫瘍，結石などが原因として挙げられる．一方で，多くの場合では検査をしても異常が確認できず，特発性血精液症とよばれる．

第2部

第V章　泌尿器疾患の
　　　　診断・治療

1 泌尿器症状からの診断過程

　Ⅳ章第3節では泌尿器の障害で起こる症状とその機序に触れたが，本節では検査の詳細や考えられる疾患などを解説する.

A　尿の色調・性状の変化

　尿の色調は主に，①疾患，②処方薬，③検査薬による影響で変化が起こる（**表Ⅴ-1-1**）.

血尿

1）具体的な症状

　血液が尿に混入している状態である（**図Ⅴ-1-1**）. 肉眼的に判別のつく状態を**肉眼的血尿**，顕微鏡検査で初めて赤血球が確認されるものを**顕微鏡的血尿**という.

　さらに肉眼的血尿には，発熱や疼痛といった症状を伴う**症候性肉眼的血尿**と，ほかの自覚症状のない**無症候性肉眼的血尿**がある. 出血の程度が強い場

メモ

●ビリルビン尿：胆道などの病気によって尿の中にビリルビンが含まれた状態.
●ウロビリン尿：ビリルビンが体内で分解されて尿中に排泄されたもの. 高値となる原因としては肝臓障害，溶血性貧血，便秘など.
●ヘモグロビン尿：血液中で赤血球が破壊され，尿の中にヘモグロビンが含まれた状態. 溶血性貧血や重症感染症，ポルフィリン尿症などが原因となる.
●ミオグロビン尿：筋肉中にあるミオグロビンが多量に尿中に排泄されたもの. 横紋筋融解症などの筋肉が障害を受けたときに生じる.
●ポルフィリン尿：ポルフィリン症（ヘムの産生に関わる酵素の欠損により生ずる疾患群，遺伝性疾患）で尿中にポルフィリンが排泄された状態.
●アルカプトン尿症：尿中に排泄されるHGA酸化物がメラニン様産生物を作り出し，放置した際，もしくはアルカリ性物質に触れると暗褐色～黒色となる. アルカプトン尿症は常染色体潜性（劣性）遺伝の遺伝性疾患.

表Ⅴ-1-1　**尿の色調変化をきたす原因とその色調**

	原因	尿の色調
疾患	ビリルビン尿，ウロビリン尿	橙色
	血尿，ヘモグロビン尿，ミオグロビン尿	赤色～赤褐色
	ポルフィリン尿	赤紫色
	アルカプトン尿症	黒色
処方薬	ビタミンB₂製剤	黄色
	センナ（便秘薬）	黄褐色～赤色
	リファンピシン（抗結核薬）	橙赤色
	レボドパ（抗パーキンソン薬）	褐色～黒褐色
	ワルファリン（抗血栓薬）	赤色～黒褐色
	カルバゾクロムスルホン酸ナトリウム水和物（止血薬）	橙黄色
検査薬	フェノールスルホンフタレイン（PSP）	赤紫色
	インジゴカルミン	青色

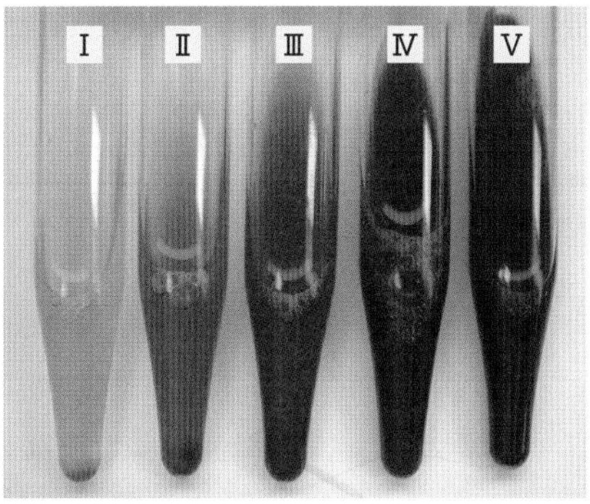

図V-1-1　血尿スケール
ⅠからⅤに従い血尿の色調が濃くなる.

表V-1-2　血尿をきたす主な疾患

悪性腫瘍	尿路上皮がん（膀胱がん，腎盂尿管がん），腎がん
良性疾患	尿路結石症，前立腺肥大症
血管病変	腎動静脈奇形，腎梗塞，ナットクラッカー症候群
糸球体疾患	IgA腎症，溶連菌感染後急性糸球体腎炎，ANCA関連腎炎
感染症	出血性膀胱炎

合には，尿中に凝血塊を認め，出血による尿閉をきたす場合もある.

　正常尿は淡黄色または藁黄色（わらきいろ）だが，赤色または褐色尿は必ずしも血尿ではなく，濃縮尿，ヘモグロビン尿，ミオグロビン尿，薬剤内服（抗結核薬のリファンピシンなど）が原因となることに注意が必要である.

2）考えられる原因・疾患

　血尿をきたす主な疾患を**表V-1-2**に示す.

3）鑑別・絞り込みの方法

　肉眼的血尿は，排尿中のいずれの時期に出現するかで初期血尿，終末血尿，全血尿に分けられる.

- **初期血尿**：排尿の始めに認める．前立腺部〜前部尿道の出血が疑われる.
- **終末血尿**：排尿の最後に認める．膀胱頸部〜後部尿道の出血が疑われる.
- **全血尿**：排尿の始めから最後まで認める．膀胱〜上部尿路の出血が疑われる.

①症候性肉眼的血尿

　症候性肉眼的血尿は，尿路結石症や尿路感染症によるものが多い．通常採血，検尿を行いながら，画像検査も考慮すべきである．診断のための検査として，腹部エコー検査は簡便・低侵襲でスクリーニングに有用である．さらなる精査としては，近年では点摘静注腎盂造影（DIP）や静脈性腎盂造影

DIP：drip infusion pyelography

IVP：intravenous pyelography

（IVP）といった排泄性尿路造影検査の頻度は低下し，CT 検査が行われることが多い．また出血が強いと，膀胱タンポナーデ*を生じることがある．

②無症候性肉眼的血尿

無症候性肉眼的血尿の場合は，尿路腫瘍を念頭に考慮しながら精査を行う．採血，検尿を行い，尿細胞診を提出する．可能なかぎり，膀胱鏡検査を行い，膀胱内に問題がない場合，尿管口からの血尿流出の有無を確認して，上部尿路（左右の診断も含めて）疾患を考慮する．膀胱鏡で確定診断が困難な場合は，追加検査としての CT 検査を行う．

> **臨床で役立つ知識**
>
> ## 膀胱鏡検査による出血源の精査
>
> 血尿精査を目的に施行した膀胱鏡検査で，尿管口からの流出尿に血尿を認めた場合は，血尿流出側の上部尿路（腎および尿管）が血尿の原因部位との診断となる．

③顕微鏡的血尿

潜血反応だけが陽性の場合，ヘモグロビン尿やミオグロビン尿の確認が必要であり，尿沈渣で赤血球が認められる場合には尿路上皮がんのスクリーニングが必要となる．また，変形赤血球・タンパク尿の存在は糸球体疾患の可能性を示唆するため，尿路上皮がんのスクリーニング以外にも腎臓内科受診についても検討する必要がある．

4）対応方法・治療方針

- 膀胱腫瘍，腎盂・尿管腫瘍：ステージングのうえ，加療を検討する（p.229参照）．
- 尿路結石：結石性腎盂腎炎では炎症の程度により緊急処置（尿管ステント留置）の必要性を考慮する．非感染性結石では結石治療を検討する（p.210参照）．
- 膀胱タンポナーデ：十分な膀胱洗浄による凝血塊の摘除，必要あれば灌流処置*を行う（3 ウェイ・バルーンカテーテル）．

混濁尿

1）具体的な症状

症状の詳細と機序は p.146 を参照する．

細菌感染による膿尿，細菌尿，塩類尿，乳び尿などが原因となる．尿沈渣の観察による鑑別が必要となる．

- 膿尿：尿中に白血球が混入した状態である．
- 細菌尿：尿中に細菌を 10^4/mL 以上認める状態を細菌尿とよぶ．膿尿を伴わない場合は無症候性細菌尿で，加齢女性に認められることが多い．
- 塩類尿：尿中の塩類が析出し，結晶となり混濁した状態である．

*膀胱タンポナーデ
膀胱内に大量の凝血塊が生じ，尿閉を起こしている状態．

*灌流処置
血尿（血腫）によって尿路が閉塞するのを防ぐため，持続的に生理食塩水を膀胱内に注入する方法．尿は注入した生理食塩水と一緒に体外に排出される．

表Ⅴ-1-3　混濁尿をきたす主な原因・疾患

症状	主な原因・疾患
膿尿	腎盂腎炎，膀胱炎などの尿路感染
細菌尿	尿路感染
塩類尿	疾患ではないことが多い．まれにシスチン尿症，重症肝機能障害，ネフローゼ症候群
乳び尿	リンパ管の閉塞によるリンパ液の混入
気尿	瘻孔の形成，ガス産生菌による尿路感染（基礎疾患を有することが多い）

● 乳び尿：リンパ液が尿に混入した状態である．
● 気尿：尿に気泡が混じる状態である．

2）考えられる原因・疾患

　混濁尿をきたす主な原因・疾患を表Ⅴ-1-3に示す．

3）鑑別・絞り込みの方法

　混濁尿の原因の鑑別には尿沈渣が有用である．

　膿尿は細菌尿を伴うことが多いが，尿路結核では単染色で細菌を認めない無菌性膿尿となる．女性では中間尿採取が大切で，より厳密に検査する際は導尿により採取した尿を検査することで正確な所見が得られる．

　気尿の原因として，重症糖尿病などの基礎疾患を有し，易感染のために，ガス産生菌による尿路感染を引き起こす場合が多い．

4）対応方法・治療方針

● 膿尿：発熱などの症状が伴う場合は抗菌薬による加療を検討する．
● 細菌尿：無症状の場合は加療の必要はない．
● 塩類尿：原則加療の必要はない．腎疾患の有無を確認する．
● 乳び尿：リンパ管閉塞をきたす原因疾患の治療を行う．

B　尿量の異常

1）具体的な症状

　症状の詳細と機序は「尿失禁，神経因性膀胱」（p.201, 204 参照）を参照する．

①乏尿，無尿

　1日尿量 400 mL 以下を乏尿，100 mL 以下を無尿と称する．

②多尿

　1日 2,500 mL 以上の尿量が持続する状態である．

表Ⅴ-1-4　乏尿，無尿，多尿をきたす主な原因

症状		主な原因・疾患
乏尿，無尿	腎前性無尿	ショック，心不全，腎動脈閉塞による循環血漿量の低下など
	腎性無尿	急性尿細管壊死，糸球体腎炎による腎実質障害など
	腎後性無尿	尿管内の病変（尿管結石，腫瘍，尿管狭窄など）または，尿管外の病変（他臓器の悪性腫瘍や後腹膜線維症など）による尿管閉塞など
多尿		尿濃縮力の低下など

2）考えられる原因・疾患

　乏尿，無尿，多尿をきたす主な原因を**表Ⅴ-1-4**に示す．

①乏尿，無尿

　乏尿あるいは無尿は原因別に腎前性，腎性，腎後性の3つに大別される．

- **腎前性無尿**：循環血漿量の低下で尿量が減少する．下痢や出血，ショック，心不全，腎動脈の閉塞などが原因となる．
- **腎性無尿**：腎実質障害により尿産生が障害され，尿量が減少する．急性尿細管壊死，糸球体腎炎などが原因となる．
- **腎後性無尿**：上部尿路（腎盂，尿管）の閉塞により尿量が減少する．尿管内の病変としては，両側の尿管結石，腫瘍，尿管狭窄，凝血塊による閉塞などがあり，尿管外の病変としては，他臓器の悪性腫瘍浸潤やリンパ節転移による圧迫，後腹膜線維症による尿管閉塞などがある．

②多尿

　尿崩症や糖尿病，慢性腎臓病（CKD）による尿濃縮力低下などが原因となる．利尿薬が投与されている患者では尿量が増加する．単に多飲が原因のことも多い．

3）鑑別・絞り込みの方法

- 腎前性無尿は全身状態（下痢，出血，ショック，心不全など）からの推察が可能である．
- 腎後性無尿はエコー検査やCT検査などの画像検査で閉塞機転を確認することが可能である．
- 腎性無尿については腎後性，腎前性を否定したうえで，尿所見における円柱所見や糸球体性血尿（変形赤血球）が特徴的である．

4）対応方法・治療方針

　泌尿器科的処置が必要となる病態は腎後性無尿である．閉塞機転の場所により，尿道カテーテル留置，ダブルJステント留置，腎瘻造設などでの対応となる．

　閉塞の原因に対する治療は閉塞を解除後に段階的に行う．

表V-1-5 疼痛をきたす主な原因・疾患

症状	主な原因・疾患
腎疝痛	尿路閉塞（水腎症），尿管の蠕動運動の亢進など
背部痛	慢性尿路閉塞による水腎症，急性腎盂腎炎，腎梗塞など
下部腹痛	急性尿閉，急性膀胱炎など
陰囊痛	精巣捻転症，精巣炎，精巣上体炎など
会陰部痛	急性前立腺炎，慢性前立腺炎など
排尿痛	尿道炎，前立腺炎，尿道結石など
射精痛	前立腺炎など

C 疼痛

1）具体的な症状（p.148 参照）

- 腎疝痛：肋骨脊柱角（CVA）（p.149，**図Ⅳ-3-3** 参照）の叩打痛や尿管に沿った放散痛を伴う特徴がある．
- 背部痛：急性膀胱炎では排尿時痛や尿道痛を伴う．
- 陰囊痛
- 会陰部痛

2）考えられる原因・疾患

疼痛をきたす主な原因・疾患を**表V-1-5** に示す．

3）鑑別・絞り込みの方法

①腎疝痛

結石，凝血塊，炎症，腫瘍などにより上部尿路が閉塞して腎盂内圧の急激な上昇（水腎症）や尿管の蠕動運動の亢進により引き起こされる．ほかの鑑別疾患としては，胆石，大腸憩室炎，虫垂炎などの消化器疾患，解離性大動脈瘤などの血管病変などがあるため，注意を要する．採血やCT検査などの画像検査により診断を行う．

②下腹部痛

急性尿閉では下腹部の圧痛，膨隆を認め，エコー検査で尿の著明な貯留を認める．間質性膀胱炎が原因であることもある．

③陰囊痛

急激に発症した陰囊痛の場合，精巣捻転症や急性精巣上体炎が考えられる．鈍痛が持続する場合の鑑別疾患として精巣上体炎や精索静脈瘤が挙げられる．

④会陰部痛

発熱を伴う強い疼痛の場合は急性前立腺炎，持続する鈍痛あるいは違和感の場合は慢性前立腺炎が考えられる．

4）対応方法・治療方針

　精巣捻転時には，長時間経過した場合，精巣が壊死する可能性もあるため，緊急手術を行う．捻転を解除し，血流再開した場合は陰嚢内に固定，血流再開しなかった場合は精巣摘除となる（p.219 参照）．

D　発熱

1）考えられる原因・疾患

　発熱をきたす泌尿器疾患として，急性腎盂腎炎，急性前立腺炎，急性精巣上体炎などの感染症が挙げられる（p.150 参照）．これらの疾患は高熱をきたし，疼痛などの症状を伴うことが多い．膿尿と，採血上の炎症反応高値を認める場合が多い．そのほか，腎梗塞や進行した悪性腫瘍でも発熱を伴う．

2）鑑別・絞り込みの方法

　CT 検査などによる画像検査で感染の原因部位を特定する．

3）対応方法・治療方針

　水腎症を伴う急性腎盂腎炎の場合，重症化すると敗血症におちいる可能性もあるため，早急に腎盂内の感染尿へのドレナージを行う．

E　腫瘤

　側腹部腫瘤，下腹部腫瘤，陰嚢内腫瘤，鼠径部腫瘤，陰茎腫瘤が挙げられる．

1）考えられる原因・疾患，鑑別・絞り込みの方法

　大きさ，表面の性状，硬さ，圧痛の有無，可動性などを確認する．進行性の大きな腎がんでは側腹部腫瘤を触れる場合がある．下腹部正中での膨隆する腫瘤はしばしば，尿閉の際の膀胱内尿貯留の場合がある．

　陰嚢内腫瘤においては，鑑別疾患として，陰嚢水腫，精巣腫瘍，急性精巣上体炎などがあり，まれではあるが鼠径ヘルニアなども同様の腫瘤形成をきたすことがある．触診以外に，透光性の有無などで判断するが，エコー検査は必須の検査といえる．

2）対応方法・治療方針

　感染性疾患に対しては抗菌薬の投与で対応する．そのほかの病態に関しては疾患ごとに各論を参照のこと．

F　その他

　下部尿路症状，男性性機能障害に関しては第Ⅵ章「泌尿器疾患　各論」を参照する．

2 泌尿器の検査

A 採尿の方法

採尿法により汚物が混入して，正確な膀胱尿所見を反映しない場合がある．とくに女性では分泌物が混入しやすく注意が必要である．

- **自然排尿法**：簡便であるが，分泌物などの混入が多い．
- **中間尿採取法**：外尿道口を清潔にし，出始めの尿を少量捨てた後に中間尿を採取する．
- **カテーテル導尿法**：外尿道口を消毒し，清潔なカテーテルを用いて尿を無菌的に採取する．細菌学的な検査を目的に行われる．

1) **男性の場合**（**図Ⅴ-2-1a**）

外尿道口を消毒し，出始めと排尿終末の尿は採取せず，中間尿を採取する．

2) **女性の場合**（**図Ⅴ-2-1b**）

女性の場合，外陰部常在菌，恥垢，腟分泌物などが混入する可能性があるので，外陰部を消毒し，中間尿を採取する．尿量が少ない場合は常在菌や腟分泌物などの影響を受ける可能性がある．また生理時には血液が混じる可能

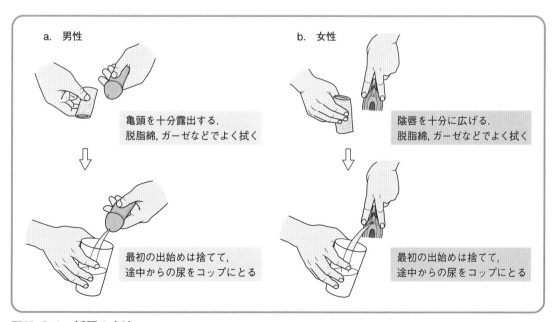

a. 男性

亀頭を十分露出する．
脱脂綿，ガーゼなどでよく拭く

最初の出始めは捨てて，
途中からの尿をコップにとる

b. 女性

陰唇を十分に広げる．
脱脂綿，ガーゼなどでよく拭く

最初の出始めは捨てて，
途中からの尿をコップにとる

図Ⅴ-2-1　採尿の方法

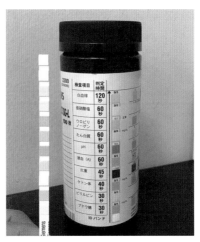

図Ⅴ-2-2　尿一般検査（ペーパー法）

性がある．正確な検査，とくに細菌培養検査のためにはカテーテルを用いた
導尿による採取が望ましい．

3）小児の場合

　自己排尿採取がむずかしい場合には，男女ともに外陰部を消毒し，プラス
チックバッグを使って採尿する．細菌培養検査を正確に行うためにはカテー
テルによる導尿が望ましい．

B　尿一般検査，尿沈渣

尿一般検査

1）目的

　尿中の成分，細菌を調べることで，腎・泌尿器疾患だけでなく，内臓や内
分泌機能の状態も把握できる．

2）方法

　通常は試験紙（ペーパー）法により行う（**図Ⅴ-2-2**）．pH，比重，グルコー
ス，タンパク，潜血，ウロビリノーゲン，ケトン体，白血球，細菌などの検
査が同時に可能である．判定については p.46 を参照する．

尿沈渣

1）目的

　尿を遠心分離器にかけ，沈殿した細胞などの固形成分を調べ，腎・泌尿器
の状態を把握する．腎・泌尿器疾患の重要な診断材料となる．

2）方法

　通常，尿沈渣は尿を遠心分離器により遠心し，その沈渣を 400 倍の顕微鏡
下に観察する．

C 尿細胞診

1）目的

尿中に含まれる尿路系臓器からの剝離細胞を観察し，その形態などから病変の有無を検討する．主に尿路系の腫瘍の診断に有用である．

2）方法

尿中の剝離細胞を集め，遠心塗抹後，固定し，パパニコロウ（Papanicolaou）染色を行い検査する．細胞診は，細胞質と核の比率（N/C 比）*，細胞核の極性，細胞核小体の存在などを指標とする．判定は，class Ⅰ・Ⅱは陰性，class Ⅲは偽陽性，class Ⅳ・Ⅴは陽性で悪性細胞の存在を示唆する．

＊N/C 比
核（nuclear）/細胞質（cytoplasm）比．N/C 比が高いと異型度が高い．

D 尿流動態検査

UDS：urodynamic study

尿流動態検査（UDS）は蓄尿から排尿までの下部尿路機能を総合的に評価する検査である．正常では膀胱と尿道の協調運動により成立する．蓄尿期は膀胱が弛緩し，尿道が閉鎖することで尿禁制を保ち，排尿期は尿道が弛緩し，膀胱が十分に収縮することで，スムーズな排尿が可能となる．

UFM：uroflowmetry

尿流測定（UFM）（図Ⅴ-2-3）

1）目的

尿勢低下や尿線途絶といった排尿症状を訴える患者の排尿状況を確認するために，尿流量を測定する．

2）方法

日常生活で排尿を行っているときと同程度の尿意のときに，尿流測定器のついた便座で排尿を行う．

CMT：cystometry

膀胱内圧測定（CMT）（図Ⅴ-2-4）

1）目的

膀胱内に液体（または気体）を注入して，膀胱壁の緊張度（膀胱内圧）を測定することで，膀胱の蓄尿機能を評価する．神経因性膀胱などの重要な検査となる．

2）方法

膀胱内圧測定用のカテーテルと，腹圧測定用の直腸内カテーテルを挿入し，液体（主に生理食塩水）を注入し，膀胱壁を緊張させて測定する．膀胱内圧から腹圧を差し引いたものを排尿筋圧として計測する．

PFS：pressure-flow study

膀胱内圧尿流検査（PFS）

1）目的

排尿時の尿流・膀胱内圧を同時に測定する．膀胱の収縮・蓄尿機能，前立腺肥大症や女性の骨盤臓器脱に伴う下部尿路閉塞の有無を確認するために行われる．

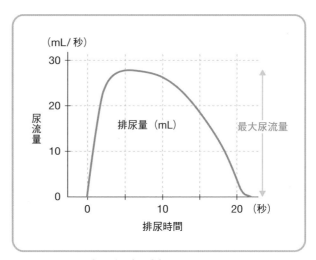

図Ⅴ-2-3 **尿流測定（正常）**

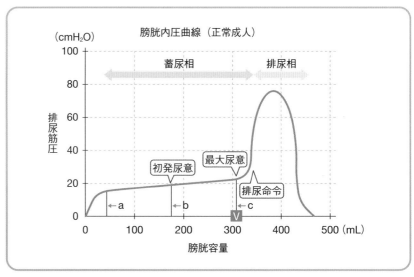

図Ⅴ-2-4 **膀胱内圧測定**
a：初圧，b：初発尿意時排尿筋圧，c：最大尿意時排尿筋圧，Ⅴ：最大膀胱容量.

2）方法

　準備はCMTとほぼ同様である．CMTで最大膀胱容量に達した後に排尿してもらい，排尿時の排尿筋圧の計測と同時にUFMによる尿流を測定する．検査結果の解析には国際尿禁制学会（ICS）のノモグラムやシェーファー（Schäfer）のノモグラムがよく使用される．

ICS：International
Continence Society

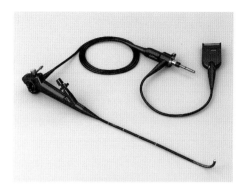

図V-2-5　軟性膀胱鏡
［写真提供：オリンパス株式会社］

E　膀胱鏡検査

1）目的

　膀胱鏡（スコープ）を用いて尿道や膀胱の粘膜の変化，尿の流出状況などを観察する．主に，尿潜血，肉眼的血尿，尿路通過障害の診断に用いられる．

2）方法

　軟性膀胱鏡（もしくは硬性膀胱鏡）を外尿道口より挿入し，膀胱内を観察する．尿道損傷には注意が必要である．

- **硬性膀胱鏡**：ステンレス製で耐久性に優れるが，挿入時にはリドカインゼリーの尿道注入や，仙骨麻酔など十分な除痛が必要である．女性では比較的痛みを伴わないことが多い．
- **軟性膀胱鏡（図V-2-5）**：表面の素材が柔軟（フッ素樹脂）で屈曲可能なため，挿入しやすい．硬性鏡と比べて疼痛が少なく麻酔を要さない．先端を任意の方向に屈曲できるため硬性鏡と比べて自由度の高い観察が可能である．

> **臨床で役立つ知識**　**視野不良時の膀胱鏡検査**
>
> 血尿などの混濁尿の場合は膀胱内の観察が困難となるため，事前に十分な膀胱洗浄を行う必要がある．時に持続的な出血の場合などで，洗浄を行っても観察困難な場合があるが，その際には洗浄後，生理食塩水ではなく空気を注入して観察する方法がある．

F　腎・尿管・膀胱単純撮影（KUB）

1）目的

　KUBのKはkidney（腎臓），Uはureter（尿管），Bはbladder（膀胱）の

略で，腎臓から恥骨レベルの単純撮影である．尿路結石の診断，フォローアップの目的で施行されることが多い．

- 腎陰影の大きさ，左右差，形状の確認，外方へ突出する腫瘤の有無の診断が可能である．
- 石灰化像の有無から，尿路結石（腎結石，尿管結石，膀胱結石），膵石，骨盤斑*，糞石などの診断が可能である．
- 膀胱における異物の存在，尿貯留の有無の診断が可能である．
- 骨における椎骨，骨盤，仙腸関節，大腿骨などの変化，骨融解，骨硬化の診断が可能である．
- 腸腰筋陰影が消失した際は後腹膜疾患の存在を疑う．

2）方法

両側の副腎から，膀胱（恥骨結合）までを含む下腹部を撮影範囲とする．仰臥位の前後方向での撮影が多いが，結石の場合は立位や斜位で撮影することも多い．

＊骨盤斑
骨盤内にみられる静脈の石灰化，生理的変化で病的意義はないが，尿管結石との鑑別を要する．

G　尿路造影検査

静脈性腎盂造影（IVP）（図Ⅴ-2-6）

IVP：intravenous pyelography

1）目的

腎実質，腎盂，腎杯，尿管・膀胱が観察でき，上部尿路疾患の精査のために施行される．

2）方法

経静脈的に造影剤を投与し，腎臓から尿中に排泄され，尿路が造影される．

3）注意

造影剤アレルギーや腎機能に注意が必要である．

逆行性腎盂造影（RP）

RP：retrograde pyelography

1）目的

上部尿路の疾患が疑われているが，IVPで十分な情報が得られない症例や，造影剤アレルギーや腎機能障害によりIVPができない症例に対して行われる．

2）方法

膀胱鏡下にカテーテルを尿管内に挿入して，造影剤を直接腎盂内に注入して観察する．

順行性腎盂造影（AP）

AP：antegrade pyelography

1）目的

RP同様，IVP困難症例に施行されるが，さらにRPが困難な場合に行われる．

2）方法

経皮的にエコーガイド下に腎杯を穿刺し，造影剤を注入し，腎盂を造影する．APは近年検査目的のみに施行されることは減少しており，腎瘻造設の

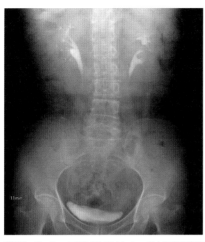
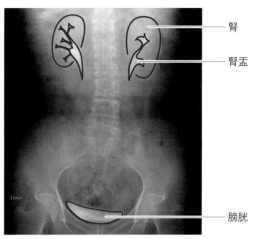

腎

腎盂

膀胱

図V-2-6　尿路造影検査（静脈性腎盂造影［IVP］）の画像（左）とその見方（右）
造影剤静注後11分の様子．以下を確認する．
● 腎：水腎の有無，結石の有無，陰影欠損（腎盂腫瘍）の有無．
● 尿管：尿管拡張の有無，尿管の走行，結石の有無，陰影欠損（尿管腫瘍）の有無．
● 膀胱：膀胱の形態，結石の有無，陰影欠損（膀胱腫瘍）の有無，（男性の場合）前立腺の膀胱内突出の程度．

際に合わせて施行されることが多くなっている．

逆行性尿道膀胱造影（UCG）

UCG：retrograde
urethrocystography

1）目的

　男性の尿道の評価を目的に施行する．

2）方法

　外尿道口より逆行性に造影剤を注入し，尿管から膀胱を造影する．正面および斜位像の撮影を行う．

H　腎血管造影

1）目的

　血管病変の確定診断，腫瘍の支配・栄養血管の同定，静脈サンプリングのために行われる．現在は塞栓術などのIVR *の一部として行われることがほとんどであり，血管解剖を把握するために施行されることはきわめてまれである．

*IVR

Interventional radiology.
X線透視，エコー像，CT
などを使用しながらカテー
テルや針を挿入（刺入）し
て行う治療法．

2）方法

　大腿動脈からカテーテルを挿入し，造影剤を注入して副腎・腎臓などの臓器の血管を造影する．

I　腹部エコー検査 （図V-2-7）

　腹部エコー検査は，低侵襲で簡便に行える画像検査法であり，泌尿器科領

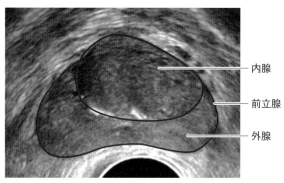

図Ⅴ-2-7　腹部エコー画像（左：前立腺，正常）とその見方（右）
前立腺サイズ，低エコー域の有無（前立腺がん疑い病変の有無），辺縁の性状（整・不整）などを確認する.

域では，腎臓や膀胱の観察を中心に行われる．また，腎瘻造設や経皮的腎生検などの手技においてはエコーガイド下で実施される．さらに，経直腸エコー検査による前立腺の観察（前立腺肥大症，前立腺がんなど）や，陰嚢エコー検査（陰嚢内病変[*]）も泌尿器科領域においては有用な検査法である.

*陰嚢内病変
陰嚢水腫，精索水腫，精索静脈瘤，精巣腫瘍，精巣捻転症など.

Ｊ　CT検査，MRI検査，核医学検査（シンチグラフィ）

CT検査（図Ⅴ-2-8）

1）目的・方法

CT検査はX線を使用した画像診断の1つである．任意の体断面画像を得ることが可能である．尿路結石の診断には単純CT検査が有用であるが，そのほかの泌尿器疾患の場合は造影CT検査[*]のほうが情報量が多く有用である.

2）注意・リスク

腎機能や造影剤アレルギーの有無に関しての確認は重要である．また欠点として被曝線量が高いことが挙げられる.

*造影CT検査
CTを用いた腎血管造影であるCTアンジオグラフィ（CT angiography[CTA]）や，CTを用いた尿路造影であるCTウログラフィ（CT urography[CTU]）がある.

MRI検査（図Ⅴ-2-9）

1）概要・目的

MRI検査は磁力を用いて断層画像を得る装置である．CT検査と比較して，放射線を用いないため被曝がないことと，生体組織の種類による画像のコントラストが高いことが利点とされる．前立腺がん症例で腫瘍の局在や被膜外浸潤の有無を確認したり，腎腫瘍症例で腎細胞がんと腎血管筋脂肪腫の鑑別などに用いられる.

2）注意・リスク

欠点としては，撮像時間が長い，検査中の騒音が大きい，高い磁場での検査のためペースメーカー，人工関節，義歯などの金属が体内にあると施行できない，などがある.

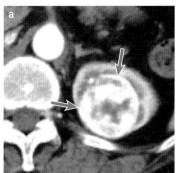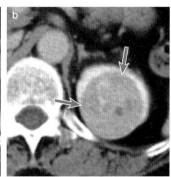

図V-2-8　CT画像（腎細胞がん）
a：早期相*，b：排泄相*.

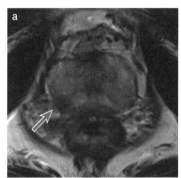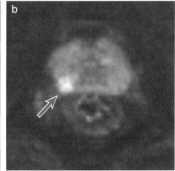

図V-2-9　MRI（前立腺がん）
a：T2強調画像，b：拡散強調画像.

核医学検査（シンチグラフィ）（図V-2-10）

1）目的

　核医学画像診断は放射性医薬品を体内に投与し，体内から放出されるガンマ（γ）線をとらえることで画像化する検査である．放射線医薬品を経時的にみることで，臓器や病態の構造だけでなく，代謝や機能評価も確認できる．

①骨シンチグラフィ

　がんの骨転移の診断目的に施行する．炎症や外傷でも集積することに注意が必要である．

②腎シンチグラフィ

● 腎動態シンチグラフィ（レノグラム）

・^{99m}Tc-MAG3：腎血漿流量（RPF）の指標.

・^{99m}Tc-DTPA：糸球体濾過量（GFR）の指標.

いずれも主な使用目的は分腎機能評価である．

● 腎静態シンチグラフィ

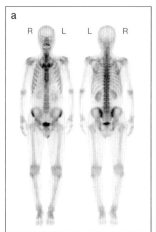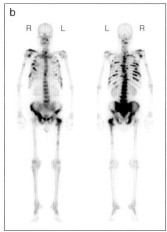

図Ⅴ-2-10　骨シンチグラフィ画像
a：正常，b：前立腺がん多発骨転移．

・^{99m}Tc-DMSA：形態的評価と機能的評価が可能，小児での膀胱尿管逆流症における腎瘢痕の診断に有用である．

K 腎生検，前立腺生検，膀胱生検，精巣生検

腎生検

1）目的

　腎疾患の診断，および進行度の判定のため行われる．慢性糸球体腎炎，ネフローゼ症候群，腎硬化症，膠原病，アミロイドーシスなどの腎疾患が適応となり，移植腎の機能低下の精査（拒絶反応，腎血管障害，免疫抑制薬による腎機能障害の鑑別）にも用いられる．

2）方法

● 経皮的腎生検（エコーガイド下腎生検）（p.50 参照）．

● 開放腎生検：全身麻酔下側臥位にて施行する．第12肋骨先端部分に小切開を加えて直視下に腎下極を確認し，メスによる切開もしくは針生検で組織を採取し，止血を行う．出血リスクのある症例や経皮的腎生検が困難な症例に対して行われる．

3）合併症

　後出血，血尿，動静脈瘻*の形成に注意を要する．

＊動静脈瘻
血管の損傷で動脈から静脈へ直接血流が流れ込む異常な交通路が生じた状態のこと．

前立腺生検

1）目的

　前立腺がんの疑いがある症例に対する確定診断および悪性度の判定，前立

PSA：prostate specific antigen

腺がんの治療効果の判定のために行われる．前立腺特異抗原（PSA）高値，直腸診検査での異常（硬結を触れる），エコー検査での異常などを総合的に判断する．

2）方法

TRUS：transrectal ultrasonography

経直腸的超音波（TRUS）ガイド下に針生検を行う．

- 経直腸生検：無麻酔で行うため，外来でも施行可能である．簡便であるが，検査後感染症のリスクが経会陰生検と比べてやや高い．
- 経会陰生検：局所麻酔または仙骨麻酔などの対応が必要となる．

3）合併症

血尿，感染，血精液症などの可能性がある．

膀胱生検

1）目的

膀胱壁の病変の組織学的検査となる．膀胱がんの疑いがある場合，その組織型と悪性度を判定する．

2）方法

通常，腰椎麻酔下に膀胱鏡を行い，内視鏡生検鉗子にて組織を採取する．腫瘍の発生範囲の確認のため正常と思われる部位についても生検を施行する．状況により軟性膀胱鏡による無麻酔生検も可能である．

3）合併症

血尿，感染などの可能性がある．

精巣生検

1）目的

無精子あるいは乏精子症による男性不妊症に対して，造精機能の原因と程度を診断する．

2）方法

局所麻酔下に陰嚢を切開して行う開放生検が多い．採取した組織はただちにブアン（Bouin）液などの固定液で固定する．

L 男性不妊症・男性性機能障害の検査

内分泌機能検査

1）目的

血中のホルモンを測定して，視床下部-下垂体-精巣系のホルモン調節の精査を行う．一般には黄体形成ホルモン（LH），卵胞刺激ホルモン（FSH），テストステロンの測定を行う．性腺機能低下症(低テストステロン血症)では，ゴナドトロピン値により視床下部下垂体の障害と精巣の障害を鑑別する．無精子症でFSHが高値の場合は非閉塞性と判断するのが一般的である．またプロラクチンの極端な上昇は造精機能に悪影響を及ぼすとされる．

表Ⅴ-2-1　**精液検査の基準値**

精液量	1.5 mL 以上
精子濃度	1,500 万/mL 以上
総精子数	3,900 万以上
運動率	40% 以上
正常形態率	4% 以上（奇形率 96% 未満）
総運動精子数	1,560 万以上

2）方法

　各ホルモンの基礎分泌量の測定のほか，刺激（負荷）試験，抑制試験など多岐にわたる．

精液検査（表Ⅴ-2-1）

1）目的

　男性妊孕性診断において基本的な検査となる．

2）方法

　精液はマスターベーションで採取し，禁欲期間は2日（48時間）以上，7日以内としている．射精後約20分で液状化された精液を測定する．

勃起機能検査

1）目的

　勃起障害*（ED）の原因を診断する．

2）方法

　EDの原因としてはさまざまなものがあり，問診が重要とされている．問診表としては，IIEF5（p.249，**表Ⅵ-6**参照）やSHIMが使用される．臨床検査では，一般的な血液生化学検査のほか，血糖，脂質関連の採血も行う．器質的異常の診断のために，夜間勃起現象測定（リジスキャン：RigiScan®），プロスタグランジンE_1（PGE_1）の陰茎海綿体注射による勃起テスト，超音波カラードプラ検査，陰茎海綿体内圧測定・海綿体造影，陰茎海綿体動脈造影などの専門的検査を行う．

遺伝子検査

1）目的

　一般に男性不妊症患者に認められる染色体異常の率は一般の集団と比べて非常に高いとされている．性染色体に関する異常が多く，もっとも高頻度に認められるのは，X染色体が2つ以上存在するクラインフェルター（Klinefelter）症候群である．染色体検査は，患者の細胞・組織を培養して分裂中期細胞を集め，染色体の異数性・倍数性・構造異常を検出するために行われる．

＊勃起障害

満足な性行為を行うのに十分な勃起が得られないか，または維持できない状態を指す（p.247 参照）．

IIEF：International Index of Erectile Function

SHIM：Sexual Health Inventory for Men

2）方法

　通常の染色体検査には末梢血リンパ球を試料として用いる．染色体異常は，正常の46本（46, XX，46, XY）よりも染色体数が増えている数的異常と，染色体の形態が正常とは異なる構造異常，微細欠損，モザイクなどに分類される．

メモ

ヒトの染色体は23対＝46本からなり，そのうちの44本を「常染色体」といい，後の2本を「性染色体」という．性染色体は人間の性を決定するもので，XとYの2種類があり，男性はX染色体とY染色体を1本ずつもち，女性はX染色体を2本もつ．

3 | 泌尿器疾患の治療

A　薬物療法

1）抗がん薬

　悪性腫瘍の増殖を抑える薬剤である．泌尿器悪性腫瘍では，主に尿路上皮がん（腎盂がん，尿管がん，膀胱がん），精巣腫瘍，前立腺がんなどにおいて使用される．それぞれの治療法により使用する薬剤は異なる（**表Ⅴ-3-1**）．また，近年では外来化学療法を行う機会が増えている．

　抗がん薬は単剤のみの投与を行うことは少なく，複数の抗がん薬を使用する多剤併用療法が一般的である．がん種によりさまざまなレジメン*が存在するため，施行にあたっては十分な理解と注意が必要となる．

- 副作用・リスク・注意点：骨髄抑制，悪心，脱毛などの一般的な副作用のほかに，個々の薬剤特有の副作用に注意しながら治療を行う必要がある．

2）分子標的治療薬

　がん細胞がもつ特徴を標的にして，がん細胞を破壊する薬剤である．根治切除不能な腎細胞がんに対する治療薬である．作用機序によって，主に血管新生を抑制する薬剤として**チロシンキナーゼ阻害薬（TKI）**とがん細胞の増殖を阻害する薬剤として**mTOR 阻害薬**に分けられ，病態により薬剤の選択・代替が行われている．副作用を**表Ⅴ-3-2**にまとめた．

3）免疫療法

　免疫細胞を活性化して，がん細胞を攻撃させる薬剤である．腎がんに対し

＊レジメン

抗がん薬，輸液，支持療法薬（制吐薬など）の投与に関する時系列的な治療計画のこと．

メモ

分子標的治療薬は，国内では 2008 年より腎がんに対する使用が始まった．2023 年 10 月現在，8 剤が日本国内で使用可能となっている．

TKI：tyrosin kinase inhibitor
mTOR：mammalian target of rapamycin

表Ⅴ-3-1　**泌尿器腫瘍に対する代表的な化学療法**

腫瘍	化学療法	使用薬剤
尿路上皮がん（腎盂尿管がん，膀胱がん）	GC 療法	ゲムシタビン，シスプラチン
	M-VAC 療法	メトトレキサート，ビンブラスチン，アドリアマイシン（ドキソルビシン），シスプラチン
前立腺がん	DTX 療法	ドセタキセル
	CBZ 療法	カバジタキセル
精巣腫瘍	BEP 療法	ブレオマイシン，エトポシド，シスプラチン
	VIP 療法	エトポシド，イホスファミド，シスプラチン
	CBDCA 単剤療法	カルボプラチン

表V-3-2　腎がんに対する分子標的治療薬

作用機序	一般名	商品名	薬剤の種類	特徴的な副作用
チロシンキナーゼ阻害薬（TKI）	ソラフェニブ	ネクサバール®	内服	手足症候群，高血圧，下痢，肝機能障害
	スニチニブ	スーテント®	内服	血球減少，手足症候群，高血圧，甲状腺機能障害
	アキシチニブ	インライタ®	内服	タンパク尿，高血圧，手足症候群*，発声障害，食欲低下，疲労感
	パゾパニブ	ヴォトリエント®	内服	肝機能障害，下痢，食欲低下，高血圧，疲労感
	カボザンチニブ	カボメティクス®	内服	手足症候群，食欲不振，下痢，疲労感
	レンバチニブ#	レンビマ®	内服	高血圧，血栓症，手足症候群，下痢，心障害
mTOR阻害薬	エベロリムス	アフィニトール®	内服	口内炎，間質性肺炎，高血糖
	テムシロリムス	トーリセル®	点滴	口内炎，間質性肺炎，高血糖

#：レンバチニブはペムブロリズマブとの併用療法でのみ使用可能.

表V-3-3　泌尿器科領域で使用される免疫治療薬

a. 腎細胞がんに対する免疫治療薬（分子標的治療薬との併用療法含む）

一般名	商品名	適応
イピリムマブ＋ニボルマブ	ヤーボイ®＋オプジーボ®	根治切除不能または転移性の腎細胞がん
ペムブロリズマブ＋アキシチニブ	キイトルーダ®＋インライタ®	根治切除不能または転移性の腎細胞がん
アベルマブ＋アキシチニブ	バベンチオ®＋インライタ®	根治切除不能または転移性の腎細胞がん
ニボルマブ＋カボザンチニブ	オプジーボ®＋カボメティクス®	根治切除不能または転移性の腎細胞がん
ペムブロリズマブ＋レンバチニブ	キイトルーダ®＋レンビマ®	根治切除不能または転移性の腎細胞がん
ニボルマブ（単剤）	オプジーボ®	根治切除不能または転移性の腎細胞がん（二次治療以降）
ペムブロリズマブ（単剤）	キイトルーダ®	腎細胞がんにおける術後補助療法

b. 尿路上皮がんに対する免疫治療薬

一般名	商品名	適応
ペムブロリズマブ	キイトルーダ®	がん化学療法後に増悪した根治切除不能な尿路上皮がん
アベルマブ	バベンチオ®	根治切除不能な尿路上皮がんにおける化学療法後の維持療法
ニボルマブ	オプジーボ®	尿路上皮がんにおける術後補助療法

＊手足症候群
分子標的治療薬の副作用としてみられる皮膚症状. 手足や指先，足底などの四肢末端部に，発赤，腫脹などが現れる. 重篤になると潰瘍や水疱を形成し，強い疼痛を伴う.

て，従来からサイトカイン療法が行われており，インターフェロンやインターロイキンが使用されていた. 現在，転移性腎細胞がんの主な治療法は免疫療法となっており，**免疫チェックポイント阻害薬**が使用される.

　根治的切除不能な腎細胞がんに対して，免疫チェックポイント阻害薬2剤

を用いた併用療法や，分子標的治療薬と組み合わせた併用療法が一次治療として使用される．また，尿路上皮がんに対しても免疫療法が行われており，化学療法後や術後補助療法として用いられている（**表V-3-3**）．

副作用・リスク・注意点

有害事象の発生頻度こそ少ないものの，特徴的な自己免疫疾患様の有害事象（免疫関連副作用［irAE］）を引き起こし，時に重篤な病態となるため，これまでの薬剤とはマネジメントが異なることに留意する必要がある．

主なirAEとして，甲状腺機能障害・副腎障害・肝機能障害（肝炎）・間質性肺炎・大腸炎（重度の下痢）・重度の皮膚障害・インフュージョンリアクション・腎障害・下垂体炎・重症筋無力症・筋炎・心筋炎・膵炎・ぶどう膜炎・1型糖尿病などがあり，治療としては副腎皮質ステロイドを使用することが多い．irAEは，全身にわたり多種多様な形式で発現するため，診断が困難な場合がある．早期に治療介入するためには，体調不良を早期に発見することが重要である．

4）その他の治療薬

前述（p.140, 141参照）のように，蓄尿・排尿メカニズムには自律神経（交感神経・副交感神経）が関与しているため，蓄尿障害や排尿障害に対して，交感神経刺激薬のβ_3刺激薬，交感神経遮断薬のα遮断薬やβ遮断薬，副交感神経刺激薬のコリン作動薬やコリンエステラーゼ阻害薬，副交感神経遮断薬の抗コリン薬などの自律神経作用薬が用いられる．また，平滑筋弛緩と血流増加作用のあるホスホジエステラーゼ（PDE）-5阻害薬が排尿障害や勃起障害に用いられる．その他，感染症や各種の良性疾患に応じた薬物治療が行われている（第Ⅵ章「泌尿器疾患　各論」参照）．

B　ホルモン療法（内分泌療法）

がん細胞の増殖にかかわる体内ホルモンを調整し，がん細胞の増殖を抑える治療であり，泌尿器科領域では，主に前立腺がんで行われる．前立腺がんは通常アンドロゲン依存性を示し，アンドロゲン刺激によりがん細胞が増殖する．そのため，アンドロゲン作用を抑制すると，アポトーシス*が誘導されてがん細胞が死滅し，腫瘍は退縮する．詳細はp.223を参照されたい．

*アポトーシス
遺伝子によってプログラムされている細胞死．

C　機械的処置

目的・適応

*カテーテル
一般的に中空の管をカテーテルという．

*ブジー
尿道の狭窄を拡張させるために挿入する棒状のもの．

カテーテル*やブジー*といった経尿道的処置は泌尿器科領域において特徴的な処置である．操作する際に尿路感染を引き起こしやすいため，無菌操作に留意する．

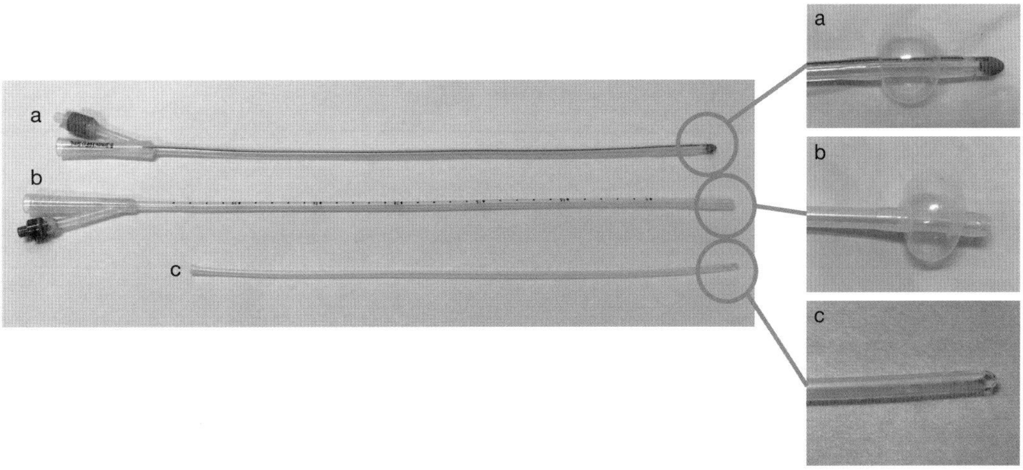

図V-3-1　各種カテーテル（全体図，先端拡大図）
a：バルーンカテーテル．膀胱内でバルーンを膨らませることにより自然抜去せずに長期留置可能．
b：腎盂バルーンカテーテル．腎瘻に留置し，腎盂内でバルーンを膨らませる．
c：ネラトン（Nelaton）カテーテル．先端近くに側孔のあるカテーテル．

1）尿道カテーテル（**図V-3-1**）

　診断目的での，採尿や排尿後の残尿測定，膀胱尿道造影検査の際の造影剤の膀胱内注入，尿流動態検査などがある．また尿閉解除のための導尿，尿量の正確な測定，手術の際の尿流出確保など，治療の一環としても使用される．

2）尿管カテーテル

　膀胱尿道鏡を用いて経尿道的に尿管口より尿管・腎盂に逆行性にカテーテルを挿入するのが尿管カテーテル法である．逆行性腎盂造影（RP）や腎盂尿採取の際に用いられる．

3）尿道ブジー（**図V-3-2**）

　尿道狭窄の拡張を目的に使用される．従来金属製の尿道ブジーが主に用いられてきたが，ガイドワイヤーと組み合わせて使用する樹脂製の尿道ブジーも使用されている．

　金属製のブジーには，男性の後部尿道まで挿入して拡張するために弯曲したもの（曲ブジー）と，男性の前部尿道または女性用として使用する短い直線状のもの（直ブジー）がある．

　特殊なブジーとして，糸状ブジーがある．高度狭窄に対して細い複数の糸状ブジーを挿入し，通過したものに金属製の尿道ブジーあるいはカテーテルをネジで連結することで誘導して挿入する方法で，ル・フォール（Le Fort）の手技とよばれる．近年ではその使用頻度は少なくなっている．

機械的処置の実際

1）体位と術前処置・消毒

　砕石位が一般的だが，導尿などの簡単な操作の場合は仰臥位でも施行可能

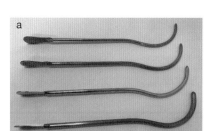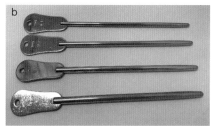

図Ⅴ-3-2　尿道ブジー
a：曲ブジー，b：直ブジー．

である．導尿や尿道拡張の場合は外尿道口とその周囲の消毒のみで，消毒滅菌した器具を使用することで無菌操作が可能となる．尿管カテーテル挿入など長時間の手技・操作が必要な場合や上部尿路に操作が及ぶ場合は，尿道口に加えて会陰部も消毒し，滅菌布で覆い，術者は滅菌ゴム手袋の着用が必要となる．

2）麻酔

女性の場合，無麻酔でも施行可能であるが，男性の場合は局所麻酔薬入りの潤滑剤を尿道内注入して，粘膜麻酔下の施行が一般的である．また操作の侵襲の程度により脊椎麻酔や硬膜外麻酔が必要であり，とくに仙骨麻酔を施行する場合が多い．また小児例では全身麻酔も適宜用いられる．

D　手術療法

泌尿器科領域においては，ほかの領域に先駆けて内視鏡手術が膀胱・前立腺疾患に対して行われてきた．さらに近年における腹腔鏡手術の進歩はめざましく，その対象臓器は副腎・腎臓・尿管・膀胱・前立腺など，ほぼすべての泌尿器領域に及んでいる．加えて米国を中心に臨床応用されていたロボット支援手術が日本国内でも普及している．

1）尿路内視鏡手術

さまざまな内視鏡を使用して行う．対象は，膀胱腫瘍（**図Ⅴ-3-3**），前立腺肥大症，尿路結石などがある．

2）開放手術

多くの開放手術は腹腔鏡手術に移行している．その中で周囲浸潤や腫瘍塞栓を伴うような大きな腎細胞がんに対する腎摘除術，腎尿管全摘除術，膀胱全摘除術などでは開腹手術も行われている．

3）尿路変向術

尿路変向術*には，①常に体外へ尿が流出する失禁型尿路変向（皮膚瘻［腎瘻，尿管皮膚瘻，膀胱瘻］，回腸導管），②尿の禁制が保たれる禁制型尿路変

📝 メモ

膀胱鏡は 19 世紀末に開発された．

＊尿路変向術

尿は腎盂，尿管，膀胱，尿道の経路で体外に排出されるが，その途中に病変があって通過障害を生じたり，摘除が必要となったりしたときには，その病変部より上流で体外に尿を誘導する必要がある．この生理的な経路を変更する方法をいう．

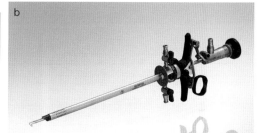

図V-3-3 膀胱腫瘍に対する経尿道的膀胱腫瘍切除術（TURBT）
a：術式模式図（矢印は切除ライン），b：レゼクトスコープ．
TURBT：transurethral resection of the bladder tumor.
［bの写真提供：オリンパス株式会社］

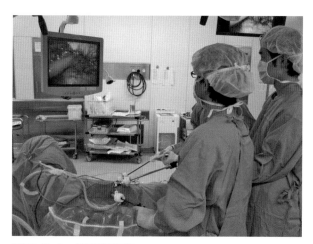

図V-3-4 腹腔鏡手術

向（自己導尿型代用膀胱造設術［コックパウチ，インディアナパウチなど］，③自然排尿型代用膀胱造設術（ハウトマン［Hautmann］法，スチューダー［Studer］法）に大別される．

4）腹腔鏡手術（**図V-3-4**）

　1987年に腹腔鏡下胆嚢摘除術が開発されて以降，副腎摘除，腎摘除，腎部分切除，腎尿管全摘除術，膀胱全摘除術，前立腺全摘除術，腎盂形成術などさまざまな術式が開発された．一般的にこれまでの開放手術と比べて，小さなポート創での手術が可能であり，また気腹下での手術のため出血量も少なく，患者負担が軽減されている．

5）ロボット支援手術（**図V-3-5**）

　手術支援ロボットとして，現在ダヴィンチ（da Vinci™）が世界的にも，日本国内でも広く普及している．2012年に前立腺がんに対する前立腺全摘除術が国内最初のロボット支援手術として保険適用となり，2016年には腎がんに対する腎部分切除に対して保険適用となった．その後泌尿器科だけでな

メモ
尿路変向術後に必要となる尿路ストーマ管理については p.188 参照．

メモ
現在日本国内でもっとも普及しているのは第四世代da Vinci Xi™（米国製）だが，国産の手術支援ロボット hinotori™ が開発され，使用開始されている．

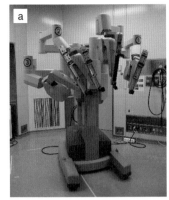
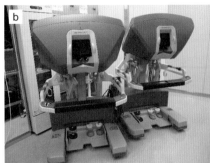
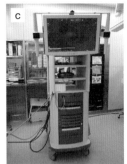
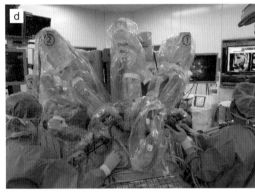
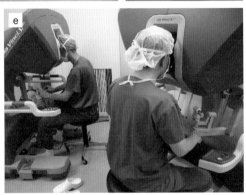

図Ⅴ-3-5　ロボット支援手術（ダヴィンチ）
a：本体，b：術者が扱う装置，c：モニター，d：実際の手術場面（本体のアームが患者の上からかぶさっている），e：実際の手術場面（術者が操作をしている）．

表Ⅴ-3-4　**泌尿器科領域で保険適用となったロボット支援手術術式一覧**

術式	対象疾患	保険適用年
ロボット支援腹腔鏡下前立腺摘除術	前立腺がん	2012
ロボット支援腹腔鏡下腎部分切除術	腎細胞がん	2016
ロボット支援腹腔鏡下膀胱全摘除術	膀胱がん	2018
ロボット支援腹腔鏡下腎盂形成術	腎盂尿管移行部狭窄症	2020
ロボット支援腹腔鏡下仙骨腟固定術	骨盤臓器脱	2020
ロボット支援腹腔鏡下腎摘除術	腎細胞がん	2022
ロボット支援腹腔鏡下腎尿管摘除術	腎盂がん，尿管がん	2022
ロボット支援腹腔鏡下副腎摘除術	副腎腫瘍	2022

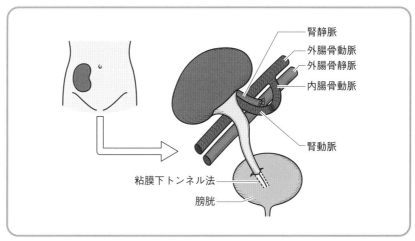

図V-3-6　腎移植術
右または左の腸骨窩に移植腎を置き，血管吻合および尿管膀胱吻合を行う（図は右腸骨窩の場合）．

く，外科・婦人科など他科の手術においても保険適用が拡大している（**表V-3-4**）．

従来の腹腔鏡手術の低侵襲性に加えて，可動性の高い鉗子を操作することによって，より正確で緻密な操作が可能となった．

ESWL：extracorporeal shockwave lithotripsy

6）体外衝撃波結石破砕術（ESWL）

尿路結石に対する治療として，体外の治療装置から体内の結石に対して衝撃波を加えることで破砕する．結石に照準を合わせるため，X線やエコーを利用する．

7）泌尿器科レーザー手術

泌尿器科領域では，前立腺肥大症に対するレーザー手術として，ホルミウムレーザー前立腺核出術（HoLEP）や，経尿道的前立腺レーザー蒸散術（PVP）がある．また，前述の砕石術のエネルギーデバイスとして用いられることがあり，レーザーは細径のファイバーで誘導できるため，とくに軟性尿管鏡下経尿道的結石破砕術（f-TUL）に適している．

HoLEP：holmium laser enucleation of prostate
PVP：photoselective vaporization of the prostate
f-TUL：flexible transure-thral lithotripsy

E　腎移植（図V-3-6，p.77 も参照）

腎移植は，末期腎不全患者の廃絶した腎機能を移植した腎により置換し，代行させる治療法である．腎不全に対する腎代替療法である透析療法（血液透析，腹膜透析）は，長期生存も可能であるが，あくまで対症療法であり根本的な治療ではない．腎移植は移植により失われた腎機能を回復させる治療法であり，末期腎不全に対する唯一の根治療法である．

腎移植には親子，兄弟など血縁者を提供者（ドナー）とする**生体腎移植**と，

メモ

腎移植は1954年にMurrayらが初めて一卵性双生児間の腎移植に成功した．

メモ

脳死腎移植については
2010年7月に施行され
た改正臓器移植法により
本人の意思が不明な場合
でも家族の承諾があれば
臓器提供できるように
なった.

死体（心臓死または脳死）から提供を受ける**死体腎（献腎）移植**の2種類がある.

　免疫抑制薬や術前・術後管理の進歩により，生着率，生存率などの成績が向上している．また，ドナー不足から，血液型不適合や配偶者間の生体腎移植も行われるようになっている.

4　排尿管理

　ヒトの生理的欲求の1つである排泄欲求を満たすことは，生活の質を維持するうえで重要であるといえる．しかし，中枢・末梢神経系の疾患，手術などによる尿道括約筋の障害などにより，自分で効果的な排尿ができない状態に陥ることがある．看護師が効果的な排尿管理を行うことは患者の生活の質を改善する大きな手助けとなる．しかしながら，排泄の援助は少なからず患者の羞恥心や自尊心に踏み込むケアでもあるため，患者の気持ちを受け入れ，十分理解したうえで気持ちよく排泄できるように援助を行うことが重要である．

　2016年の診療報酬改定により，「排尿自立指導料」が新設された．排尿ケアに関する専門的知識をもった医師，看護師，理学療法士または作業療法士などからなる排尿ケアチームが一定の基準を満たす施設で下部尿路機能回復のための「包括的な排尿ケア」を行った場合にかぎり算定できるようになった．

　次の一連の動作を**排尿過程**とよぶ；①尿意を認知する，②トイレを認知する，③トイレへ移動する，④下着を脱ぐ，⑤便器に座る，⑥排尿する，⑦おしりを拭き排泄物を流すなどの後始末をする．この過程のいずれかが障害されていると正常な排尿を行うことができなくなる．患者がどの過程が障害されているかを十分アセスメントし，個々の患者に合わせた適切な援助を行うことが看護師にとって非常に重要である．

　効果的な排尿管理を行う目的は，生活の質の改善，腎機能保護，尿路感染症の制御である．

A　尿道留置カテーテル管理

　尿道留置カテーテル管理とは，経尿道的に膀胱内にカテーテルを留置し継続的に尿を体外へ排出させる方法である（**図Ⅴ-4-1**）．

適応

　周手術期における全身管理，救命や治療に伴い尿の観察から循環動態を監視する必要があるとき，泌尿器系手術後の創部の安静，膀胱容量の高度な減少があるとき，ADL低下による負担軽減のために行われる．

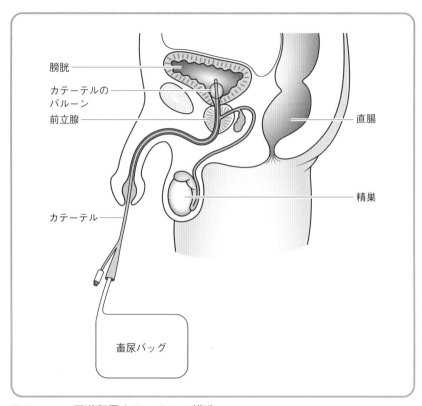

膀胱

カテーテルの
バルーン

前立腺

直腸

精巣

カテーテル

畜尿バッグ

図Ⅴ-4-1　尿道留置カテーテルの構造

| 注意点

　長期に留置カテーテルを留置することは，尿路感染症，尿道損傷，膀胱刺激症状，萎縮膀胱などの合併症を引き起こすおそれがある．そのため必要がなくなった時点で速やかにカテーテルを抜去する必要がある．

　やむを得ずカテーテル留置のまま自宅で管理する場合は，患者や家族に管理方法について指導を行う必要がある（**図Ⅴ-4-2**）．

B　清潔間欠導尿管理

CIC：clean intermittent
catheterization

　清潔間欠導尿（**CIC**）**管理**とは，一定時間ごとに，一時的に尿道から膀胱内にカテーテルを挿入し，膀胱内の尿を体外へ排出させる方法である．CICは尿道留置カテーテルに比べて腎機能の保護や膀胱機能の改善，尿路感染の予防，残尿感や尿失禁の改善が期待できるとともに，カテーテルによる体動制限がないことなどから社会復帰への可能性など患者の生活の質を改善させることが期待できる．

●カテーテルの構造

　カテーテルの先には管を膀胱内に固定するために水の入った小さな風船が付いています．管を強く引っぱると，尿道が傷つくおそれや管が抜けてしまうおそれがありますので注意してください．

●蓄尿バッグ（尿を溜める袋）の位置

　蓄尿バッグは腰よりも高い位置にもち上げないようにして下さい．腰よりも高い位置にもち上げると尿がうまく誘導されずに膀胱内に尿が溜まり，感染の危険などがあります．就寝時も工夫してなるべく体よりも低い位置に置いてください．

＜例＞ベッドの場合：ベッドの下に下げる．ラックやS字フックを使用し掛ける．

　　　布団の場合：布団を数枚重ねて高さを出す．

●入浴

　カテーテルが入っていてもシャワーや入浴は行えます．カテーテルを引っぱらないように気をつけて体を洗ってください．感染を避けるためにもできるだけ毎日シャワーや入浴を行い，陰部を清潔にするよう心掛けましょう．入浴を行う際は蓄尿バッグをビニール袋で包み，空気穴が濡れないように注意してください．湯船に浸かる際は，蓄尿バッグを必ず湯船の外に出してください．

●食事や水分摂取

　医師より指示や制限のある場合はそれに従ってください．とくにない場合はバランスの良い食事を心掛けてください．水分制限のない場合には1日に1,500mLを目安に水分摂取を行い，たくさん尿を出すようにしてください．

●注意してほしい症状

　次のような症状が現れた場合にはご連絡ください．

・ カテーテルが抜けてしまった．

・ 尿の流れが悪い．いつもより量が少ない．

・ 尿が出ずに下腹部が張っている．

・ 尿に血が混ざる．

・ 発熱がある．

他にも気になることがありましたら，ご相談ください．

［連絡先］○○病院泌尿器科：☎△△△－□□□□

図Ⅴ-4-2　膀胱留置カテーテルを留置する患者への説明書の例

適応

　尿閉（前立腺肥大や尿道狭窄により排尿がうまくできない状態）や残尿が多い場合（排尿しても膀胱内の尿が出きらずに残ってしまう状態）で，CICの手技を獲得できる患者が適応となる．

注意点

　膀胱内に尿を溜めすぎて膀胱の過伸展を起こさないようにする必要がある．導尿による細菌の混入や尿道損傷を防ぐために，導尿回数は約4〜6時間ごと，1日4〜6回が標準であり，1回の導尿量を500mL以下になるようにする．排尿日誌をつけて排尿時間，排尿量を把握する必要がある．また，尿路感染を予防するために清潔操作で行う必要があるため，認知機能が低下している場合や，座位保持が難しい場合はCICの導入は困難になる．そのためCIC導入を検討する場合には，身体機能や認知機能を十分考慮することが必要である．

C　骨盤底筋体操

　骨盤底筋とは骨盤の底にある筋肉群で肛門，尿道，腟の周りの筋肉であり，排尿に大きく関係する筋肉である．この筋肉が弱まると尿道を締める力が弱くなるため，切迫性尿失禁や排尿障害が起こるといわれている．骨盤底筋体操を行うことで骨盤底筋群が強化され蓄尿しやすくなり，下部尿路症状が50〜80％程度改善するといわれている．骨盤底筋体操の特徴は簡単に行うことができ，コストがかからないこと，副作用が少ないこと，他の治療の妨げ

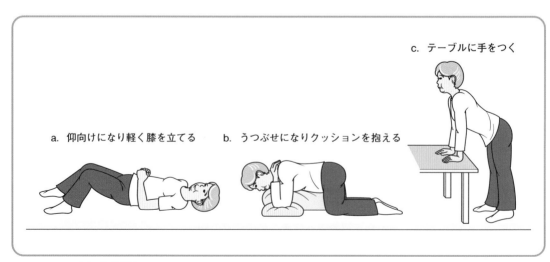

a.　仰向けになり軽く膝を立てる　　b.　うつぶせになりクッションを抱える　　c.　テーブルに手をつく

図Ⅴ-4-3　骨盤底筋体操
他にもさまざまな姿勢で行うことができる．椅子やソファーに座ってテレビを見ながら，読書しながら，散歩しながらなど，生活のなかに取り入れて行うと継続しやすい．

にならず行うことができることから尿失禁治療の第一選択となりうる .

　さまざまな体勢で骨盤底筋群を締める体操を5〜10秒間，20〜30回繰り返す（**図Ⅴ-4-3**）．尿道や肛門を締める感覚を意識して行うよう指導するとよい．これを1日3セット行う．1日10分間くらいが目安とし，すぐに効果が出なくても1ヵ月以上持続して行うように指導する．訓練には，フィードバック訓練*とバイオフィードバック訓練*がある．

適応

　泌尿器系手術後や出産，加齢，筋力低下などで尿漏れや，過活動膀胱（p.142参照）などの症状がある患者が適応となる．

注意点

　指導を行うときには，患者が実施可能なADLや認知能力があるか十分アセスメントしたうえで，理解しやすいように骨盤底筋の解剖図や立体モデルを見せながら指導を行い，パンフレットなどを用いて視覚的，聴覚的に反復して指導を行うことが望ましい．

D　排尿誘導

　排尿誘導とは，過活動膀胱のためにオムツを外せない患者や認知症などにより定期的にトイレで排尿することができない患者に対し，排尿を自立させるための訓練である．時間を見計らって定期的にトイレへ行く習慣をつけたり，排尿パターンを把握し失禁する前に誘導して排尿を促していく方法である．

メモ

膀胱訓練は，近年臨床で行われていない．

*フィードバック訓練
医療専門職が会陰部，腟，肛門の収縮を視診，あるいは腟や肛門を触知し有効な筋収縮の仕方を指導する方法である．

*バイオフィードバック訓練
筋収縮の情報を腟圧，肛門圧，筋電図，超音波による画像などを用い，音や光や図形というかたちで患者に提示し，異常となっている生理反応を認知させ訓練させる方法である．骨盤底筋収縮のモニターを見せたり，自宅で訓練を継続させる器具が販売されている．

5 尿路ストーマ管理

1 尿路ストーマとは

　尿路ストーマとは，膀胱がん，周囲臓器疾患の浸潤や外傷などにより尿路が損傷した場合に，腎臓から尿を体外に排出するように手術によって人為的につくられた排泄口のことである．尿路ストーマは尿路変向術（p.178，233参照）の術式によって，尿路ストーマ種類や管理方法が異なるため，どの部分の尿路が手術によって変更されているのか把握しておく必要がある．

2 尿路ストーマの分類と管理

　尿路ストーマは，非禁制型（失禁型）*と禁制型（非失禁型）*に分類できる．尿路ストーマは尿路変向術に応じた管理が必要であり，尿路変向術別には装具装着法，カテーテル留置法，間欠的自己導尿法の3つに分けることができる（図Ⅴ-5-1）．

A 非禁制型（失禁型）

1）腎瘻（カテーテル留置法）
　腎瘻とは，腎臓からカテーテルを介して尿を体外に排泄する管理方法である．腎瘻の造設には一時的な場合と，永久的な場合がある．腎機能の改善や悪化防止を目的とする場合は一時的な腎瘻となり，尿管への浸潤や損傷により尿管が使用できない場合は永久的な腎瘻となる．腎瘻はカテーテルを留置して排尿管理をするため，持続的な排尿やカテーテル挿入の長さ，固定・抜去に注意する．カテーテルを抜去してしまうと水腎症や腎盂腎炎を引き起こすため，慎重に観察する必要がある．

2）膀胱瘻（カテーテル留置法）
　膀胱瘻とは，膀胱からカテーテルを介して尿を体外に排泄する管理方法である．膀胱瘻の造設には一時的な場合と永久的な場合がある．膀胱瘻は，前立腺疾患や尿道狭窄・損傷などにより経尿道的に排尿が困難な場合は一時的

＊非禁制型（失禁型）
常に尿が体外に流出しているため，カテーテル，パウチ，採尿バッグなどが必要となる．

＊禁制型（非失禁型）
尿の自然な流出がないので，間欠的導尿法などの管理が必要となる．

✎ メモ
造設術については，p.178，233参照．

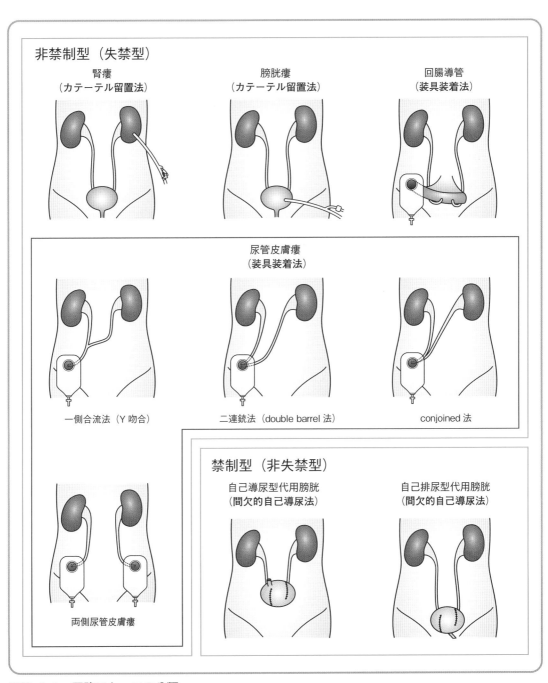

図V-5-1 **尿路ストーマの分類**

な膀胱瘻となり，尿道がんや外陰がんなどで尿道が再建不能な場合では永久
的な膀胱瘻となる．膀胱瘻はカテーテルを留置して排尿管理をするため，持
続的な排尿やカテーテル挿入の長さ，固定・抜去に注意する．一時的な膀胱

痩でもカテーテル留置の期間が長期になることが多いため，痩孔周囲のスキントラブルや細菌尿・膀胱結石などに注意し，観察する必要がある．

3）尿管皮膚瘻（カテーテル留置法，装具装着法）

尿管皮膚瘻とは，尿管をそのまま直接腹壁に固定（装具装着）して尿を体外に排泄する管理方法である．尿管皮膚瘻の造設には4つの術式があり，両側の尿管を一側に腹壁に固定するもの（一側合流法，二連銃法，conjoined法）と，左右の尿管を別々に腹壁に固定する両側尿管皮膚瘻がある．尿管は非常に細く，血流障害や狭窄・ねじれる可能性が高いことから，これらを防ぐ目的でカテーテルが使用される場合がある．尿管皮膚瘻は術式によって2本のカテーテルが挿入される場合もあるので，両側から尿の流出があるか，カテーテル挿入の長さはどうかなど，左右それぞれの状況を把握する必要がある．

4）回腸導管（装具装着法）

回腸導管とは，腸管（腸間膜を残して遊離した回腸15〜20cm程度を空置）と尿管を吻合して，腸管を直接腹壁に固定（装具装着）して尿を体外に排泄する管理方法である．回腸導管は腸蠕動により尿が絶えずストーマから装具に排出されることから，逆行性の感染リスクは低い．しかし，尿に腸液が混ざるため，装具装着部周囲にスキントラブルが生じやすいことから，よりていねいにスキンケアを実施する必要がある．

B　禁制型（非失禁型）

1）自己導尿型代用膀胱（間欠的自己導尿法）

自己導尿型代用膀胱とは，腸管（回腸，盲腸，上行結腸を70cm程度）を切り離して代用の膀胱を作成し尿管と吻合し，膀胱と導尿用に腸管で作成したルートを腹壁または臍に固定し，間欠的導尿にて尿を体外に排泄する管理方法である．代用膀胱は尿意がないため，定期的に時間を決めて間欠的自己導尿にて排尿管理をする必要がある．排尿管理を怠ると水腎症や尿路感染などのリスクが高くなる．

2）自己排尿型代用膀胱

自己排尿型代用膀胱とは，膀胱全摘出後に腸管で代用の膀胱を作成し尿道と吻合し，体外に排泄する管理方法である．自己排尿型代用膀胱は尿道から排尿することから，自然排尿に近い排泄方法である．しかし，代用膀胱は尿意がないため，腹圧をかけて排尿を実施したり，残尿によって自己導尿法を用いるなどの排尿管理が必要となる．

第2部

第Ⅵ章　泌尿器疾患　各論

1 先天性尿路疾患

1-1 腎臓の先天異常

A 変位腎

腎臓が発生の過程で正常の位置に到達しなかったものをよぶ．また，発生の途中で両側の腎下極が融合したものを馬蹄腎とよぶ（**図Ⅵ-1b**）．

1）症状

変位腎の多くは腎盂尿管の拡張，膀胱尿管逆流，回転異常を伴うことが多い．馬蹄腎では，尿管が腎前面を走行し，腎血管系の異常，水腎症を合併しやすい．

2）診断

腹部エコー検査，CT検査などの画像検査で診断する．

3）治療

腎盂形成術や峡部離断術を行うことがある．

B 常染色体顕性（優性）多発性嚢胞腎 （p.124参照）．

1-2 腎盂・尿管・膀胱の先天異常

A 重複腎盂尿管

腎盂および尿管が重複した状態であり，重複した尿管がそれぞれ独立して膀胱に開口する**完全重複型**と，途中で交流して1本の尿管となる**不完全重複型**がある．完全重複型の場合には2本の尿管のうちの上極尿管（上半腎からの尿管）は下極尿管よりも膀胱において尾側に開口する（ワイゲルト-マイヤー［Weigert-Meyer］の法則）（**図Ⅵ-1c**）．

1）症状

不完全重複型の場合には無症状に経過することが多いが，完全重複型では異所性尿管開口（後述，p.194参照），膀胱尿管逆流（後述，p.194参照）などを合併しやすく，尿失禁や発熱などの症状をきたすことがある．

2）診断

静脈性腎盂造影（IVP），逆行性腎盂造影（RP），CT検査，膀胱鏡検査などの画像検査で診断する．

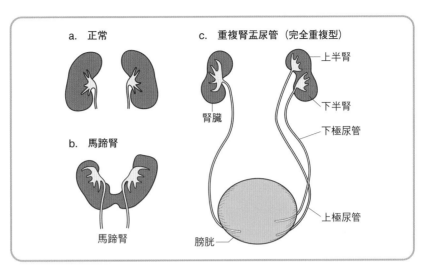

図Ⅵ-1　馬蹄腎と重複腎盂尿管

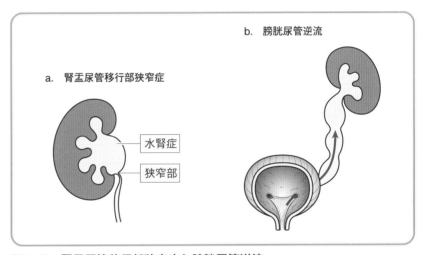

図Ⅵ-2　腎盂尿管移行部狭窄症と膀胱尿管逆流

3）治療

　無症状であれば積極的な治療を要さないが，異所性尿管開口や膀胱尿管逆流を合併する際は手術療法を検討する．

B　腎盂尿管移行部狭窄症（図Ⅵ-2a）

　腎盂から尿管までがなんらかの原因で狭まり，尿路における通過障害が起こる．

1）病因

　腎盂尿管移行部における筋構築の異常により蠕動運動障害や管腔の狭窄をきたすこと，異常血管などの外的要因による尿管の圧迫などが考えられている．

2）症状

出生前後のエコー検査で水腎症として無症候で発見されることが多く，年長児では腰痛や腹痛で発見されることが多い．

3）診断

腹部エコー検査，IVP，RP，CT検査などの画像検査で診断する．

4）治療

自然に改善することが多いが，腎機能が低下する場合や疼痛，感染を繰り返す場合には腎盂形成術が適応となる．

C　膀胱尿管逆流（図Ⅵ-2b）

膀胱の充満時もしくは排尿時に膀胱内の尿が尿管，腎盂に逆流する現象をいう．

1）疫学

0.2〜1％の確率で発症するとされ，出生前胎児エコー検査で発見された腎盂尿管拡張例の約10〜20％は**膀胱尿管逆流**が関与しているとされている．

2）症状

高熱や腰背部痛などの腎盂腎炎の症状から発見されることが多く，小児の有熱性尿路感染症の原因としてもっとも多い🖊．

3）診断

排尿時膀胱造影を行い，造影剤を含む膀胱内の尿が尿管，腎盂へ逆流するのを観察することで診断される．

4）治療

水腎症が軽度の症例では自然消失が期待できるが，腎機能低下例や予防的抗菌薬投与中にも尿路感染を生じる例では，膀胱粘膜下の尿管を長くすることで逆流防止機構をつくる外科的手術や膀胱鏡下注入療法を考慮する．

D　異所性尿管開口

尿管が本来の膀胱三角部側角以外に開口する場合を**異所性尿管開口**という．男児では膀胱頸部，後部尿道，精路*に開口する可能性があるが，中でも精路はきわめてまれである．女児では腟前庭や，腟に開口することがあり，持続的な尿失禁（尿管性尿失禁）を契機として発見されることがある．

1）症状

尿失禁，水腎症などがみられる．

2）診断

IVP，CT検査，膀胱鏡検査などの画像検査で診断する．

3）治療

異所開口尿管の所属腎の機能障害が高度な場合，所属腎尿管の摘除術を行

✎ メモ

小児に上気道症状（咳や淡）を伴わない発熱を認めた場合は，膀胱尿管逆流による膀胱炎→腎盂腎炎の可能性を考え，検尿（膿尿の有無をチェック）を行う．

＊精路

精子の通り道のこと．

うことがあるが，腎機能が保持されているときには，異所開口尿管の膀胱への再吻合術（さいふんごうじゅつ）が選択される．

1-3　尿道・精巣の先天異常

A　尿道下裂

尿道が亀頭先端に開口せず，陰茎腹側に開口する．

1）病因

胎児期の男性ホルモンなどの内分泌環境の異常により生じると考えられている．

2）診断

尿道開口部の位置により，とくに冠状溝下尿道下裂（かんじょうこうかにょうどうかれつ）などでは発見が遅れることがある．また停留精巣や陰嚢の位置異常などを合併することがある．

3）治療

尿道形成術が行われる．

B　停留精巣

1）病態

精巣は胎生期に未分化性腺から分化し，腹腔内で腹膜に包み込まれるように存在し，精巣導帯により鼠径管を通り，陰嚢に下りてくる．この経路の途中で下降が障害された状態を停留精巣という．

2）疫学

出生時で 4.1 〜 6.9％，1 歳時で 1.0 〜 1.7％の確率で発症する．

3）診断

触診にて陰嚢，鼠径部の触診を行い，エコー検査も併用して診断する．触知できない場合には MRI 検査，腹腔鏡検査も考慮する．

4）合併症

将来，造精機能障害をきたし，両側ではなく片側であっても不妊の原因となりうること，また悪性化のリスクが増加することが知られている．

5）治療

生後 6 ヵ月頃までは自然下降が期待できるが，1 歳前から停留精巣の組織学的変化が認められるようになることから 1 歳前後から 2 歳頃までに精巣固定術を行うことが望ましい．

1-4　先天性疾患に共通する看護支援・患者教育

親（とくに母親）が子どもに対して罪悪感を抱くことがあり，心理的援助

が必要となる．また，普段の子どもとの接し方や今後の成長発達に関しても，子どもの発達段階をふまえ，随時説明しサポートしていく必要がある．

2 尿路性器感染症

尿路性器感染症は，尿の通り道である尿路（主に腎盂，膀胱，尿道），および尿路と解剖学的に連続した臓器である前立腺，精巣上体に生じる感染症の総称である．尿路感染症の多くは，グラム陰性桿菌に代表される直腸常在菌が尿路に侵入することによって引き起こされる．

尿路性器感染症は，①明らかな基礎疾患を伴わない単純性と，②基礎疾患を有する複雑性に分類される．基礎疾患の例として，解剖学的・機能学的な尿路異常，尿路カテーテル留置，糖尿病，副腎皮質ステロイドや抗がん薬投与中など全身性に感染防御能が低下した状態などが挙げられる．尿路性器感染症を単純性と複雑性に分けて考えることは，原因菌の推定や治療方針の決定において重要である．

2-1 膀胱炎

A 病態

膀胱炎とは

膀胱炎とは，尿路感染症のうち感染が膀胱粘膜に限局した状態を指す．

疫学

E.coli : Escherichia coli

原因となる細菌は大腸菌（*E.coli*）に代表されるグラム陰性桿菌が約80〜85%を占める．

症状

典型的な膀胱炎の症状は頻尿，排尿時痛，残尿感などであり，細菌感染に伴う膀胱粘膜の炎症により引き起こされる．通常，炎症は膀胱粘膜に限局するため発熱を伴わない．

B 診断

前述の臨床症状を参考にその存在を疑い，診断には尿検査で膿尿や細菌尿を確認する．

C 治療

主な治療法

推定される原因菌に有効な抗菌薬の投与が治療の基本となる．複雑性膀胱炎の場合，抗菌薬治療と同時に基礎疾患の適切な管理が必要となる．

治療経過

適切な抗菌薬投与を行うことで症状は速やかに改善する．

患者教育

膀胱炎は外来で治療を行う．飲み忘れや自己判断による抗菌薬の内服中断は，治療効果が不十分となるだけでなく，耐性菌の選択につながる可能性もあるため，抗菌薬内服による有害事象（アレルギーなど）が生じた場合を除いて，症状が改善しても医師の指示のもと処方された抗菌薬を飲み切るよう指導する．また，膀胱炎は繰り返すことがあるため，陰部を清潔に保つこと，水分摂取を促すこと，排尿を我慢せずしっかりと最後まで出し切ることなど，再発予防の方法を指導する．

2-2 腎盂腎炎

A 病態

腎盂腎炎とは

腎盂腎炎とは，下部尿路から腎盂への逆行性感染によって生じる感染症である．腎盂での炎症により集合管から腎実質に組織破壊が波及するため，血流感染を合併する．重症例では敗血症性ショック*を伴うこともある．

疫学

原因となる細菌は膀胱炎と同様，大腸菌（*E.coli*）がもっとも多く，約70%を占める．単純性腎盂腎炎は性的活動期の女性に好発する．

症状

患側の肋骨脊柱角（CVA）（p.149，**図Ⅳ-3-3**参照）の叩打痛と発熱が特徴的な症状である．血流感染による全身性の炎症が起こるため，発熱のほか全身倦怠感，悪心・嘔吐などの消化器症状を伴うこともある．

B 診断

前述の臨床症状と，尿検査所見（膿尿や細菌尿）のほか，下記検査結果を基に，総合的に行う．全身性炎症の有無や程度を確認するために血液検査を行う．さらに，問診・全身診察や画像検査によりほかの感染源の存在を否定すると同時に，ドレナージが必要となる水腎症などの有無を検索する．尿の

＊敗血症性ショック
敗血症は，感染症によって重篤な臓器障害が引き起こされている状態である．さらに急性循環不全による血圧低下を合併した状態を敗血症性ショックとよび，死亡率が増加する可能性がある．

CVA：costovertebral angle

グラム染色や尿培養検査・血液培養検査も行う.

C 治療

主な治療法

原因菌に有効な抗菌薬の投与と,水腎症などがあれば抗菌薬投与と並行してドレナージを行うことが治療の基本となる.水腎症を合併した際の治療には,尿路カテーテル挿入や経皮的ドレナージが基本である.しかし,気腫性腎盂腎炎や腎膿瘍に進展した場合,ドレナージのみでは十分な感染コントロールができず,手術による患側腎摘除を要することもある.

治療経過

全身性炎症を伴うため,治療が奏効していても臨床症状の改善には時間を要するが,おおむね3日前後で改善傾向がみられることが多い.

患者教育

複雑性腎盂腎炎は,基礎疾患を適切に管理しないと容易に再発しうる.とくに,糖尿病の基礎疾患を有する患者には糖尿病のコントロールをしっかり行うことを伝える.尿路結石のある患者には後述の尿路結石に対する食事指導を行う.また,腎盂腎炎は繰り返すことがあるため,発熱,腰背部痛の出現時には速やかに受診することを伝える.高齢者では,基礎疾患の自己管理が不十分な場合もあり,退院支援の一環として,家族に対する教育や介護福祉サービスの手配も重要である.

2-3 前立腺炎

A 病態

前立腺炎とは

前立腺炎とは,尿路の一部でもある前立腺が,感染症などで炎症を起こした状態をいう.

疫学

他の尿路感染症と同様,大腸菌（*E.coli*）がもっとも多く,65～87%を占める.

症状

急性の経過で生じる排尿痛,頻尿,尿意切迫感,排尿困難,尿閉,会陰部不快感,会陰部痛といった局所症状と発熱が特徴的な症状である.尿道の一部を形成するため,前立腺に炎症が起こると排尿痛を生じる.また,炎症に伴う腫大により尿路を閉塞するため,排尿困難や尿閉を生じうる.重症化すると敗血症ショックを伴うこともある.

B 診断

　臨床症状と，尿検査所見（膿尿，細菌尿）から疑い，直腸診を行う．直腸診では圧痛と熱感のある腫大した前立腺を触知する．腎盂腎炎と同様，血液検査，尿のグラム染色や尿培養検査・血液培養検査も行う．

C 治療

主な治療法

　基本は原因菌に有効な抗菌薬の投与となる．排尿障害や尿閉を伴う場合は，尿道カテーテル留置や膀胱瘻造設による尿路の確保が必要となる．

治療経過

　腎盂腎炎と同様，おおむね3日前後で改善傾向がみられることが多い．

退院支援・患者教育

　急性細菌性前立腺炎は多くの場合，排尿障害を合併する．感染症が軽快しても排尿障害の改善には時間を要するため，尿路カテーテルを挿入した状態で退院となることも多く，退院時には尿路カテーテルの管理方法について教育が必要である．また，抗菌薬を確実に内服すること，飲水摂取を促すように指導する．尿意を我慢せず，排尿をしっかり行うことを指導する．さらに，糖尿病の患者には，糖尿病のコントロールをしっかり行うように指導する．

ESBL：extended spectrum beta（β）lactamase

> **もう少しくわしく**
>
> ## ESBL 産生菌
>
> 尿路性器感染症の原因菌として代表的な大腸菌（*E.coli*）のうち，約5%を基質特異性拡張型βラクタマーゼ（ESBL）産生能を有する耐性菌が占める．ESBL は，抗菌薬の抗菌活性に重要な構造を分解してしまう酵素であり，ESBL 産生菌は多くの抗菌薬に対して耐性を示す．従来，尿路性器感染症の領域では広い抗菌活性を示すキノロン系抗菌薬が多用されてきたが，ESBL 産生菌などの耐性菌の割合が年々増加傾向である現状を受け，キノロン系抗菌薬の使用は抑制すべきと考えられるようになってきた．

2-4 急性精巣上体炎

A 病態

急性精巣上体炎とは

　精巣上体は精管を介して尿道と交通しており，逆行性感染により急性精巣上体炎を生じる．

疫学

性活動期の14〜35歳の男性では原因として尿道炎がもっとも多く，原因菌として淋菌（*Neisseria gonorrhoeae*）やクラミジア（*Chlamydia trachomatis*）を念頭に置く．それ以外の年齢では他の尿路性器感染症と同様に大腸菌（*E.coli*）が多い．小児では下部尿路奇形や包茎が，中高年以降では排尿障害が原因となることが多い．

症状

急性の経過で生じる患側の陰嚢痛・腫大，発熱が特徴的な症状である．重症化すると精巣や陰嚢皮膚にまで炎症が波及し，膿瘍を形成することがある．膿瘍形成した場合には手術での切除が必要となる．

B 診断

臨床症状と，尿検査所見（膿尿や細菌尿）から疑う．超音波検査では腫大した精巣上体が確認される．腎盂腎炎と同様，血液検査，尿のグラム染色や尿培養・血液培養検査も行う．淋菌感染を疑う場合は，尿道分泌物のメチレンブルー染色も有用である．

C 治療

主な治療法

基本は原因菌に有効な抗菌薬の投与となる．尿道炎が原因として疑われる場合は，治癒を確認するまで性行為を禁止し，パートナーも一緒に治療する必要がある．

治療経過

発熱や局所の疼痛が改善しても，炎症によって生じた精巣上体の硬結はしばらく残存することがある．

患者教育

原因に合わせた再発予防が重要であり，排尿障害の場合は適切な排尿管理を，尿道炎の場合は性交についての教育が必要となる．感染の契機が後ろめたくパートナーには言いにくいという人も多いが，パートナーに伝え，協力をお願いするよう伝え，支援する．

3 | 尿失禁

A 病態

　尿失禁とは，膀胱に尿を蓄える機能（蓄尿機能）が障害されて，尿が不随意に漏れるという愁訴である．尿失禁はそれぞれの状態によって対応が異なるため，どういった尿失禁なのか診断して対応することが重要である．

B 診断

　尿失禁を訴える人が受診した際の初期評価✎として，問診，検尿，残尿測定，排尿日誌記録などを行う．問診では尿失禁の頻度，パッドやオムツの必要性，生活への支障の有無，血尿や排尿時痛など失禁以外の症状の有無，既往歴，内服歴，ADLの確認などを行う．検尿で膿尿や血尿がある場合には，原因検索および治療を優先する．残尿測定は尿閉による溢流性尿失禁を診断するために重要である．排尿日誌で毎回の排尿の時間と量，尿失禁の状況を記録してもらうと，尿失禁の鑑別や生活指導に役立つ．また，初期評価ではがん，膀胱炎，尿路結石などの膀胱刺激症状を起こすような疾患を除外することも重要である．

C 尿失禁の種類と診断・治療

腹圧性尿失禁

1）定義

　運動時やくしゃみ，咳などの際に不随意に尿が漏れる．

2）原因と疫学

　女性に多く，骨盤底の支持機構の障害が主な原因となる．

3）診断

　尿失禁が起こりやすいタイミング（腹圧がかかるとき）の問診が重要である．他覚的に確認するには，尿の溜まった状態で咳やいきみに同期した尿漏出を確認するストレステストや，飲水をして一連の動作を行い開始前後のパッドの重さの差を確認するパッドテストが有効である．

4）治療

　生活指導，骨盤底筋体操，薬物療法などの保存的療法を行い，無効の場合にはテープで尿道を支えるTVTやTOTなどの手術療法を検討する．

TVT：tension-free vaginal tape
TOT：trans-obturator tape

表Ⅵ-1 過活動膀胱症状質問票（OABSS）

患者さんに，この1週間の状態にもっとも近いものを選んでもらい点数をつける

質問	症状	点数	頻度
1	朝起きた時から寝る時までに，何回くらい尿をしましたか	0	7回以下
		1	8～14回
		2	15回以上
2	夜寝てから朝起きるまでに，何回くらい尿をするために起きましたか	0	0回
		1	1回
		2	2回
		3	3回以上
3	急に尿がしたくなり，我慢が難しいことがありましたか	0	なし
		1	週に1回より少ない
		2	週に1回以上
		3	1日1回くらい
		4	1日2～4回
		5	1日5回以上
4	急に尿がしたくなり，我慢できずに尿を漏らすことがありましたか	0	なし
		1	週に1回より少ない
		2	週に1回以上
		3	1日1回くらい
		4	1日2～4回
		5	1日5回以上
	合計点数	点	

過活動膀胱の診断基準：尿意切迫感スコア（質問3）が2点以上かつOABSS合計スコアが3点以上．
過活動膀胱の重症度判定：OABSS合計スコア5点以下：軽症，6～11点：中等症，12点以上：重症．
［日本排尿機能学会（編）過活動膀胱診療ガイドライン第2版，p.105，リッチヒルメディカル，東京，2015より引用］

切迫性尿失禁

1）定義

尿意切迫感と同時または尿意切迫感の直後に不随意に尿が漏れる．

2）疫学と原因

男女比はほぼ同等で，過活動膀胱に伴って起こるとされる．

3）診断

まずは過活動膀胱症状質問票（OABSS，**表Ⅵ-1**）などを用いて過活動膀胱があるかを確認し，尿意切迫に伴い尿失禁が起こるか確認する．

4）治療

抗コリン薬やβ_3作動薬などの薬物療法を行う．

5）患者教育

体重減少，運動，禁煙，食事・飲水指導，便秘改善などの生活指導や骨盤底筋体操などの理学療法を行う．

メモ

尿失禁の生活指導として，肥満の改善，禁煙，カフェイン・アルコール摂取制限，水分の過剰摂取の制限，塩分制限，便秘の改善などを行う．また失禁を起こしやすい動作などがある場合には，それを避けられるように環境の整理なども指導する．

混合性尿失禁

1）定義

腹圧性尿失禁と切迫性尿失禁の両方を有する.

2）治療

抗コリン薬や β_3 作動薬などの薬物療法を行う. また, 腹圧性尿失禁が優位な場合には手術療法も検討される.

3）患者教育

切迫性尿失禁と同様の生活指導や理学療法を行う.

夜尿症

1）定義

5歳以上の小児の就寝中の間欠的尿失禁である. 昼間の尿失禁や他の下部尿路症状の有無は問わない.

2）疫学

有病率は小学校入学時で10%超とされているが, 0.5〜数％は解消されないまま成人に移行するとされている.

3）原因

夜間多尿, 排尿筋過活動, 覚醒閾値の上昇（尿意があっても目が覚めない）といった病因が1つ, ないしは複数で関与していると考えられている.

4）診断

問診による病歴聴取, 身体診察, 尿検査を行う. 問診や身体診察では夜尿症の原因となりうる二分脊椎症などの器質的疾患や, 便秘症, 注意欠如多動障害などの精神神経疾患の有無を確認する. また, 昼間の失禁の有無, 飲水や就寝起床時間などの生活習慣を排尿日誌とともに確認することも重要である. 尿検査では血尿や膿尿の確認に加えて, 起床時の尿浸透圧もしくは比重の測定を行う.

5）治療

積極治療としてはアラーム療法と, 夜間低尿比重の場合には抗利尿ホルモンの投与を行う.

6）患者指導

まずは本人および保護者に夜尿が本人に過失がないことと, 夜尿に対して罰を与えるという方法で治療すべきでないことを説明する. 生活指導として, 水分の摂取制限, 就寝前の完全排尿の励行, 夜更かしを回避, 便秘の改善などを指導する.

機能性尿失禁

1）定義

排尿機能には問題はないが, 認知症や運動障害などのため尿意を感じてからトイレにたどり着くまでにもらしてしまう状態.

2）対応

患者の機能状態の確認を行い，定時排尿を促す．

3）患者教育

手すりの設置や，着脱の容易な衣類を選択するなどの環境対策の指導を行う．

その他の尿失禁

- **反射性尿失禁**：排尿反射に対する上位中枢神経からの抑制が脊髄損傷などによって遮断されることに起こる失禁のことである．排尿日誌で反射性尿失禁が生じる膀胱容量を把握して，反射が起こる前に排尿を促す．必要があれば間欠的自己導尿の指導も行う．
- **溢流性尿失禁**：膀胱に多量の尿が貯留して，括約筋の限界を超えて尿が溢れ出ている状態のことである．尿閉とほぼ同義であり，重篤な感染症や腎機能障害を起こす可能性があるため注意が必要である．治療として尿道カテーテル留置や導尿を行う．
- **真性尿失禁（奇異性尿失禁）**：外傷や手術，出産などによる尿道括約筋の損傷により尿道抵抗が消失し，膀胱内に尿を保持することができなくなるために起こる尿失禁である．
- **尿道外尿失禁**：先天性異常による尿道または尿道括約筋の欠損（膀胱外反症，尿道上裂）や尿道括約筋より末梢側での尿管の開口（尿管異所開口），尿管腟瘻や膀胱腟瘻といった尿路と腟との間の異常交通によって起こる尿失禁である．
- 性交中や笑ったときなど特有の状況で起こる尿失禁もある．

4 神経因性膀胱

A 病態

神経因性膀胱とは

神経因性膀胱とは下部尿路機能に関与する**中枢・末梢神経の障害**が原因となり，蓄尿機能および排出機能に障害が生じている病態の総称である．神経因性膀胱の症状はさまざまである．尿意を感じずに膀胱内に尿が貯留することもあれば，頻尿をきたすこともある．また，尿勢が低下することもある．

発症機序

脳血管障害，パーキンソン病などの神経変性疾患，脊髄損傷，骨盤内手術後，糖尿病など脳，脊髄，末梢神経に病変を有する疾患は，神経因性膀胱の原因となる可能性がある．

| 症状

　神経因性膀胱の症状はさまざまである．尿意を感じず膀胱内に尿が貯留することもあれば，頻尿をきたすこともある．また，尿勢が低下することもある．

B　診断

　問診により神経因性膀胱の原因となりうる神経障害の病状や下部尿路症状の状況を確認する．身体診察で会陰部の知覚や肛門括約筋トーヌスおよび収縮，球海綿体筋反射*などを確認して，神経障害の有無を把握する．超音波検査では膀胱の変形の観察や残尿測定だけでなく，腎萎縮や水腎症の有無も確認する．膀胱内圧測定や外尿道括約筋筋電図検査などの尿水力学的検査は診断に非常に重要であり，膀胱排尿筋圧の高低，無抑制収縮の有無，膀胱のコンプライアンスの測定，排尿時の膀胱排尿筋収縮と括約筋弛緩の協調不全（排尿筋・括約筋協調不全［DSD］）などを確認する．

> ＊球海綿体筋反射
> 亀頭部や陰核部をつまむと肛門が収縮する．

> DSD：detrusor sphincter dyssynergia

C　治療

| 主な治療法

　神経因性膀胱の治療の目標は腎機能保護，尿路感染症の予防，尿失禁の制御である．そのために蓄尿時および排尿時の膀胱内圧低値，十分な膀胱容量の確保，残尿 100mL 以下となるように排尿管理を行っていく．
　排尿障害は腎機能障害と重症尿路感染症を起こす危険性があるため，蓄尿障害より優先して治療を行う．

1）排尿障害の治療

　薬物療法を行う場合は，まず α 遮断薬で膀胱出口部の抵抗を減少させる．次いで排尿筋収縮を強めるためにコリン作動薬やコリンエステラーゼ阻害薬を使用することもあるが，エビデンスに乏しくコリン作動性クリーゼを起こすことがあるため，安易な使用は推奨されない．薬物療法無効例や DSD を有する場合には間欠的導尿の導入を検討する．尿道カテーテル留置は感染症の合併が必発であり，また長期留置では膀胱結石や尿道損傷を引き起こすため，できるかぎり避けるべき排尿管理法であるが，臨床的には導入せざるをえないことも多い．また，用手圧迫などによる腹圧排尿も高圧排尿となり，膀胱および骨盤底組織の損傷や腎機能悪化などを起こす危険性があることから推奨されない．

2）蓄尿障害の治療

　時間排尿などで排尿を促すこと，骨盤底筋体操，抗コリン薬，β_3 作動薬などの薬物療法を行う．女性で高度な尿失禁を呈する場合には，尿道カテーテ

ル留置を検討してもよい.

患者指導

　排尿障害のある患者に対して，排尿障害を悪化させるような薬剤に注意が必要である．蓄尿障害の治療薬である抗コリン薬やβ作動薬に対する注意は当然であるが，他にも総合感冒薬など抗コリン作用がある薬剤は尿閉のきっかけになることがある．また，アルコールも排尿障害を悪化させるため，患者指導の際には内服薬と飲酒の習慣の確認が重要である.

　尿道カテーテルが留置された場合は，体動によりカテーテルが抜去されてしまう危険があるのでどこかに引っかかったりしないように，扱いに注意してもらうように指導する．また，蓄尿バッグに溜まった尿を排泄するための操作方法や，カテーテルキャップを用いている場合はその取り扱いも指導する．尿道カテーテル留置中でもシャワー浴や入浴は可能であることを説明する（p.185，**図Ⅴ-4-2** 参照）.

5 ｜ 前立腺肥大症

A 病態

前立腺肥大症とは

　前立腺肥大症は，前立腺の良性腫大によりさまざまな下部尿路機能障害を呈する疾患である．しかし，前立腺の腫大が必ずしも尿道の閉塞や下部尿路症状を引き起こすわけではなく，疾患としての定義は明確ではないのが現状である.

原因

　テストステロンなどの男性ホルモンは前立腺の増殖因子 であり，また男性ホルモンを含むホルモン環境の変化が前立腺の腫大に影響を与えるとされているが，明確な原因は解明されていない．基本的には年齢とともに前立腺は腫大していくため，加齢は前立腺肥大症の明らかな危険因子であるが，人によっては前立腺が萎縮する場合もある．そのほかに遺伝的要因，肥満，高血圧，糖尿病，脂質異常症，メタボリック症候群などが危険因子として考えられる ．喫煙やアルコール摂取の関与は明らかではない.

症状

　前立腺肥大症では以下のような下部尿路症状（p.142 参照）を認める ．

● **排尿症状**：前立腺肥大による尿道閉塞のために起こる．尿勢低下，尿線分割・散乱，尿線途絶，排尿遅延，腹圧排尿，終末滴下などの症状がある．排尿障害が高度になると残尿の増加や尿閉を起こすことがある．残尿は細菌感染の助長や膀胱結石に関与していると考えられている．また尿閉が長

メモ

テストステロンは前立腺において，5α還元酵素によってより活性が高いジヒドロテストステロンに変換され，前立腺細胞の増殖に働きかけるとされている.

メモ

野菜，穀物，大豆などに含まれているイソフラボノイドは抑制因子として考えられている.

メモ

前立腺の腫大に伴い血管が増殖して，血尿をきたすこともある.

期間続くと腎後性腎不全を起こすため，速やかな治療が必要である．

- **蓄尿障害**：膀胱出口部閉塞による膀胱機能障害や，腫大した前立腺の尿道進展による易刺激性の亢進により起こる．頻尿，尿意切迫感，尿失禁，膀胱知覚異常などの症状がある．
- **排尿後症状**：排尿直後にみられる症状で，残尿感や排尿後尿滴下などの症状がある．

上記のような下部尿路症状以外にも，前立腺の腫大に伴い血管が増殖して，血尿をきたすこともある．

B 診断

下部尿路症状はさまざまな疾患で引き起こされるため，前立腺肥大症の評価だけでなく，前立腺がんや膀胱がん，炎症性疾患，尿道狭窄，神経系の疾患，薬剤性，多尿，睡眠障害，心因性の可能性などを評価することも重要である．

1）症状と病歴の聴取

症状がいつ頃からどのように経過してきたのか，どのような症状でもっとも困っているのかなど詳細に聴取する．病歴の聴取の際には，神経変性疾患，脊髄損傷，骨盤内手術後，糖尿病などの神経因性膀胱の原因となるような疾患，前立腺の手術や会陰部や陰茎の外傷など尿道狭窄をきたす可能性がある疾患など尿路に関係する疾患について聴取を行う．また，高血圧，心疾患，腎機能障害，不眠，睡眠時無呼吸症候群などの内科疾患やさまざまな内服薬が症状に関与していることがあるため，全身に関わる病歴を聴取することも重要である．国際前立腺症状スコア（IPSS）（**図Ⅵ-3**）などの質問票を用いた評価は，診断のみならず重症度の評価や治療効果判定を行ううえでも有用である．

IPSS：International Prostate Symptom Score

2）身体診察

腹部，骨盤，外陰部の診察を行い，異常がないか確認する．また直腸診は前立腺肥大症の評価に重要であり，前立腺を触知して，大きさ，硬さ，硬結，圧痛の有無を評価する．硬結がある場合には前立腺がん，圧痛がある場合には前立腺炎の可能性を考慮する．

PSA：prostate specific antigen

3）検査

- **尿検査**：血尿や膿尿の有無を確認する．
- **残尿測定**：排尿後に超音波検査で膀胱内に残っている尿量を測定する．
- **血液検査**：前立腺特異抗原（PSA）を確認する．残尿が多い症例では血清クレアチニンの確認を行う．
- **超音波検査**：経直腸超音波検査が前立腺の描出には優れている．前立腺の大きさや形状，がんの可能性の有無について評価をする．また残尿が多

✏ **メモ**

前立腺は骨盤底に存在するため，一般的に行われている経腹エコー検査ではエコーが前立腺に届きにくく，前立腺が膀胱に突出していることは観察できるが，全体の観察は困難である．

どれくらいの割合で次のような症状がありましたか	全くない	5回に1回の割合より少ない	2回に1回の割合より少ない	2回に1回の割合くらい	2回に1回の割合より多い	ほとんどいつも
この1か月の間に，尿をしたあとにまだ尿が残っている感じがありましたか	0	1	2	3	4	5
この1か月の間に，尿をしてから2時間以内にもう一度しなくてはならないことがありましたか	0	1	2	3	4	5
この1か月の間に，尿をしている間に尿が何度もとぎれることがありましたか	0	1	2	3	4	5
この1か月の間に，尿を我慢するのが難しいことがありましたか	0	1	2	3	4	5
この1か月の間に，尿の勢いが弱いことがありましたか	0	1	2	3	4	5
この1か月の間に，尿をし始めるためにお腹に力を入れることがありましたか	0	1	2	3	4	5
	0回	1回	2回	3回	4回	5回以上
この1か月の間に，夜寝てから朝起きるまでに，ふつう何回尿をするために起きましたか	0	1	2	3	4	5

IPSS＿＿＿＿＿＿点

	とても満足	満足	ほぼ満足	なんともいえない	やや不満	いやだ	とてもいやだ
現在の尿の状態がこのまま変わらずに続くとしたら，どう思いますか	0	1	2	3	4	5	6

QOL スコア＿＿＿＿＿＿点

IPSS 重症度：軽症（0～7点），中等症（8～19点），重症（20～35点）
QOL 重症度：軽症（0，1点），中等症（2，3，4点），重症（5，6点）

図Ⅵ-3　国際前立腺症状スコア（IPSS）と QOL スコア質問票

［日本泌尿器科学会（編）：前立腺症状スコア（IPSS）と QOL スコア質問票．男性下部尿路症状・前立腺肥大症診療ガイドライン，p.84，リッチヒルメディカル，2017 より許諾を得て転載］

い例や蓄尿障害が強い例などでは，経腹超音波検査で水腎症や膀胱の異常を確認する．

● その他：必要に応じて，尿流測定，排尿記録，膀胱・尿道内視鏡検査，尿細胞診，膀胱と直腸内にカテーテルを留置した状態で排尿筋圧や尿流量を同時に測定する内圧流量検査（pressure flow study）などを行う．

C　治療

患者の訴える症状に合わせて以下のような治療を行う．

1）尿道カテーテル留置

尿閉をきたしている場合にはまずは尿道カテーテル留置を行い，尿閉の解除を行ってから治療を行う．尿閉が長期間続くと判断される場合には清潔間欠導尿（CIC）（p.184 参照）の指導も検討する．

2）行動療法

下部尿路症状のうち，蓄尿障害にとくに有効とされている．生活指導では肥満の改善，禁煙，カフェイン・アルコール摂取制限，水分の過剰摂取の制限，便秘の改善などを指導する．必要に応じて骨盤底筋訓練や膀胱訓練を指導する．

3）薬物療法

排尿障害の治療を行うと，蓄尿症状や排尿後症状も改善することがあるので，まずは排尿障害の治療を優先する．排尿障害がある場合には，前立腺や尿道の平滑筋による閉塞を改善するために α 遮断薬やホスホジエステラーゼ（PDE）-5 阻害薬を投与する．また，前立腺の腫大が強い場合には 5α 還元酵素阻害薬で前立腺の縮小を図ることもある．

蓄尿症状や残尿感が強い場合は抗コリン薬や β_3 刺激薬を使用することもあるが，排尿障害の悪化に注意が必要である．

4）手術療法

膀胱収縮力があり前立腺部尿道の閉塞を解除すると排尿障害が改善すると見込まれる症例には，手術治療が検討される．以前は開腹で腫大した前立腺の核出を行っていたが，現在は内視鏡下で電気メスを用いて前立腺を切除する経尿道的前立腺切除術（TURP）（**図Ⅵ-4**）が標準治療である．また，最近では切除機器としてレーザーを使用したホルミウムレーザー前立腺核出術

メモ

QOL の低下のみならず感染，結石，尿道皮膚瘻などさまざまな合併症の原因となるため，できるだけ避けるのが望ましい．膀胱収縮力がない，寝たきり，合併症が多いなど他の治療が困難な症例に対してやむを得ず行うが，尿道痛や外尿道口損傷などを認める場合には，代替法として膀胱瘻の造設を検討する．

メモ

アルコールや風邪薬などが排尿障害を増悪させることがあるので，残尿が多い症例ではとくに注意をする．

メモ

膀胱排尿筋の収縮力が弱い場合には，排尿筋収縮を強めるためにコリン作動薬やコリンエステラーゼ阻害薬を使用することもあるが，エビデンスに乏しくコリン作動性クリーゼを起こすことがあるため，安易な使用は推奨されない．

TURP：transurethral resection of the prostate

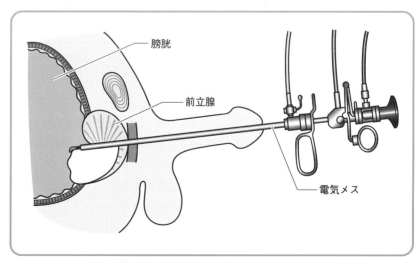

膀胱

前立腺

電気メス

図Ⅵ-4 　**経尿道的前立腺切除術（TURP）**

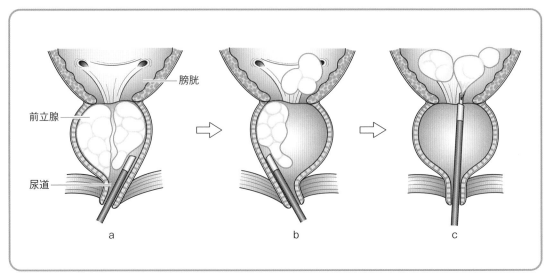

図Ⅵ-5　ホルミウムレーザー前立腺核出術（HoLEP）
a：内視鏡を尿道から入れ，レーザーを前立腺の外周に当ててくり抜く（核出），もしくは加熱・気化（蒸散）させる.
b：核出した前立腺を膀胱内に移動する.
c：膀胱内で前立腺を細かく切断し，吸引する.

HoLEP：holmium laser enucleation of prostate

（HoLEP）を行う施設が増加している（**図Ⅵ-5**）.

退院支援・患者教育

　手術後は数日で尿道カテーテルを抜去し，退院することが一般的である. 尿道カテーテル抜去後は，尿漏れが持続することがあり，尿取りパッドを使用することを指導する. 退院後数週間の間に血尿，膀胱内血腫による尿閉が出現することがまれにあり，血尿が続き排尿困難が生じた場合には，すぐに受診するように指導する.

6 ｜ 尿路結石症

A 病態

尿路結石症とは

　尿路結石症とは尿路に結石が形成された状態をさす. 結石の存在する部位によって，上部尿路結石（腎結石，尿管結石）と下部尿路結石（膀胱結石，尿道結石）に分類される（**図Ⅵ-6**）.

疫学

　日本での年間罹患率（2005年の1年間に尿路結石症を罹患した人の割合）は人口10万人に対し134人で，男女比は2.4：1と男性に多い疾患である.

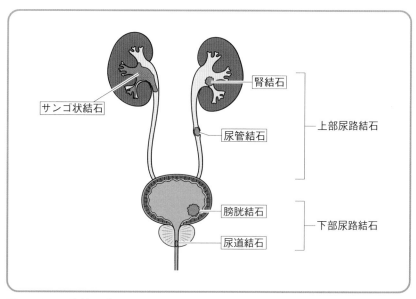

図Ⅵ-6 尿路結石症

過去10年間で1.6倍に増えており，近年増加している疾患である．

発症機序

　結石の成分は**カルシウム結石**（リン酸カルシウム，シュウ酸カルシウム）が90％以上を占める．このほかには，痛風の原因となる尿酸結石や，慢性的な尿路感染から生じる感染結石（リン酸マグネシウムアンモニウムなど），遺伝疾患であるシスチン尿症*に伴ってできるシスチン結石などもある．

　この10年間で尿路結石症患者が増加している原因として，①食生活の欧米化が定着したこと，②画像診断技術の向上（これまで同定されなかった結石も同定されるようになった），③人口構成の高齢化，などが指摘されている．

症状

　尿路結石症を疑う主な症状は**疼痛**と**血尿**である．<ruby>疝痛<rt>せんつう</rt></ruby>とよばれる腰背部の激痛が特徴的である．腎結石ではほとんど無症状だが，尿管に結石が落ち込み，管を閉塞することで痛みが生じる．血尿が出たり，嘔吐を伴ったりすることもある．結石が下に降りてきて，膀胱に近づくと頻尿や残尿感，会陰部への放散痛などの膀胱刺激症状を呈するようになる．

　下部尿路（膀胱，尿道）結石では，膀胱刺激症状に加えて，時に尿線の途絶や尿閉をきたすこともある．重症感染症や腎後性腎不全を呈し，感染巣のドレナージや閉塞解除のため緊急処置（尿管ステントの留置や経皮的腎瘻造設術など）を要する例もある．

＊シスチン尿症
腎尿細管や小腸上皮におけるシスチンと二塩基性アミノ酸（リシン，アルギニン，ヒスチジン，トリプトファンなど）の吸収が障害され，尿への排泄量が増加する疾患．

B　診断

診察の進め方・確定診断の方法

　問診で痛みの部位や生活歴，既往歴，家族歴を確認する．身体所見では肋骨脊柱角（CVA）（p.149，**図Ⅳ-3-3**参照）の叩打痛(こうだ)が特徴的である．尿沈渣でほとんどの場合，赤血球を認める．結石成分の結晶を認めることもある．炎症反応の有無や腎機能の確認，カルシウム代謝の異常の有無を確認するために血液検査を行う．

　画像検査では腹部超音波検査で腎盂尿管の拡張の有無を確認する．また，腎・尿管・膀胱単純撮影（KUB）で結石の位置を確認する．尿酸結石やキサンチン結石は X 線透過性が高く，描出されないので注意が必要である．CT 検査では X 線透過性の高い結石の診断も可能である．

　診断能の高さや迅速性などから，とりわけ救急診療においては CT が第一選択の検査となっている．下部尿路（膀胱，尿道）結石の診断では，膀胱鏡検査がもっとも確実な診断法である．

CVA：costovertebral angle

KUB：kidney, ureter, bladder

C　治療

主な治療法

　10mm 以下の尿管結石は自然排石が期待できるため，積極的な治療介入はせずに薬剤を用いて排石を促進する．小さな尿管結石でも 1 ヵ月を超えて排石されない場合には，腎機能障害や感染を回避するために積極的な治療介入を考慮すべきとされている．

1）保存的治療

　症状に対する治療（対症療法）と排石促進および結石溶解療法がある．排石促進は積極的な飲水（2〜3L/日）と運動が基本である．尿酸結石やシスチン結石は結石溶解療法の適応となるため，クエン酸製剤を投与することにより尿のアルカリ化を図る．

2）手術療法（図Ⅵ-7）

- 体外衝撃波結石破砕術（ESWL）：体内の結石に焦点を合わせて衝撃波によって，結石を砂状に破砕する方法．
- 経皮的腎結石破砕術（PNL）：経皮的に腎瘻を作成して瘻孔から内視鏡を挿入し，結石を見ながら超音波砕石器やレーザーなどで破砕・摘出する．
- 経尿道的結石破砕術（TUL）：経尿道的・経尿管的に内視鏡を挿入し，結石を破砕・摘出する．
- 開放手術：結石による膿腎症などの重症感染症の場合や，結石を除去しても腎機能の回復の見込みのない場合には，腎摘除術の適応となることもある．

ESWL：extracorporeal shockwave lithotripsy

PNL：percutaneous nephrolithotripsy

TUL：transurethral lithotripsy

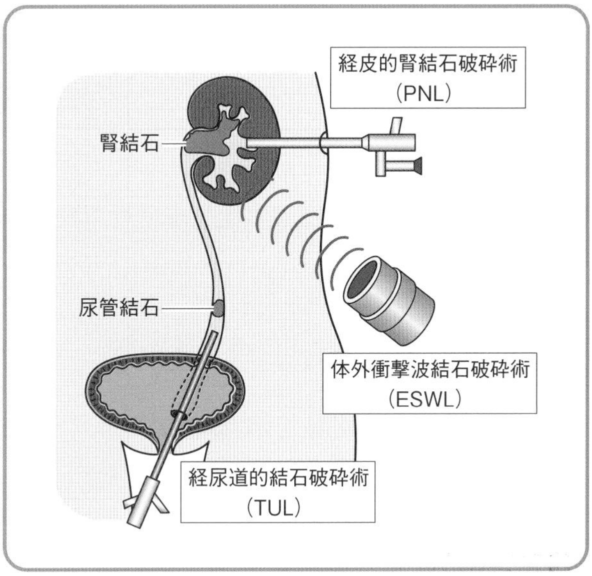

図Ⅵ-7 尿路結石症の手術療法

合併症とその治療法

ここでは ESWL 術後を例として挙げる.

- 術後は肉眼的血尿がほぼ全例で生じるが,ほとんどは数日で消失する.破砕した結石は細かな砕石片として排尿とともに排出される.
- 凝血塊や砕石片による尿路閉塞が起こる場合がある.放置すると排尿障害や尿閉による苦痛を生じ,さらには水腎症や腎機能低下につながることもあるため,排尿状態と尿の量・性状の観察が必要である.
- 衝撃波による皮下出血や,砕石片による尿管閉塞により痛みを伴うこともある.場合により衝撃波により腎実質が損傷し,腎被膜下血腫をきたす可能性がある.強度の背部痛や血尿,貧血症状をきたした際には速やかに報告する.
- 感染を合併し,術後に発熱をきたす場合もある.時に重症化することもあるため,発熱の有無やバイタルサインの観察も必要である.

治療経過・予後

尿路結石症は5年間で約半数が再発するといわれており,いったん治療した後も,以下のような再発予防の指導が非常に重要である.

退院支援・患者教育

食生活の欧米化の定着に伴う肥満,高血圧,高尿酸血症などの生活習慣病が尿路結石症増加の基礎となっており,再発予防指導も生活習慣病の予防内容に共通する.とくに,①水分摂取,②肥満の防止,③食生活の改善が重要である.食事は規則正しく,塩分,糖分の過剰摂取を避ける.結石の成分で

あるシュウ酸を多く含む食品（青菜，タケノコ，紅茶，チョコレートなど）や尿酸値を上げる食品は控えめにする．また，カルシウムは積極的に摂取することでシュウ酸の吸収を減らすことができる．適度な運動も結石再発予防に重要である．

7 ｜ 尿路閉塞，水腎症

A 病態

尿路閉塞，水腎症とは

　腎盂・尿管で閉塞や狭窄が起こり尿の流れが妨げられると（**尿路閉塞**），上流の腎盂・尿管の拡張が起こる．これを**水腎症**，**水尿管症**という．

尿路閉塞の発症機序（図Ⅵ-8）

1）先天性疾患

　腎盂尿管移行部狭窄症，膀胱尿管逆流症，巨大尿管症，重複腎盂尿管，異所開口尿管，尿管瘤など，胎児期に腎臓が形成されていく過程に障害が起こり発生する先天性異常である．小児で水腎症を起こす原因の多くが先天性疾患であり，そのなかでも腎盂尿管移行部狭窄症が70～80％を占めるといわれている[1]．

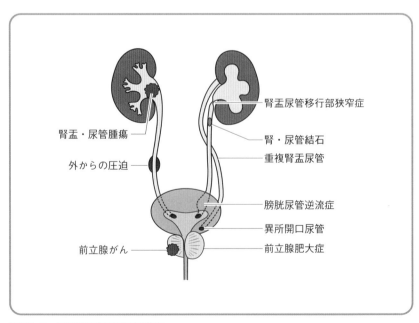

図Ⅵ-8　尿路閉塞の発症機序

2）後天性疾患

腎結石・尿管結石・腎盂腫瘍・尿管腫瘍などで腎盂・尿管内腔に閉塞をきたす疾患，後腹膜腫瘍・他臓器腫瘍の浸潤やリンパ節転移など外部からの圧迫で閉塞をきたす疾患，前立腺肥大症・前立腺がん・神経因性膀胱などによる下部尿路閉塞をきたす疾患がある．成人の多くは後天性疾患が原因となる．

水腎症の症状

腰背部痛が特徴的であるが，これは腎盂，腎杯が急に拡張することで腎被膜が伸展し生じる症状である．閉塞がゆっくりと進行した場合は，水腎が高度であっても無症状であることも少なくない[2]．浮腫や倦怠感など腎後性腎不全による症状が出現するまで気づかない場合もある．また，閉塞に感染が合併すると発熱など腎盂腎炎を引き起こし，時に敗血症性ショックにいたるなど重篤化しやすい．

B 診断

どのような症状から疑われるか

急な腰背部痛，腎機能の低下などを認めたときに本疾患を疑う．

診断の進め方・確定診断の方法

1）エコー検査

水腎症の診断にもっとも簡便な検査であり，拡張した腎盂・尿管を描出することができる．

2）CT・MRI検査

閉塞部位や原因検索に有用である．造影検査を行うことでより多くの情報を得られるが，腎機能が低下していることもあるため，造影剤の使用には注意が必要である．

3）腎シンチグラフィ

分腎機能評価（両側にある腎臓の機能を別々に測定すること）や尿管閉塞の評価には，^{99m}Tc-DMSA シングラフィや^{99m}Tc-MAG3 シンチグラフィを用いる．被曝量は単純 X 線よりも少なく，小児や腎機能が低下している場合でも施行できる．

C 治療

主な治療法

1）根治的治療

それぞれの疾患に応じた根治的治療を行う．先天性疾患の場合は軽度水腎症であれば自然治癒率は 70％以上と高く，不要な手術は避けること，経過観察により腎機能低下をきたすことがないよう手術介入のタイミングを見逃さ

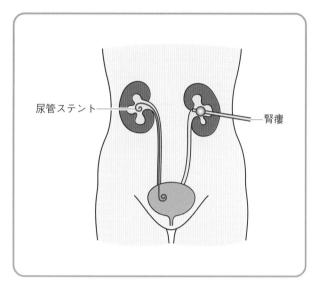

図Ⅵ-9 尿管ステント留置と腎瘻造設

ないことが重要である[3].

2）対症療法

①間欠的自己導尿・尿道カテーテル留置

- 前立腺肥大症，神経因性膀胱などによる尿閉や，残尿が多い場合に行う.
- 手指の動きやセルフケア能力が十分にある場合は**自己導尿**（清潔間欠導尿[CIC]）が推奨される（p.184 参照）.

②尿管ステント留置（**図Ⅵ-9**）

- 透視下で，患者によって腰椎または全身麻酔を用い，経尿道的に尿管に細いチューブを挿入して尿流を確保する.
- 定期的な交換が必要となる（最長で6ヵ月）.
- ステントの影響で血尿や頻尿，排尿時痛を伴うことがある.
- 腰背部痛・発熱時にはステント閉塞を疑う.

③経皮的腎瘻造設（**図Ⅵ-9**）

- 局所麻酔下で腰背部から腎盂内に直接カテーテルを挿入する.
- 4週間程度での定期的な交換が必要となる. 交換は基本的にはベッドサイドで比較的容易に施行できる.
- カテーテルが抜けると数時間で瘻孔が閉塞してしまうため，誤抜去時はすみやかな対応が必要になる.

┃退院支援・患者教育

　腎瘻造設後，尿の誘導を妨げないようカテーテルおよび採尿バッグを刺入部より低く保つことや，定期的なガーゼ・テープ交換を要するため，患者および家族への指導，場合によっては訪問看護の介入が必要になる. 前述のと

おり，カテーテルが抜けた際は速やかな対応を要するため，尿排出量の確認，刺入部の長さの確認など観察ポイントの指導も重要である．

また，カテーテルが抜けやすくなる原因に固定水の減少がある．これは浸透圧の関係で生じ，濃縮尿になると減少しやすくなる．予防のために十分な水分摂取の指導も大切である．

> **コラム　妊婦健診で水腎がみつかった!!**
>
> 妊婦健診のエコー検査で偶然水腎がみつかった．これは異常だろうか？
> 妊娠中に水腎が生じる割合は，初期で約15%，中期で約20%，後期で約50%といわれている．子宮が右方向にねじれやすい，右尿管は腸骨動静脈に挟まれ狭窄しやすいなどの理由から，右が左の2～3倍多い．しかもほとんどが無症状である．よって，妊娠中の水腎は自然なことである場合が多く，あわてずに経過をみていきたい．

●引用文献
1) 界外忠之：水腎症では何をみるか．Medical Technology 41（13）：1390-1391，2013
2) 兼松明弘：腎盂・尿管．泌尿器ケア 18（5）：474-479，2013
3) 野口　満：無症候性水腎症の治療ストラテジー．泌尿器外科 29（7）：1093-1097，2016

8 精索捻転症

A 病態

精索捻転症とは

精索捻転症には2種類のタイプがあり，①鞘膜と精巣が一体となってねじれる鞘膜外捻転と，②鞘膜内で精巣のみがねじれる鞘膜内捻転に分類される．前者は新生児期に多く，後者は思春期に多いとされる．

疫学

精索捻転症の発生頻度は25歳までの男性の0.025%といわれ，新生児期と思春期に多く，二峰性の年齢分布を示している．

発症機序（図Ⅵ-10）

1）鞘膜外捻転

新生児や停留精巣児などでは鞘膜と陰嚢の固定が不十分であり，精巣がねじれるときに鞘膜を伴い捻転するために起こるとされる．分娩が誘因となって発症することもあるが，出生前に発症している場合も少なくない．

2）鞘膜内捻転

精巣鞘膜の精索への付着異常が原因とされる．精巣鞘膜が通常より高位で

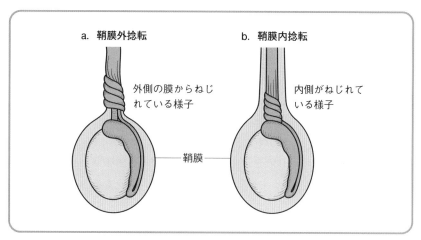

図Ⅵ-10　**鞘膜外捻転と鞘膜内捻転**

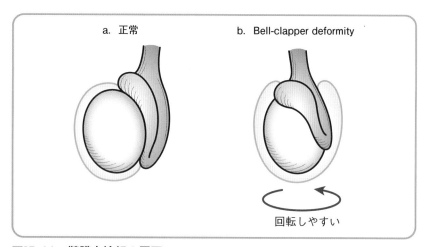

図Ⅵ-11　**鞘膜内捻転の原因**

精索に付着し，精巣が釣り鐘状になることで回転しやすくなる（bell-clapper deformity）（**図Ⅵ-11**）．

症状

　新生児では痛みの訴えはほとんどみられない．陰囊の皮膚は暗赤色で浮腫状である．思春期では夜間睡眠中や起床時に突然の陰囊痛を自覚し，悪心や嘔吐などの腹膜刺激症状を伴う場合もある．患側の陰囊腫脹と浮腫，発赤などがみられる．

B 診断

　血液・尿検査では明らかな所見はない．視診で陰嚢皮膚の色調，腫脹や浮腫の有無，精巣の位置を確認する．触診で精巣の腫脹や疼痛（部位）の有無，挙上や横位の有無，疼痛側の精巣挙筋反射の消失などを確認する．

　画像診断として，超音波断層法，造影 MRI 検査などがある．とくに超音波カラードプラ検査は患側精巣実質内への血流が対側と比較し消失または減少しているかを簡便かつ非侵襲的に描出することが可能である．

臨床で役立つ知識　思春期における精索捻転症の診断時の注意点

思春期の精索捻転症では，下腹部痛や鼠径部痛として訴える場合や羞恥心から陰嚢痛を訴えない場合もあるため，陰嚢の視診と触診は重要である．精索捻転発症後 6 ～ 12 時間以内に捻転を解除すれば，精巣温存が高い確率で可能となるため，捻転が疑われる場合には早期に専門医による診察が重要である．

もう少しくわしく　付属小体捻転

精巣および陰嚢内には胎生期の遺残物である付属小体（精巣垂，精巣上体垂など）が存在する．これらはとくに機能を有しない組織ではあるが，捻転を生じると陰嚢痛や陰嚢皮膚の発赤を伴うため，精索捻転症との鑑別が必要となる．臨床現場では精索捻転症の疑いがある場合に試験切開が行われ，付属小体捻転が診断される場合が多い．

C 治療

主な治療法

　新生児の捻転では多くが出生前の発症であるため，精巣温存は困難なことが多い．分娩時または分娩後の捻転であれば，適切に手術を行えば精巣温存できる場合がある．

　思春期の捻転では用手的整復を試みる．これで精索捻転症が解除されても，再度捻転する可能性があり精巣固定術が必要となる．精索捻転症の診断あるいは疑いを否定できない場合，用手的整復ができない場合，早急に患側陰嚢の試験切開が必要になる．精索捻転症であれば捻転を解除し血流再開の有無を確認する．血流が再開すれば精巣を陰嚢内に固定し，血流が再開せず精巣が壊死している場合は精巣摘除を行う．対側にも解剖学的異常があり捻

転しやすいと想定されるため，対側の精巣固定術も行う．精索捻転による虚血時間が長くなると精巣温存できる可能性が低くなるため，なるべく早く診断し泌尿器科医による治療を開始することが大切である．

退院支援・患者教育

　精巣温存可能であった症例も，術後に患側精巣の萎縮をきたし左右差が出ることが多いため，説明とケアが大切である．また，患側精巣（かんそく）が萎縮しても一般的には健側（けんそく）の造精機能が正常であれば，通常妊娠は可能であることを患者本人や保護者によく説明する必要がある．

> **コラム**　**精索捻転症についての保健教育の必要性**
>
> 思春期の捻転では適切な診断と迅速な外科的治療により精巣喪失の機会を減らすことができるため，保健教育などを通じて救急疾患であることを広く周知させることが必要である．

---

9 ｜ 前立腺がん

A 病態

前立腺がんとは

　前立腺の細胞から発生した悪性腫瘍が前立腺がんである．明らかな原因は特定されていない．

疫学

　2019 年の国立がん研究センター研究所の報告によれば，前立腺がんの人口10 万人あたりの罹患率は 154.3 例で第 1 位（第 2 位：大腸がん，第 3 位：胃がん）であった ．人種差があり，黒人＞白人＞アジア人の順に頻度が高い．家族歴がある場合，罹患リスクが 2.4 〜 5.6 倍高まるとされる．

B 診断

どのような症状から疑われるか

　早期がんの場合，症状を伴うことはまれであり，検診で発見されるものの多くは無症状である．局所進行がんでは排尿障害，血尿，排尿時痛，頻尿，膀胱刺激症状を認めるようになる．これらの症状は良性疾患である前立腺肥大症でもみることがあるため，鑑別が重要である．進行し，転移をきたすと転移部位に関連した症状を認める．

> **メモ**
> 2022 年の男性のがん罹患率予測値では，第 1 位が前立腺がん，第 2 位が胃がん，第 3 位が大腸がん，第 4 位が肺がんである．

> **メモ**
> 前立腺がんは骨転移を起こすことが多いがんであり，病的骨折や骨痛で診断されるものもある．

診断の進め方・確定診断の方法

PSA：prostate specific antigen

　早期前立腺がんの多くは無症状であるため，検診での早期発見が重要となる．血清中の前立腺特異抗原（PSA）を測定するPSA検診が広く行われており，PSAは4.0 ng/mL以下が基準値とされる．PSAはがんの病勢悪化に伴い上昇することから，治療効果の判定にも有用であることがポイントである．経直腸エコー検査，直腸診で腫瘍の状態を評価する．その後，前立腺生検を行い病理学的検査にて証明することで確定診断となる．生検にて前立腺がんの悪性度を評価することがその後の治療方針の決定や予後予測に重要となるが，評価にはグリーソン（Gleason）スコア*が用いられ，悪性度が高いほど高得点となる（低悪性度6点，中等度7点，高悪性度8〜10点）．確定診断後は画像検査（MRI検査，CT検査，骨シンチグラフィ）で病期決定（ステージング）を行う．

＊グリーソンスコア

前立腺がんの悪性度を病理学的に分類したもの．針生検で組織を採取し，顕微鏡下でがん細胞の構造から5段階に分類する．

病期分類・リスク分類

　病期分類には**図Ⅵ-12**に示したTNM分類が用いられる．Tは腫瘍の大きさや進行度（primary tumor），Nは所属リンパ節転移（regional lymph nodes）の有無，Mは遠隔転移（distant metastasis）の有無である．転移がなく前立腺がんが前立腺にとどまっている状態（限局性前立腺がん）か（T1，T2），前立腺被膜を越えて進展している（局所進行性前立腺がん）か（T3，T4），リンパ節や他臓器に転移している状態（転移性前立腺がん）か（N，M）どうかが治療方針を決めるうえで重要となる．限局性前立腺がんに対し用いられているのがD'Amico（ダミコ）のリスク分類である（**表Ⅵ-2**）．高リスクであるほど，手術や放射線治療後の再発率や予後に相関があることが報告され，汎用されている．

C　治療

主な治療法

　前立腺がんと確定診断され，病期が決定したら，治療方針を患者，家族と相談し決定していく．

1）手術療法

　限局性前立腺がんによい適応となる根治目的の治療である．**恥骨後式根治的前立腺全摘術*，腹腔鏡下根治的前立腺全摘術，ロボット支援根治的前立腺全摘術（RARP）**が行われる．RARPは高精度カメラによる拡大視野，ロボットアームによる精密な動作を得ることができ，開腹手術に比べ術中出血量や患者の入院日数などで優位性が報告され，広く行われるようになってきている（p.180，**図Ⅴ-3-5**参照）．

　前立腺全摘術の合併症には，急性期合併症として手術時の出血，術後感染など，晩期合併症として尿失禁，吻合部尿道狭窄，勃起障害などがある．

＊恥骨後式根治的前立腺全摘術

前立腺，精嚢を摘出し膀胱，尿道を吻合する術式．

RARP：robot-assisted radical prostatectomy

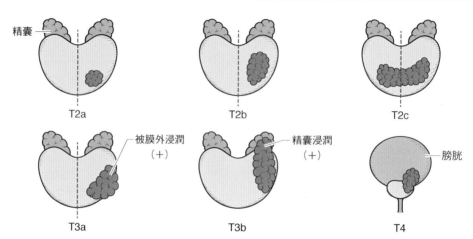

T：原発腫瘍	
TX	原発腫瘍の評価が不可能
T0	原発腫瘍を認めない
T1	触知不能で臨床的に明らかでない腫瘍
T1a	組織学的に切除組織の 5% 以下の偶発的に発見される腫瘍
T1b	組織学的に切除組織の 5% をこえる偶発的に発見される腫瘍
T1c	針生検により確認される腫瘍（例えば，PSA の上昇のため）
T2	触知可能で前立腺に限局する腫瘍
T2a	片葉の 1/2 以内に進展する腫瘍
T2b	片葉の 1/2 をこえ進展するが，両葉には及ばない腫瘍
T2c	両葉へ進展する腫瘍
T3	前立腺被膜をこえて進展する腫瘍[*1]
T3a	前立腺外へ進展する腫瘍（一側性または両側性），顕微鏡的な膀胱頸部への浸潤を含む
T3b	精嚢に浸潤する腫瘍
T4	精嚢以外の隣接構造（外括約筋，直腸，挙筋，および/または骨盤壁）に固定，または浸潤する腫瘍
N：領域リンパ節	
NX	領域リンパ節の評価が不可能
N0	領域リンパ節転移なし
N1	領域リンパ節転移あり
M：遠隔転移[*2]	
M0	遠隔転移なし
M1	遠隔転移あり
M1a	領域リンパ節以外のリンパ節転移
M1b	骨転移
M1c	リンパ節，骨以外の転移

図Ⅵ-12　前立腺がんの TNM 分類
[*1] 前立腺尖部，または前立腺被膜内への浸潤（ただし，被膜をこえない）は T3ではなく，T2に分類する.
[*2] 多発転移の場合は，最進行分類を使用する.（p）M1c は最進行分類である.
［表：UICC 日本委員会 TNM 委員会（訳）：TNM 悪性腫瘍分類，第 8 版，日本語版，p.191-192，金原出版，2017 より引用］

表Ⅵ-2　D'Amico のリスク分類

	PSA（ng/mL）	グリーソンスコア	病期
低リスク	≦10	≦6	T1〜T2a
中間リスク	10〜20	7	T2b
高リスク	>20	8〜10	T2c

すべての条件を満たせば低リスク，条件をどれか1つでも満たせば高リスク，低・高リスク以外は中間リスクに分類される．

2）放射線療法

　同じく限局性前立腺がんの適応となる．前立腺に対し放射線を当てることによって前立腺がん細胞を死滅させる．リスク分類によって，放射線療法に半年〜2年くらいのホルモン療法を併用し行うことが多い．放射線療法は大きく分けて体外から照射する**外照射**と，前立腺組織内から放射線を照射する**組織内照射**がある．

　合併症には，急性期合併症として放射線宿酔*など，晩期合併症として放射線性膀胱炎や尿道炎，直腸炎，尿道狭窄などがある．治療後年単位が経過してみられてくることもあるので注意する．

3）監視療法

　限局性前立腺がんの中でも，PSA低値，低悪性度，生検陽性箇所が少ないなどの要素を満たした症例で適応となる．根治治療を行うタイミングを定期的なPSA採血や画像検査，再生検をしながら検討していくこととなる．生検や画像検査で悪性度の高いがんが検出された場合や，進行をきたした場合に根治治療を勧めることとなる．以上のような点を十分に理解していただき，定期通院が可能な患者に適応となる．

4）薬物療法

　転移性前立腺がんや，根治治療後の再燃，再発前立腺がんに行われる．前立腺がんの多くは男性ホルモン（テストステロン，アンドロゲン）感受性のがんであり，男性ホルモンを遮断する，すなわち去勢する治療が治療効果を発揮する．古くは両側精巣摘出による外科的去勢術が行われたが，現在は黄体形成ホルモン放出ホルモン（LH-RH）アゴニストや性腺刺激ホルモン放出ホルモン（GnRH）アンタゴニストによる薬物去勢が広く行われている．近年は，未治療の転移性前立腺がん症例に対してはLH-RHアゴニストやGnRHアンタゴニストに第二世代の抗アンドロゲン薬（エンザルタミド，アパルタミド），副腎アンドロゲン合成酵素阻害薬（アビラテロン），抗がん薬であるドセタキセルを併用することで予後延長効果があることが証明され，広く行われるようになっている．

　ホルモン療法の主な副作用には，ほてり（ホットフラッシュ），体重増加，

＊放射線宿酔
照射開始後数日間に食欲低下や悪心・嘔吐が出現すること．出現頻度としてはまれであり，症状は数日で自然軽快することが多い．

LH-RH：luteinizing hormone-releasing hormone
GnRH：gonadotropin releasing hormone

メタボリック症候群，骨塩量低下や骨粗鬆症，筋肉量低下などがあり，治療が年単位と長期にわたることが多いので，これらの管理も重要である．

　去勢治療によっていったんは前立腺がんを縮小させ病勢を抑えることができても，中には PSA が上昇，病勢が悪化し**去勢抵抗性前立腺がん**（CRPC）となる症例が存在する．CRPC 症例に対しては第一世代の抗アンドロゲン薬（ビカルタミド，フルタミド）や第二世代の抗アンドロゲン薬（エンザルタミド，アパルタミド，ダロルタミド）の追加，副腎アンドロゲン合成酵素阻害薬（アビラテロン），女性ホルモン薬や副腎皮質ステロイド，タキサン系抗がん薬（ドセタキセル，カバジタキセル）による治療が行われる．近年では骨転移に対しては，放射線医薬品（注射薬）であるラジウム 223 が用いられている．

　近年，転移性 CRPC のような進行した前立腺がんにおいては，DNA 損傷修復機構に関わる遺伝子群のバリアントが発生していることが判明してきた．そのなかでも ***BRCA1/2* 遺伝子***のバリアントは進行性 CRPC 症例の 10～15％に認められる．バリアントについては，生殖細胞系列（親から子へ遺伝することがある先天的なバリアント）と，体細胞系列（がん細胞に後天的に発生したバリアントで，遺伝するものではない）があることが重要である．これらのバリアントの有無を検査するがんゲノム検査を行い，*BRCA1/2* のバリアントを有する転移性 CRPC に対し，PARP 阻害薬であるオラパリブを投与することで予後延長効果があることが示され，2020 年 12 月以降，日本でも使用されるようになった．

　がんゲノム検査を行うことで判明してくるバリアントの有無は，先に述べた生殖細胞系列か，体細胞系列かによって大きく患者の家族，とくに血縁者に関わってくる．生殖細胞系列のバリアントの場合，子孫に一定の確率で遺伝する可能性があり，これらの情報を患者，患者の家族にどう伝えるか，そもそも検査を行うか否かも含め，患者，家族と十分に相談する必要がある．このような遺伝に関わる疾患全般に関して患者，およびその家族と医学的影響だけでなく心理的影響も含め相談するのが**遺伝カウンセリング***であり，遺伝カウンセラーや遺伝専門医が中心となってその役割を担っている．患者本人だけでなく，患者の家族も含め遺伝と疾患の問題にしっかりと向き合っていくことが臨床の現場に立つ看護師，医師に求められるようになっており，適切なタイミングで遺伝カウンセリングの場を提案，提供できる準備が必要となっている．

　さまざまな薬物を組み合わせ治療し，それでも奏効を得られなくなった場合には，緩和医療や在宅医療に重きを置いた治療に移行していく．

予後

　限局がん，局所進行がんともに 5 年相対生存率は 99.2～100％とされており，長期予後が期待できるが，転移がんでは 53.4％とされる[1]．

CRPC：castration resistant prostate cancer

**BRCA1/2* 遺伝子変異
BRCA1/2 遺伝子は遺伝子修復に関わる役割をもつとされ，これらにバリアントがあると乳がん，卵巣がん，前立腺がん，膵がんをはじめとするがんの発生率が高くなることが知られている．遺伝性乳がん卵巣がん（hereditary breast and ovarian cancer：HBOC）という疾患群としても知られ，常染色体顕性（優性）遺伝形式を示す．BRCA1/2 のバリアントをもつ男性では前立腺がんの罹患リスクが高く，とくに BRCA2 病的バリアント保持者では一般の 2～6 倍の罹患リスクがあるとされる．また BRCA 病的バリアント保持者に発症する前立腺がんは悪性度が高い傾向を認め，遠隔転移やリンパ節転移の頻度が高く，予後が不良であるとされる．

*遺伝カウンセリング
遺伝カウンセリングとは疾患の遺伝学的影響について，医学的，心理学的な側面から患者，家族への影響をクライエント（相談者：患者や患者家族）が理解してそれに適応していくことを助けるプロセスである．がんの遺伝カウンセリングでは，とくにがんの遺伝に関する適切な情報提供と，心理社会的支援が重要である．十分な時間を確保し，患者，家族と話し合いの場を設け行われている．

退院支援・患者指導

　根治手術後には尿失禁や吻合部狭窄など排尿に関する症状に注意が必要である．放射線治療後には晩期合併症として，放射線性膀胱炎や直腸炎，尿道狭窄に配慮する必要がある．転移症例や再発症例に行われる長期ホルモン療法に伴う合併症（骨粗鬆症やメタボリック症候群）に対する注意も必要である．

●**引用文献**
1）がんの統計編集委員会（編）：がん統計 '22，がん研究振興財団，2022

10 ｜ 腎がん

メモ

腎盂がんは p.229 参照.

　腎臓に発生するがんは**腎細胞がん**と**腎盂がん**が主であり，これらの多くは成人に発症する．腎細胞がんは**尿細管細胞**ががん化したものであり，腎盂がんは**尿路上皮細胞**ががん化したものである．同じ腎臓に発生したがんであっても治療法は全く異なるため区別することが必要である．本項では腎細胞がんに対して記載する．

A 　病態

疫学

　近年の腎がんの罹患率は，人口10万人に対して男 8.2，女 3.7 である．腎がんの危険因子としては，肥満，高血圧，高血糖，喫煙などが挙げられる[1]．遺伝因子としては，中枢神経系血管腫を合併するフォン・ヒッペル–リンドゥ（von Hippel-Lindau）病が有名であり，血縁者の40％で腎がんが発症すると考えられている[2]．

症状

　以前は，肉眼的血尿，疼痛，腹部腫瘤（古典的3主徴）によりみつかることが多かったが，近年は健康診断の普及や他疾患の精密検査でみつかるなどの理由により，早期に発見される機会が多くなった．

B 　診断

どのような症状から疑われるか

　前述のとおり，古典的3主徴が知られるが，近年では無症状のうちに検査で発見されることが多い．

診断の進め方・確定診断の方法

　腎がんの場合，特異的な血液検査はない．エコー検査や CT 検査などの画

像検査を行い診断する.

1）エコー検査

エコー検査は，手軽で低侵襲であるため健診やスクリーニング検査に用いられる.

2）CT 検査

腎がんの診断には，造影CT検査がもっとも有用な検査である.腫瘍の形態や浸潤の程度に加え，転移の有無を調べるのに有用である.

3）MRI 検査

MRI検査は，造影CT検査を凌 駕するものではないが，小腫瘍や嚢胞性腫瘍などの良悪性の鑑別や造影剤アレルギーなどで造影剤を使用できない場合に行われる場合が多い.また，腎がんは静脈浸潤をきたしやすい性質をもっており，腎静脈や下大静脈への浸潤が疑われる際に撮影されることがある.

4）骨シンチグラフィ

腎がんの転移先としては肺転移がもっとも多いが，骨転移をきたすことも比較的多いため，初診時に進展傾向が強く転移が予想される症例や疼痛などの症状を呈している症例では積極的に施行される.

5）血液検査

LDH：lactate dehydrogenase

前述のように腎がんには特異的な血液検査はない.ただし，リスク分類や予後予測因子，全身状態を把握する役割として血清乳酸脱水素酵素（LDH）値やヘモグロビン値，カルシウム値などの血液生化学検査を行う.

▎病期分類，リスク分類

腎がんでは，がんの進行度を示すTMN分類に基づいてステージⅠ〜Ⅳに分類される（**図Ⅵ-13**）.

また，進行性腎がんでは治療方針決定のため，近年ではIMDCリスク分類（**表Ⅵ-3**）が用いられる.

C　治療

▎主な治療法

腎がんの場合，ガイドラインにより推奨されている治療法がある.

一般的に腎がんに対する標準治療は手術療法である.放射線治療や薬物療法での根治はむずかしいとされている.

進行症例や有転移症例，再発症例に対しては，薬物療法（サイトカイン療法，分子標的治療，免疫療法）が治療の中心となるが，症例によっては手術療法や放射線治療，凍結療法を行う場合もある.

1）手術療法

ステージⅠ・Ⅱの腎がん症例には，腎摘除術が推奨されている.手術療法には開腹手術と腹腔鏡手術がある.いずれも術後再発率や5年生存率は同等

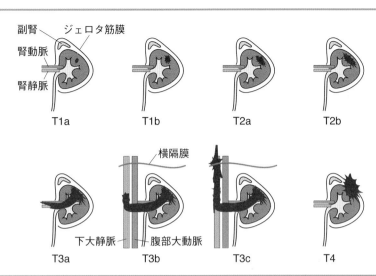

副腎　ジェロタ筋膜
腎動脈
腎静脈

T1a　　T1b　　T2a　　T2b

横隔膜

下大静脈　腹部大動脈

T3a　　T3b　　T3c　　T4

T：原発腫瘍	
TX	原発腫瘍の評価が不可能
T0	原発腫瘍を認めない
T1	最大径が 7 cm 以下で，腎に限局する腫瘍
T1a	最大径が 4 cm 以下
T1b	最大径が 4 cm をこえるが 7 cm 以下
T2	最大径が 7 cm をこえ，腎に限局する腫瘍
T2a	最大径が 7 cm をこえるが 10 cm 以下
T2b	最大径が 10 cm をこえ，腎に限局する
T3	主静脈または腎周囲組織に進展するが，同側の副腎への進展がなくジェロタ筋膜をこえない腫瘍
T3a	腎静脈やその区域静脈に進展する腫瘍，または腎盂腎杯システムに浸潤する腫瘍，または腎周囲および/または腎洞（腎盂周囲）脂肪組織に浸潤するが，ジェロタ筋膜をこえない腫瘍
T3b	横隔膜下の大静脈内に進展する腫瘍
T3c	横隔膜上の大静脈内に進展，または大静脈壁に浸潤する腫瘍
T4	ジェロタ筋膜をこえて浸潤する腫瘍（同側副腎への連続的進展を含む）

N：領域リンパ節			
NX	領域リンパ節の評価が不可能		
N0	領域リンパ節転移なし	N1	領域リンパ節転移あり

M：遠隔転移			
M0	遠隔転移なし	M1	遠隔転移あり

病期

Ⅰ期	T1N0M0
Ⅱ期	T2N0M0
Ⅲ期	T1 ～ 3N1M0，T3N0M0
Ⅳ期	T4N に関係なく M0，T に関係なく N に関係なく M1

図Ⅵ-13　腎がんの病期分類

腎がんの所属リンパ節とは，腎門部リンパ節，腹部傍大動脈リンパ節，傍大静脈リンパ節をさす．

［表：UICC 日本委員会 TNM 委員会（訳）：TNM 悪性腫瘍分類，第 8 版，日本語版，p.199-200，金原出版，2017 より引用］

表Ⅵ-3　転移性腎細胞がんの予後予測分類（IMDC リスク分類）

予後と関連する6つの項目 （予後予測因子）	あてはまる項目の数に応じたリスク分類		
	0項目	1または2項目	3項目以上
①初診時から治療開始まで1年未満 ②Karnofskyの一般全身状態スコア（KPS）*が 　80%未満 ③貧血 ④補正カルシウム値の上昇 ⑤好中球数の増加 ⑥血小板数の増加	低リスク （favorable risk）	中リスク （intermediate risk）	高リスク （poor risk）

IMDC：International Metastatic Renal Cell Carcinoma Database Consortium
*：Karnofskyの一般全身状態スコア（Karnofsky Performance Status：KPS）：全身状態（パフォーマンスステータス）をスコア化したもの．KPS 80%は，臨床症状がかなりあるが，努力して正常の活動が可能な状態を示す．KPSの値が低くなるほど全身状態が悪いことを示す．

とされている．腹腔鏡手術は創がより小さい，出血量が少ないなどのメリットがある．一方で，腫瘍径の大きな症例では，腹腔鏡手術から開腹手術に移行する頻度が高く，手術時間が長くなり合併症をきたしやすいとされている．

また，近年では，小径腎がんに対しては腎部分切除術が増加傾向にある．小径腎がんに対する腎部分切除術と腎摘除術とでは，再発率や生存率は同等とされている．また，術後の腎機能保持という面からも部分切除術が選択されることが多くなっている．

腎がんの場合，たとえ発見された時点で転移があったとしても，基本的には手術療法を行うことを考える．パフォーマンスステータス（PS）*がよい，手術療法で生活の質が改善すると予想されるなど症例を選択する必要はあるが，一般的に手術療法を行ったほうが予後が改善すると考えられている．また，転移巣の切除に関しても，転移巣が切除可能でPSが良好であるなど，手術療法の適応があると判断される場合には手術療法が行われ，予後の改善も期待できる．

＊パフォーマンスステータス（PS）

performance status．全身状態の指標の1つで，患者の日常生活動作の制限を示した分類．

2）薬物療法

一般的に腎がんには抗がん薬治療は有効ではない．前述のように，たとえ転移を認めたとしても，腎摘除術や転移巣切除が行われるが，手術療法が困難な場合には薬物療法が行われる．以前より，インターフェロンα，インターロイキン2などのサイトカイン療法が行われてきたが，近年，主に血管新生阻害を標的とした分子標的治療薬の開発が行われ，数多くの薬剤が使用されるようになった．

また，新たな免疫療法として，免疫チェックポイント阻害薬が使用されるようになった．免疫チェックポイント阻害薬は，がん細胞により不活化されたT細胞を再活性化し，抗がん作用を示す新たな薬剤として注目されている．

3）放射線療法

　腎がんは通常の放射線治療に対しては感受性が低いとされている．しかし，骨転移や脳転移などの有症状の転移巣に対しては，疼痛軽減や麻痺などの神経症状，生活の質の改善を主たる目的として放射線治療が行われる．

治療経過・予後

　前述のように腎がんに対する治療は基本的に手術療法である．ステージⅠであれば5年生存率は90％前後とされる．ステージⅡ，Ⅲ，Ⅳの5年生存率は，それぞれ70％前後，50％前後，20％前後とされる．近年は分子標的治療薬および免疫チェックポイント阻害薬が使われ，予後は改善傾向であるが，進行がんであるほど予後不良である．

患者教育

1）手術後の生活

　片側を腎摘出しても，残った腎臓が正常に機能していれば生活に支障をきたすことはない．ただ，高血圧や糖尿病などの生活習慣病により残腎機能が悪化する傾向があり，生活習慣に注意が必要となる．

2）手術後の定期検査

　がんの再発の有無を確認するために手術後は定期的な通院が必要となる．一般的にほかのがん腫と比べて腎がんは長期経過後に再発する可能性があるため，長期にわたり定期検査・通院が必要となる．

3）薬物治療における注意点

　前述のように薬物療法には免疫療法，分子標的治療薬があり，副作用の発現種類が異なる．また，薬剤によって発現しやすい副作用が異なるので，医師・看護師・薬剤師など医療チームとして治療に取り組む必要がある．

●引用文献
1）日本泌尿器科学会（編）：腎癌診療ガイドライン 2017 年版，p.10-12，メディカルレビュー社，2017
2）Kaelin WG Jr：The von Hippel-Lindau tumor suppressor gene and kidney cancer. Clinical Cancer Research 10（18）：6290S-6295S, 2004

11 ｜ 尿路上皮がん（膀胱がん，腎盂・尿管がん）

A 病態

尿路上皮がん（膀胱がん，腎盂・尿管がん）とは

　ヒトの尿流出路である腎盂〜尿管〜膀胱〜尿道は尿路上皮粘膜で覆われている．尿路上皮から発生するがんを尿路上皮がんといい，膀胱がん，腎盂・尿管がんの90％以上を占める．その他，扁平上皮がんや腺がん，小細胞がん

が数％にみられる．膀胱，腎盂・尿管に発生したがんをそれぞれ膀胱がん，腎盂・尿管がんと定義している．

疫学

2019年の日本における膀胱がんについての調査では10万人あたり18.5人が罹患しており，男性が28.5，女性が9.1と男性に多く発生している．腎盂・尿管がんも同様の傾向があり，男性のほうが高頻度で，2倍以上とされる．

発症機序（危険因子）

危険因子としては喫煙が重要で，喫煙者のほうが非喫煙者に比べ発生頻度が高い[1]．また，芳香族アミンなど染料に用いられる化学物質が危険因子となることが報告されており，職業歴の聴取は重要である．尿路結石の存在や感染などによる尿路の慢性炎症も危険因子の1つとされている[2,3]．

症状

膀胱がん，腎盂・尿管がんともに重要な所見としては肉眼的血尿が挙げられる．初期は無症候性であることが多い．膀胱炎様症状を認めることもある．膀胱がんや尿管がんが増大し，尿路を閉塞するような疾患（水腎症や尿閉，強い血尿が契機で膀胱タンポナーデなど）をきたすこともある．

B 診断

どのような症状から疑われるか

前述のとおり，もっとも症状として多いものは無症候性肉眼的血尿である．頻尿や排尿時痛を伴うものもある．腎盂・尿管がんでは腫瘍が尿路閉塞をきたし，背部痛を呈することもある．

診断の進め方・確定診断の方法

TURBT：transurethral resection of the bladder tumor

外来で行う検査としては検尿，尿細胞診，膀胱鏡検査，エコー検査が挙げられる．膀胱鏡検査で腫瘍のサイズ，位置を確認し，後述する経尿道的膀胱腫瘍切除術（TURBT）を検討する．膀胱がんと腎盂・尿管がんは相互に併発する関係にあり，スクリーニングとして水腎症の有無をエコーで確認することは重要である．膀胱に異常を認めない場合などは腎盂・尿管がんを疑いCT検査を行う場合もある．CT検査で腫瘍の位置，浸潤度，転移の有無などをチェックする．麻酔下に尿管鏡検査を行い，腎盂，尿管の観察，腫瘍を採取し確定診断する場合もある．

病期分類

TURBTないし尿管鏡検査で組織採取を行い，尿路上皮がんと診断されたら，CT検査や骨シンチグラフィなどで全身検索を行い転移の有無をチェックする．それぞれの病期分類を**図Ⅵ-14**，**図Ⅵ-15**に示す．

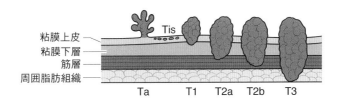

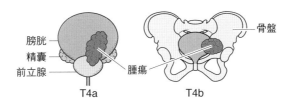

T：原発腫瘍	
TX	原発腫瘍の評価が不可能
T0	原発腫瘍を認めない
Ta	乳頭状非浸潤癌
Tis	上皮内癌：いわゆる "flat tumour"
T1	上皮下結合組織に浸潤する腫瘍
T2	固有筋層に浸潤する腫瘍
T2a	固有筋層浅層に浸潤する腫瘍（内側1/2）
T2b	固有筋層深層に浸潤する腫瘍（外側1/2）
T3	膀胱周囲脂肪組織に浸潤する腫瘍
T3a	顕微鏡的
T3b	肉眼的（膀胱外の腫瘤）
T4	次のいずれかに浸潤する腫瘍：前立腺間質，精嚢，子宮，腟，骨盤壁，腹壁
T4a	前立腺間質，精嚢，子宮または腟に浸潤する腫瘍
T4b	骨盤壁または腹壁に浸潤する腫瘍

N：領域リンパ節			
NX	領域リンパ節の評価が不可能	N0	領域リンパ節転移なし
N1	小骨盤内の単発性リンパ節転移（下腹，閉鎖リンパ，外腸骨または前仙骨リンパ節）		
N2	小骨盤内の多発性領域リンパ節転移（下腹，閉鎖リンパ，外腸骨または前仙骨リンパ節）		
N3	総腸骨リンパ節転移		

M：遠隔転移			
M0	遠隔転移なし		
M1a	領域外リンパ節転移	M1b	他の遠隔転移

病期

0a 期	TaN0M0	0sis 期	TisN0M0
Ⅰ期	T1N0M0	Ⅱ期	T2aN0M0，T2bN0M0
ⅢA 期	T3a～4aN0M0，T1～4aN1M0	ⅢB 期	T1～4aN2～3M0
ⅣA 期	T4bNに関係なく M0，Tに関係なくNに関係なく M1a		
ⅣB 期	Tに関係なくNに関係なく M1b		

図Ⅵ-14　膀胱がんの病期分類

［表：UICC 日本委員会 TNM 委員会（訳）：TNM 悪性腫瘍分類，第8版，日本語版，p.204-205，金原出版，2017 より引用］

T：原発腫瘍	
TX	原発腫瘍の評価が不可能
T0	原発腫瘍を認めない
Ta	乳頭状非浸潤癌
Tis	上皮内癌
T1	上皮下結合組織に浸潤する腫瘍
T2	筋層に浸潤する腫瘍
T3	（腎盂）筋層をこえて腎盂周囲脂肪組織または腎実質に浸潤する腫瘍 （尿管）筋層をこえて尿管周囲脂肪組織に浸潤する腫瘍
T4	隣接臓器に浸潤する，または腎をこえて腎周囲脂肪組織に浸潤する腫瘍
N：領域リンパ節	
NX	領域リンパ節の評価が不可能
N0	領域リンパ節転移なし
N1	最大径が 2 cm 以下の単発性リンパ節転移
N2	最大径が 2 cm をこえる単発性リンパ節転移，または多発性リンパ節転移
M：遠隔転移	
M0	遠隔転移なし　　　　　　　M1　　遠隔転移あり

病期

0a 期	TaN0M0
0is 期	TisN0M0
Ⅰ 期	T1N0M0
Ⅱ 期	T2N0M0
Ⅲ 期	T3N0M0
Ⅳ 期	T4N0M0，T に関係なく N1 〜 2M0，T に関係なく N に関係なく M1

図Ⅵ-15　腎盂・尿管がんの病期分類
［表：UICC 日本委員会 TNM 委員会（訳）：TNM 悪性腫瘍分類，第 8 版，日本語版，p.202-203，金原出版，2017 より引用］

C　治療

主な治療法

1）手術療法

①膀胱がん

　TURBT は，膀胱腫瘍を電気メスのループで削り取る治療であり，病変の悪性度，深達度を病理学的に確認し，今後の治療方針を立てる．術後再発予防に抗がん薬単回膀胱内注入療法[*]を行うこともある．

　転移がなく，筋層浸潤を認める症例や，頻回に再発する高悪性度のがん，上皮内がんなどは膀胱全摘術のよい適応となる．術前に白金製剤を中心とした抗がん薬治療を行うネオアジュバント治療を追加することによる予後延長効果が証明され，広く行われている．手術は膀胱，尿管の一部と尿道（男性

＊抗がん薬単回膀胱内注入療法
TURBT 術後に留置する尿道バルーンカテーテルから膀胱内に抗がん薬（エピルビシン，ピラルビシンなど）を一定時間膀胱内に貯留させ，排出させる．再発抑制効果が期待できる．

表Ⅵ-4　膀胱全摘術後の尿路変向術

	回腸導管	尿管皮膚瘻	自己排尿型代用膀胱
図	手術のイメージ／ボディイメージ　腎臓　ストーマ出口　尿管　ストーマ　パウチ　尿　切断した回腸の一部	手術のイメージ／ボディイメージ　尿管開口部　皮膚　パウチ　尿管	腸で作成したパウチ＝代用膀胱　尿道
特徴	●もっとも標準的な方法．左右の尿管を遊離した回腸に吻合し，回腸を体外に吻合することで尿路ストーマを作成する．ストーマ部にパウチ貼付を要する ●常に体外に尿が排泄される（非禁制型）	●切断した尿管を直接皮膚に縫合し，尿を排出させる方法．パウチを必要とする ●常に体外に尿が排泄される（非禁制型）	●自身の腸管を用いて膀胱の代用となるパウチを作成し，尿道に吻合し腹圧で排尿できる ●自身で排尿できる（禁制型）
メリット	●ストーマ部の狭窄，感染などの頻度が低く，術後の管理も自身で行いやすいため，日本でもっとも汎用されている ●がんの広がりにかかわらず適応が広い	●腸管を利用しないため手術時間を短縮でき，高齢者や合併症の多い症例によい適応 ●腹部手術後や放射線治療後の症例にもよい	●体外にストーマを要さず，術後のボディイメージが保たれる
デメリット	●体外にストーマを要するため，術後のボディイメージが崩れる	●回腸導管症例に比べ，吻合部の狭窄をきたしやすく，それに伴い感染のトラブルや半永久的にカテーテル留置を必要とする場合もある	●尿道を温存できない症例では不適となる ●尿管とパウチの吻合部狭窄や尿漏，イレウス，腎盂腎炎などの合併症がある

であれば前立腺も）を摘出し，同時にリンパ節郭清を行う．摘出後，尿路を再建する必要があるが，それぞれに特徴があり最適なものを選択する（**表Ⅵ-4**，尿路変向術は p.178，尿路ストーマ管理は p.188 も参照）.

②腎盂・尿管がん

　腎尿管全摘除術は腫瘍を含め腎臓～尿管を一塊にして摘出する手術である．同時にリンパ節郭清も行うことが多い．術後は片腎となるため，もともと腎機能低下がある症例などでは腎機能も含め経過観察が重要となる．

2) 放射線療法

　根治目的に抗がん薬であるシスプラチンを併用し外照射を行うことが多い．姑息的に止血目的で行われるケースもある．

3) 薬物療法

①BCG 膀胱内注入療法*

　上皮内がんには BCG 膀胱内注入療法が適応となる．これにより上皮内がんの消失や再発率の低下が望める場合もある．

②全身化学療法

　遠隔転移を認める症例や，術前化学療法として抗がん薬治療が行われる．

＊BCG 膀胱内注入療法
ウシ型弱毒結核菌（BCG）を生理食塩水に溶解し，尿道から膀胱内にカテーテルで注入することで上皮内がんに対する免疫反応を引き起こし，がん細胞を高確率で消滅させる．詳細な機序はわかっていない．

＊M-VAC 療法

メトトレキサート，ビンブラスチン，ドキソルビシン，シスプラチンを併用した化学療法．

**＊免疫チェックポイント
阻害薬**

ヒトにはT細胞ががん細胞を認識して攻撃するがん免疫が本来備わっている．がん細胞はPD-L1という分子をT細胞側のPD-1に結合させることでT細胞にブレーキをかけ，攻撃から逃避する性質をもつ．このPD-1ないしPD-L1を阻害することでT細胞の働きを活性化させ，がん免疫により抗腫瘍効果を発揮するのが免疫チェックポイント阻害薬である．

＊エンホルツマブベドチン

近年開発された抗体薬物複合体の1つで，尿路上皮がんに多く発現しているネクチン-4に対する抗体に抗腫瘍効果をもつ薬剤（モノメチルアウリスタチンE：MMAE）を結合させたものである．腫瘍細胞に対し，より選択的に薬剤を運び抗腫瘍効果を発揮する特徴をもつ．

ゲムシタビンとシスプラチンを用いたGC療法は，従来行われていたM-VAC療法＊と同等の治療成績を得ることができ，さらに副作用が少なかったことが報告され汎用されている．

③免疫チェックポイント阻害薬

　近年，シスプラチン治療後に増悪した尿路上皮がん症例に対して**免疫チェックポイント阻害薬**＊の有効性が大規模臨床試験で証明され，抗ヒトPD-1モノクローナル抗体（ペムブロリズマブ）が使用されている．また，一次化学療法後の病勢進行を認めない転移症例に対してはアベルマブ維持療法が有効とされる．また，前述した根治治療目的の膀胱全摘後の術後補助療法（再発を抑制する目的で行われる治療）としてニボルマブによる治療が認可された．以上のように近年は，免疫チェックポイント阻害薬の多くが尿路上皮がんの治療に使用されるようになってきている．

④抗体薬物複合体による治療

　最近，がん細胞に存在するタンパク質などをより特異的に認識する抗体に，抗腫瘍効果をもつ薬剤を結合させ，より選択的にがん細胞へ薬剤を届け治療することができるようになっている．これら抗体薬物複合体の1つであるエンホルツマブベドチン＊は，ペムブロリズマブ治療抵抗性となった転移性尿路上皮がんに対し予後延長効果が立証され，臨床で用いられるようになっている．

　長らく白金製剤治療が不奏効となった後の治療が増えてこなかった尿路上皮がんであるが，多くの薬剤が使用できるようになってきているのがポイントである．

治療経過・予後

　2022年の報告によると，進行度別の5年相対生存率は限局がんで87.3%，局所進行がんで38.0%，転移がんで9.5%と報告されている．転移を認めた尿路上皮がんの予後は非常に厳しいものである．

退院支援・患者指導

　尿路上皮がんは再発率が高いがんであり，定期的な経過観察を指導することが重要である．尿路変向術後は長期にわたりストーマ貼付指導や排尿管理の指導を行うことで合併症発生を予防することが大事である．

●引用文献

1) Hoover R, Cole P：Population trends in cigarette smoking and bladder cancer. American Journal of Epidemiology 94（5）：409-418, 1971

2) Shinka T, Miyai M, Sawada Y et al：Factors affecting the occurrence of urothelial tumors in dye workers exposed to aromatic amines. International Journal of Urology 2（4）：243-248, 1995

3) Scélo G, Brennan P：The epidemiology of bladder and kidney cancer. Nature Clinical Practice Urology 4（4）：205-217, 2007

12 精巣腫瘍

A 病態

精巣腫瘍とは

　精巣腫瘍の大部分は精巣に発生する胚細胞腫瘍*で，悪性腫瘍（がん）である．

＊胚細胞腫瘍
生殖細胞は，多分化能（あらゆる細胞に分化する能力）をもつ胚細胞であり，そこから発生した胚細胞腫瘍は脂肪，骨格，神経といったさまざまな組織成分が含まれる．

疫学

　発生率は低く，10万人あたりに1〜2人とまれである．好発年齢は20歳代後半〜30歳代である[1]．

メモ
若年男性の中で，精巣腫瘍がもっとも発生頻度が高い．

発生機序

　危険因子としては，停留精巣（p.195参照）が知られている．

症状

　陰嚢内容の無痛性の腫大，硬結が典型的な症状である．通常はゆっくりと大きくなるが，小さいままでも転移をきたす場合もある．ヒト絨毛性性腺刺激ホルモン（hCG）を著明に分泌しているものでは，女性化乳房を認める場合がある．

hCG：human chorionic gonadotropin

B 診断

どのような症状から疑われるか

　痛みや発熱を伴わない陰嚢内容の腫大，精巣の硬結があれば，まず精巣腫瘍を疑う．

メモ
痛みがない，羞恥心，またまれな疾患で認知の低さなどから受診が遅れ，進行してしまっているケースもある．

診断の進め方・確定診断の方法

　触診では，硬く腫大した陰嚢内容を触れる．通常，透光性*はみられない．エコー検査やMRI検査は，陰嚢水腫などとの鑑別に有用であり，腫瘍の場合は内部不均一なことが多い．CT検査ではリンパ節や肺などの転移巣の有無を確認する．α-フェトプロテイン（AFP），hCGの腫瘍マーカーが重要で，組織型（**表Ⅵ-5**）と関連がある．確定診断は，高位精巣摘除術による病理診断による．生検は播種による転移促進のリスクがあり，原則禁忌である．

＊透光性検査
暗い室内で直接陰嚢に光を当て，どの程度，光線を通すか（透光性）を確認する．水が貯留した水腫では全体に光が通る．

重症度判定・ステージ・臨床分類

　組織型分類（**表Ⅵ-5**），病期分類（**図Ⅵ-16**）が用いられ，これらを鑑みて治療方針が決定される．

表Ⅵ-5　精巣腫瘍の組織型分類の概要

A. 生殖細胞由来の胚細胞腫瘍（90〜95%）
- セミノーマ（精上皮腫）：造精（精子をつくる）細胞形成の要素が分化して腫瘍化したもの
- 非セミノーマ：胎児形成や胎盤形成の要素が分化して腫瘍化したもの（胎児性がん，奇形腫［奇形がんを含む］，絨毛がんなど）

B. 性索間質細胞由来のライディッヒ細胞腫，セルトリ細胞腫など
C. その他：悪性リンパ腫など

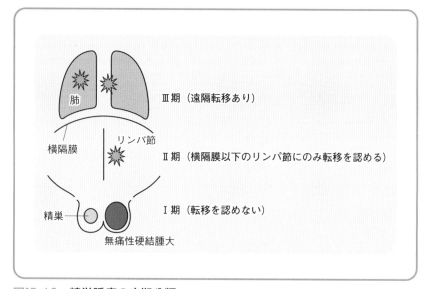

図Ⅵ-16　精巣腫瘍の病期分類
詳細は「精巣腫瘍取扱い規約」（日本泌尿器科学会，日本病理学会編集）を参照いただきたい．

C　治療

主な治療法

　すみやかに高位精巣摘除術を行い，病理診断で組織型を確認する．病期分類，予後分類を行い，治療方針を決定する．

1）化学療法

　精巣腫瘍の約30%の症例は，転移を有する進行性精巣腫瘍として認められるが，シスプラチンを中心としたBEP療法（ブレオマイシン，エトポシド，シスプラチン）の効果が高く，転移のある場合でも，根治が期待できる．化学療法後の残存腫瘍に対する摘出手術（後腹膜リンパ節郭清など）が必要となることもある．

2）放射線治療

　セミノーマでは放射線治療が有効とされ，再発予防と比較的小さなリンパ節転移に対して行われることがある．一方，非セミノーマでは放射線治療の

メモ

精巣腫瘍全体の約50%は転移を認めない病期Ⅰ期のセミノーマである．

効果があまり期待できない.

合併症とその治療法

　化学療法を行う場合や，片側の精巣腫瘍手術後に反対側の精巣に腫瘍ができた場合などは，造精機能が失われる場合もあり，精子の凍結保存を検討する.後腹膜リンパ節郭清後は，交感神経障害による射精障害が出る場合がある.

　抗がん薬の副作用である脱毛，口内炎，下痢などへの対応や，白血球（好中球）減少には顆粒球コロニー刺激因子（G-CSF）*の投与を行う.また，腎機能障害を予防する目的で十分な輸液を行う.シスプラチンは腎機能障害，エトポシドは骨髄抑制，ブレオマイシンは肺線維症に注意が必要である.

　放射線性皮膚炎，また照射範囲により下痢，直腸炎や膀胱炎などが起こることがある.

治療経過・予後

　病期Ⅰ期では，適切に管理されれば最終的な治癒率はほぼ100%である.近年では，とくに非セミノーマの予後不良群の治療率向上はめざましく，約70〜80%の全生存率を得られている.

退院支援・患者教育

　疾患・治療・予後などについて疑問や質問があるときは，遠慮なく表現してもらうよう患者とよく話をする.治療予定や，いつ，どのような副作用が出るかなどは，パンフレットを用いて示すことも重要である.精巣が摘除されること，若年者が多いため，メンタル面でのサポートや，摘除の前に精子凍結保存の手段があることなどの情報提供を行う必要がある.

●引用文献

1) 日本泌尿器科学会（編）：精巣腫瘍診療ガイドライン，第2版，金原出版，2015

＊顆粒球コロニー刺激因子（G-CSF）

G-CSF（granulocyte-colony stimulating factor）はサイトカインの一種で，骨髄中の顆粒球の分化・増殖を促進，好中球の機能を亢進などの作用がある.

メモ

若年者が多いので，化学療法，放射線療法の晩期合併症（神経障害や二次発がん）も十分に考慮するべきである.

---

13 ｜ 尿路・性器外傷

　外傷には切傷・刺傷などの外表の損傷を伴う**開放性外傷**と，打撲・衝撃から起こる体の内部の損傷の**非開放性外傷**がある.

13-1 ｜ 腎外傷

A 病態

発生機序

　交通事故，転倒・転落，スポーツ時などの打撲による非開放性損傷が多い.

疫学

　年間10万人あたり2.06件と推定される.男性が70%を占める.年齢の中

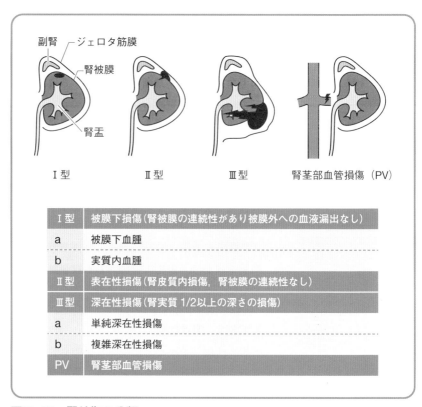

図Ⅵ-17　腎外傷の分類
［日本外傷学会臓器損傷分類委員会：腎損傷分類 2008（日本外傷学会），日本外傷学会雑誌 22（3）：265，2008 を参考に作成］

央値は 41 〜 43 歳 [1].

症状

　肉眼的血尿，疼痛，また出血の程度によりショックを起こす．また，他臓器の合併損傷が約半数にみられ，それぞれの症状を随伴する．

B　診断

どのような症状から疑われるか

　腰部や腹部の打撲，鈍的損傷の後の疼痛に，血尿を伴う場合は腎外傷が疑われる．損傷が腎盂まで達すると尿漏が発生し，感染を併発することがある．

診断の進め方・確定診断の方法

　まず，どのような状況であったかの問診が重要である．疼痛部位，腹部のびまん性腫脹などを観察する．造影 CT 検査で確定診断を行う．

病期分類

　腎外傷の分類を**図Ⅵ-17** に示す．

メモ

体表には出血がない場合もしばしばあり，注意が必要である．

C 治療

主な治療法

1）保存的治療

Ⅰ・Ⅱ型では，安静，輸液，止血剤，抗菌薬（抗生物質）などでの保存的治療が可能な場合が多い．Ⅲ型では，血行動態が安定していること，尿漏が持続進行していないことが条件である．

2）外科的治療

TAE：transcatheter
arterial embolization

出血の程度により経カテーテル動脈塞栓術（TAE），尿漏に対し経皮的ドレナージや尿管ステント留置などを行う．ジェロタ（Gerota）筋膜*に囲まれているため，大出血をきたすことは少ないが，血圧が安定しない，腹腔内臓器の合併損傷がある，腎頸部血管損傷がある場合などは，緊急手術が行われる．

*ジェロタ筋膜
腎臓，副腎を覆う膜．

合併症

急性期では，尿漏，後出血，膿瘍などがある．数ヵ月後には，血腫の器質化による腎血管性高血圧，水腎症の発症をみることがある．

治療経過・予後

保存的治療で経過する場合が多く，適切な治療を行えば予後は良好である．

退院支援・患者教育

*仮性動脈瘤
動脈壁に損傷が起こり，血管壁に血塊や結合組織によって瘤ができる状態．

比較的若年者が受傷し，安静臥床，長期入院となり，ストレス，不安を感じている場合があるため細やかな支援が必要である．外傷部が，仮性動脈瘤*や動静脈瘻（p.170，側注参照）となり，後出血が起こることがある旨を説明する．腎機能が低下する場合もあり，塩分過剰摂取などの生活習慣に注意してもらう．

13-2 尿管損傷

A 病態

発生機序

*医原性損傷
医療行為によって，新たに発生した損傷のこと．

尿管は伸展性のある管腔臓器であるため，外力による損傷はまれで，手術時など医原性損傷*によるものが大部分である．

症状

尿溢流による疼痛や緊満感，肉眼的血尿などがみられることもある．

B 診断

まず損傷の原因をよく調べる．造影CT検査や逆行性尿路造影で確定診断を行う．

C　治療・経過

　軽度の損傷では尿管ステント留置で治癒する場合も多いが，高度な場合は修復術が必要な場合もある．後に損傷部が瘢痕狭窄をきたす場合もある．

13-3　膀胱損傷

A　病態

発生機序

　充満した状態時に外力により破裂を生じやすい．腹膜と交通のある腹膜内損傷と，交通のない腹膜外損傷がある（図Ⅵ-18）．また，手術時など医原性損傷が生じる場合がある．自然破裂はまれであるが，慢性膀胱炎や放射線治療後の影響でみられることもある．

症状

　肉眼的血尿，下腹部痛などが生じる．また尿意があっても排尿がないことがある．腹膜内損傷では筋性防御，麻痺性イレウス，腹膜外損傷では下腹部膨隆などがある．

B　診断

　膀胱造影検査にて，造影剤の漏出の有無を確認する．また骨盤骨折や多臓器損傷を伴っている場合もあるので，CT検査で確認する．

C　治療

　尿漏が軽度な腹膜外損傷では，尿道カテーテル留置にて治癒が見込める．腹膜内損傷は尿漏により腹膜炎を起こす可能性があり手術の適応である．放射線治療後の穿孔では難治性であり，尿路変向術が必要となる場合がある．

13-4　尿道損傷（図Ⅵ-18）

A　病態

発生機序

　尿道損傷の多くは男性で生じる．前部尿道損傷（振子部・球部）の原因は転落時の騎乗損傷，会陰部打撲，尿道カテーテル留置時などの医原性損傷が挙げられる✎．後部尿道損傷（膜様部）は骨盤骨折に伴うものが多い．

✎メモ

尿道カテーテル留置は頻繁に行われる手技ではあるが，尿道損傷，とくに尿道括約筋の末梢部での損傷が起きやすい．陰茎をよく牽引する，潤滑剤を使用するなど注意して行う必要がある．

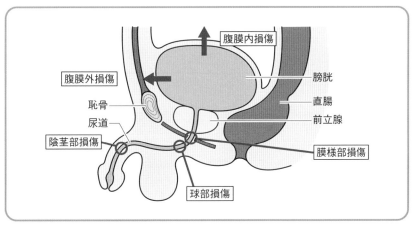

図Ⅵ-18 膀胱・尿道損傷

| 症状

外尿道口からの出血，外陰・会陰部の血腫，排尿困難・尿閉などがある．

B 診断

まず，尿道造影で尿道周囲組織への造影剤に溢流の有無を確認する．

C 治療

| 主な治療法

　不完全断裂では，尿道カテーテルを膀胱に留置し，治癒を待つ．完全断裂では，まず膀胱瘻を造設し，二期的に尿道再建術を行う．

| 退院支援・患者教育

　受傷部の治癒過程で，尿道狭窄となり，繰り返すことがあることを説明し，尿線の狭小がないか患者自身に観察してもらう．

13-5 陰茎損傷

A 病態

　陰茎損傷には主に陰茎折症と陰茎絞扼症がある．陰茎折症は，性交時など勃起時に急激な外力により白膜が断裂し折れることで生じる．陰茎絞扼症は，金属製のリングなどを陰茎に装着し絞扼することで，末梢側のうっ血，浮腫を生じる．

B 治療

陰茎折症は，白膜断裂部の縫合，血腫除去が必要である．陰茎絞扼症は，早急に絞扼物の除去が必要である．

13-6 精巣・陰囊損傷

A 病態

精巣は可動性があり，強靱な白膜に覆われており，破裂は少なく，挫傷が多い．陰囊部の強い疼痛と腫大に伴い，悪心・嘔吐，血圧低下をきたすことがある．陰囊皮膚は弾力性に富み，薄いため，血腫，浮腫により数倍に腫脹することが多い．

B 治療

高度の血腫，精巣破裂が疑われる場合には血腫除去術を行い，精巣を確認する．損傷がひどく血流障害，壊死を起こしている場合などは精巣摘除術を施行する場合もある．

●引用文献
1) 日本泌尿器科学会（編）：泌尿器外傷診療ガイドライン 2022 年版，医学図書出版，2015

> **メモ**
> 陰茎，精巣は，生殖という特殊な機能をもつので，形態と機能の回復度という点で，患者とよく話をしておく必要がある．

14 副腎・後腹膜の疾患

副腎は，左右の腎臓の上に位置し，外側の皮質はステロイドホルモン（コルチゾール，アルドステロン，性ホルモン）を分泌し，内側の髄質は，カテコールアミン（アドレナリン，ノルアドレナリン）を分泌する（p.136，**図Ⅳ-1-5**参照）．副腎に発生する腫瘍はホルモン産生腫瘍（機能性）とホルモン非産生腫瘍（非機能性）がある．代表的な疾患について概説する．

14-1 原発性アルドステロン症

A 病態

原発性アルドステロン症とは

副腎皮質の病変（腫瘍または過形成）が原因で，アルドステロンの過剰分

泌が生じる疾患である．アルドステロンは，腎臓におけるナトリウム再吸収を促進する．ナトリウムの再吸収は，水分の再吸収と血圧上昇につながるため高血圧をもたらす．

疫学

現在，日本には高血圧患者数が約 4,000 万人とされ，そのうち 5 〜 10％が原発性アルドステロン症といわれている．

症状

高アルドステロン血症，二次性高血圧を示す．一般健診や人間ドックで高血圧を指摘，あるいはエコー検査で副腎腫瘍を指摘され，発見されることが多い．まれではあるが，高血圧に伴う頭痛や低カリウム血症に伴う症状として筋力低下や脱力でみつかるケースもある．

B 診断

どのような症状から疑われるか

主な症状は高血圧症であり，加えて低カリウム血症による筋力低下や口渇，多飲・多尿を認める場合，本疾患が疑われる．

診断の進め方・確定診断の方法

1）内分泌学的検査

血漿アルドステロン濃度と血漿レニン濃度の比（ARR）を測定する．一般的に ARR>20 であれば原発性アルドステロン症を強く疑う．

2）画像検査

CT 検査は副腎腫瘍の局在を同定するために必須である．

3）副腎静脈サンプリング

大腿静脈よりカテーテルを挿入し，左右の副腎中心静脈より直接採血し（副腎静脈サンプリング），アルドステロン濃度を測定する．

C 治療

主な治療法

片側の副腎に病変がある場合は，摘除術となる．両側の副腎に病変がある場合は，薬剤による降圧療法となる．

1）降圧療法

各種降圧薬とともに，アルドステロンに拮抗するスピロノラクトンやエプレレノンが用いられる．

2）手術療法

患側の副腎摘除では，近年は腹腔鏡手術が増加している．

　患側の副腎を摘除しても対側副腎が正常に機能していれば体への負担は全くない．手術後は，徐々に高血圧症が改善されるが，罹患期間が長い場合には降圧薬の投薬を続ける必要がある．

14-2　クッシング（Cushing）症候群

A　病態

クッシング症候群とは

　コルチゾールの過剰分泌により特徴的な症状・身体所見を呈する疾患である．コルチゾールの分泌量は下垂体から分泌される副腎皮質刺激ホルモン（ACTH）に制御される．主に，下垂体腺腫からの ACTH 依存性のタイプ，副腎腫瘍による ACTH 非依存性のタイプがあり，前者は下垂体腺より ACTH が過剰産生され，後者は ACTH にかかわらず副腎からコルチゾールが過剰分泌される．

症状

　精神症状（抑うつ，不眠など），中心性肥満・満月様顔貌，皮膚線条，高血圧，耐糖能異常，骨粗鬆症，胃潰瘍・十二指腸潰瘍などさまざまな病態を呈する．

B　診断

1）内分泌学的検査

　血中コルチゾールや尿中コルチゾールを測定する．また，クッシング症候群ではコルチゾールの日内変動が消失しているため，夜間コルチゾールが高値を示す．デキサメサゾン抑制試験では，低用量ではコルチゾールの分泌が抑制されないが，高用量では抑制される．

2）画像検査

　CT 検査や MRI 検査，[131]I–アドステロールシンチグラフィを行うことで腫瘍の局在診断を行う．

C　治療

主な治療法

1）下垂体腺腫による ACTH 依存性クッシング症候群

　下垂体腺腫を摘出する．腫瘍が残存した場合には放射線治療や薬物療法が必要になる場合がある．

2）副腎腫瘍による ACTH 非依存性クッシング症候群

副腎摘除術のよい適応であり，腹腔鏡手術が行われることが多い．

退院支援・患者教育

クッシング症候群の場合，腫瘍から副腎皮質ホルモンが分泌されており，副腎腫瘍摘出後は対側の正常副腎が機能するまでに長い時間を要するため，長期にわたり副腎皮質ステロイドを補充する必要がある．副腎皮質ステロイド内服を怠ると副腎皮質ホルモン欠乏症状（低血圧や低血糖，倦怠感や食欲低下など）を呈する．そのため，自身の判断で服薬を中断しないよう，服薬指導は厳重に行う必要がある．

14-3 褐色細胞腫

A 病態

褐色細胞腫とは

副腎髄質や傍神経節に存在するカテコールアミン産生細胞であるクロマフィン細胞から発生する腫瘍である．副腎髄質以外に，胸部，腹部，骨盤内の傍神経節からも発生し，**副腎外褐色細胞腫，異所性褐色細胞腫，傍神経節腫（パラガングリオーマ）**ともよばれている．

疫学

30 〜 50 歳に多く，性差はない．多くは副腎髄質より発生する良性腫瘍であるが，副腎外発生，両側性，家族性，悪性，無症候性が，それぞれ約 10％にみられることから「10％ disease」とよばれている．

症状

カテコールアミン過剰産生によりさまざまな症状が引き起こされる．代表的な症状は，高血圧（Hypertention），発汗過多（Hyperhidrosis），頭痛（Headache），高血糖（Hyperglycemia），代謝亢進（Hypermetabolism）があり，「5H」とよばれる．

B 診断

1）生化学的検査

血液中および尿中カテコールアミン（アドレナリン，ノルアドレナリン，ドーパミン）・カテコールアミン代謝産物（バニリルマンデル酸［VMA］，メタネフリン，ノルメタネフリン）の測定が有用である．

VMA：vanillylmandelic acid

2）画像検査

CT 検査や MRI 検査，[131]I-MIBG シンチグラフィで腫瘍の局在診断を行う．

C　治療・予後

主な治療法

1）外科的治療

　片側の褐色細胞腫の場合，副腎摘除術が行われるが，近年では腹腔鏡手術が多い．また，両側性で症状がある場合，やはり副腎摘除術が行われる．カテコールアミン産生に左右差がある場合には，過剰産生しているほうを摘除する．

2）薬物療法

　降圧薬として，α遮断薬やカルシウム拮抗薬を，頻脈・不整脈がある場合にはβ遮断薬を用いる．

退院支援・患者教育

　両側の副腎を摘除した場合，副腎皮質ホルモン欠乏による症状を呈する．低血圧や低血糖，倦怠感や食欲低下，腹痛などさまざまな症状を呈する．副腎皮質ホルモンを補うために副腎皮質ステロイド投与が行われる．副腎皮質ステロイド治療は欠かせないため，定期的な通院を行い，正確な内服管理が必要である．

14-4　後腹膜腫瘍

　腹部の消化管や肝臓などを包む腹膜よりも背中側の領域を後腹膜とよび，臓器としては腎臓や尿管・膀胱といった泌尿器科が扱う臓器が多数あるほか，一部の消化管や腹部大動脈・下大静脈といった大血管なども存在する．

　後腹膜腫瘍はこの後腹膜領域に発生した腫瘍の総称であり，基本的には非上皮性細胞（脂肪，筋肉，血管，リンパ管，骨，神経など）に発生する腫瘍が多いとされる．

　後腹膜腫瘍には良性でとくに症状を引き起こさない腫瘍（平滑筋腫，脂肪腫など）もあるが，悪性リンパ腫，肉腫，傍神経節腫瘍（パラガングリオーマ）などの悪性の腫瘍や，血圧変動などの症状を引き起こす腫瘍がある．

15 | 性機能障害

15-1 | 勃起障害（ED）

A　病態

勃起障害とは

ED：erectile dysfunction

　勃起障害（ED）とは，満足な性行為を行うのに十分な勃起が得られないか，または維持できない状態である．

疫学

　世界における成人男性の5〜20％が中等度ないし完全EDであるとされる[1]．日本における調査では30〜79歳の男性におけるED患者数は中等度，完全合わせて約1,130万人と推定された[2]．今後，高齢化が進むとさらに患者数は増えることが予想される．

発症機序

　勃起の機序は大脳の性的興奮により神経末端や内皮細胞から一酸化窒素（NO）が放出される．NOにより陰茎海綿体平滑筋が弛緩し，動脈血が十分に海綿体に流入して勃起が惹起される．さらに導出静脈の閉塞により勃起が維持される（図Ⅵ-19）．これらのどの過程が障害されてもEDとなる．分類として心因性，器質性および両者の混合性の3つに分類される．

　EDの危険因子として加齢，喫煙，高血圧，糖尿病，脂質異常症，肥満と運動不足，うつ症状，下部尿路症状/前立腺肥大症，薬剤（抗うつ薬，降圧薬）などが挙げられる．

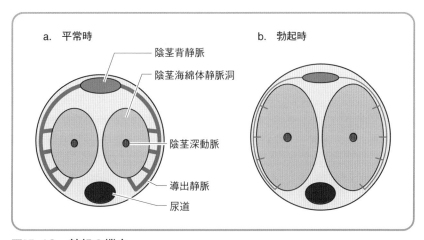

a. 平常時　　　　　　　　　　b. 勃起時
　陰茎背静脈
　陰茎海綿体静脈洞
　陰茎深動脈
　導出静脈
　尿道

図Ⅵ-19　勃起の機序

＜器質性勃起障害＞

①**血管性勃起障害**：動脈硬化や外傷，手術などにより流入する動脈の障害によるもの，流出静脈閉塞障害によるものが挙げられる．

②**神経性勃起障害**：脳，脊髄，末梢神経の障害（器質的疾患，外傷など），薬剤により起こる．

③**解剖性勃起障害**：尿道下裂，ペロニー病，陰茎発育不全など外性器の異常に伴い起こる．

④**内分泌性勃起障害**：下垂体，副腎皮質，精巣機能の障害により起こる．

B　診断

診断の進め方・確定診断の方法

　EDの診断には問診が重要である．EDの発症時期，発現の仕方，関連する基礎疾患の有無，ほかの性機能障害の有無，パートナーとの関係性やこれまでの治療歴を確認する．また問診票（IIEF5，**表Ⅵ-6**）を用いて重症度の評価を行う．さらに，身体所見としてBMI，二次性徴のチェック，心血管系，神経学的チェック，外陰部のチェック，50歳以上であれば前立腺の触診（前立腺肥大症，がんの有無）を行うことが望ましい．

　特殊検査として，精神医学的評価（自己記入式の心理テストなど），夜間勃起現象評価，超音波ドプラ検査による血流の検査などがある．

C　治療

主な治療法

- 危険因子を有する患者に対して，可変可能な肥満，運動不足，喫煙については是正努力を促す．
- テストステロンの低下によるEDが考えられる場合にはテストステロン補充療法を考慮する．
- 外傷後の血管性（動脈性ED）を有する若年者においては，動脈バイパス術を行うことで，動脈血の流入量を増大させ，EDの改善が見込まれる．
- 心因性EDでは患者とパートナーに適切な教育およびカウンセリングを単独あるいは薬物療法と組み合わせて行う．
- 薬物療法ではPDE-5阻害薬は最終的に陰茎海綿体平滑筋を弛緩させ，勃起を促進・維持させる．日本ではシルデナフィル（バイアグラ®），バルデナフィル（レビトラ®），タダラフィル（シアリス®）の3薬剤が処方可能である．

患者支援・患者教育

　診察に際しては個室を準備し，患者が安心して相談できる環境を整える．

メモ

狭心症などの心疾患に使用される硝酸剤はNOを放出し，最終的に平滑筋を弛緩させ動脈の拡張，血圧降下作用を示す．同様に，平滑筋弛緩作用をもつPDE-5阻害薬と硝酸剤の併用により過度に血圧を下降させる危険性があることから，硝酸剤とPDE-5阻害薬の併用は禁忌である．

表Ⅵ-6　IIEF5（International Index of Erectile Function 5）

この6ヵ月に,		
1. 勃起してそれを維持する自信はどの程度ありましたか	非常に低い	1
	低い	2
	中くらい	3
	高い	4
	非常に高い	5
2. 性的刺激によって勃起した時, どれくらいの頻度で挿入可能な硬さになりましたか	ほとんど, 又は全くならなかった	1
	たまになった（半分よりかなり低い頻度）	2
	時々なった（ほぼ半分の頻度）	3
	しばしばなった（半分よりかなり高い頻度）	4
	ほぼいつも, 又はいつもなった	5
3. 性交の際, 挿入後にどれくらいの頻度で勃起を維持できましたか	ほとんど, 又は全く維持できなかった	1
	たまに維持できた（半分よりかなり低い頻度）	2
	時々維持できた（ほぼ半分の頻度）	3
	しばしば維持できた（半分よりかなり高い頻度）	4
	ほぼいつも, 又はいつも維持できた	5
4. 性交の際, 性交を終了するまで勃起を維持するのはどれくらい困難でしたか	極めて困難だった	1
	とても困難だった	2
	困難だった	3
	やや困難だった	4
	困難でなかった	5
5. 性交を試みた時, どれくらいの頻度で性交に満足できましたか	ほとんど, 又は全く満足できなかった	1
	たまに満足できた（半分よりかなり低い頻度）	2
	時々満足できた（ほぼ半分の頻度）	3
	しばしば満足できた（半分よりかなり高い頻度）	4
	ほぼいつも, 又はいつも満足できた	5

重症ED：5〜7点, 中等症ED：8〜11点, 軽症〜中等症ED：12〜16点, 軽症ED：17〜21点, EDではない：22〜25点.
［木元康介, 池田俊也, 永尾光一ほか：International Index of Erectile Function（IIEF）およびその短縮版であるIIEF5の新しい日本語訳の作成. 日本性機能学会雑誌24（3）：305, 2009より引用］

　疾患の特性上, 羞恥心や性行為がうまくいかないことに対する精神的葛藤や自信を喪失している可能性も考慮し, 十分に訴えを傾聴し, 支持的な態度で接することが重要である. また, パートナーと問題を共有し, 必要であれば了解を得たうえで患者とパートナーから別々に話を聞くことで, 個々の対応が可能となる.

　EDの危険因子の中でも, 喫煙, 高血圧, 糖尿病, 脂質異常症, 肥満に関しては生活習慣の自己管理により改善できる部分が多く, 禁煙, 食事指導, 運動を勧めるなど, 生活習慣の改善の必要性を伝える必要がある.

> **臨床で役立つ知識**　**ED は心血管系疾患のマーカー**
>
> 冠動脈よりも細径の陰茎の動脈は動脈硬化の影響をより早期に受けやすいため，冠動脈疾患よりも先に症状が出現するとされ，ED は冠動脈疾患の有効な予測因子であるとされている．そのため，ED を主訴とする患者に対しては常に心血管系疾患の合併を念頭に置いて診療にあたる必要がある．

15-2　持続勃起症

A　病態

持続勃起症とは

　持続勃起症とは，性欲や性的刺激に関係なく，意図しない勃起が 4 時間以上続く状態である．

疫学

　10 万人あたり 0.34 〜 1.5 人の頻度で起こるとされている．

発症機序

　流出路としての静脈が閉塞することにより起こるものを虚血性持続勃起症といい，外傷による動脈損傷により陰茎海綿体内の血流が増加した状態で起こるものを非虚血性持続勃起症という．虚血性持続勃起症の原因として，白血病や鎌状赤血球症などの血液疾患，陰茎がんや悪性腫瘍の海綿体転移などの腫瘍性疾患，薬剤の副作用などが考えられ，非虚血性持続勃起症の原因として，会陰部などの外傷に起因するものなどが挙げられる．

B　診断

　詳細な問診と視診を含めた身体所見にてある程度診断可能である．また虚血性持続勃起症は陰茎海綿体の壊死などの重篤な障害をきたす可能性があり，すみやかな診断が必要である．陰茎海綿体内の血液吸引による酸素ガス分圧測定を行い，低酸素状態であれば虚血性と診断され，迅速な対応を要する．

C　治療

主な治療法

　虚血性持続勃起症の場合には陰茎海綿体に穿刺を行い，貯留した血液を吸引，除去する．さらに持続する場合は血管収縮薬の注入を考慮する．改善がみられない場合には亀頭から陰茎海綿体に直接針を穿刺し，亀頭と陰茎海綿

体にシャントを作成する.

　非虚血性持続勃起症の場合には経過観察を行い，自然軽快率は 62%とされる. 場合により自己凝血塊などを用いた選択的動脈塞栓術を行うこともある.

患者支援・患者教育

　虚血性持続勃起症の場合には治療までの時間がその後の ED の合併率を左右する. このため患者はかぎられた時間の中での病態の理解，治療の必要性を理解せねばならないため，混乱しやすく，十分な理解を得にくい状況である. このことを理解したうえで，患者の精神的な不安や病態に関する質問に十分に耳を傾け，サポートを行う. また治療後の ED の可能性，再発の可能性についての説明を行い患者教育に努める必要がある.

●引用文献

1) Kubin M, Wagner G, Fugl-Meyer AR：Epidemiology of erectile dysfunction. International Journal of Impotence Research 15（1）：63-71, 2003
2) 丸井英二：わが国における ED の疫学とリスクファクター. 医学のあゆみ 201（6）：397-400, 2005

16 　男性不妊症

A 　病態

男性不妊症とは

　日本産科婦人科学会が不妊について定義しており，「生殖年齢の男女が，妊娠を希望し避妊することなく性交を一定期間（1 年間が一般的とされる）継続的に行っても，妊娠の成立をみない場合」としている[1]. 生殖年齢には決められた定義はない. 男性は生涯にわたり精子がつくられる. 女性では初経〜閉経までの期間を指す. 男女とも加齢により妊孕性（妊娠のしやすさ）が低下するといわれている.

　不妊症の約半数は，その原因が男性側にあるといわれている. 男性側に不妊症のある病態を**男性不妊症**という.

発症機序（表Ⅵ-7）

1）造精機能障害

　精巣での精子形成や，精巣上体での運動能獲得過程に異常があると，精子の数が少なくなったり，精子の動きが悪くなったり，奇形率が高くなったりして受精する能力が低下する.

　アルコール，タバコ，カフェイン，マリファナなどの曝露やプラチナ製剤などの抗がん薬，鉛などの重金属なども造精機能に悪影響を及ぼす可能性が指摘されている.

　視床下部－下垂体でのホルモン分泌低下，停留精巣の手術後や流行性耳下

メモ

日本産科婦人科学会においてはこれまで一定期間については「2 年が一般的」とされてきたが，海外の諸機関（WHO や米国産婦人科学会など）の定義が 1 年としていることや本邦における晩婚化の現状などをふまえたうえで，2015 年に「1 年が一般的」に短縮された.

メモ

精子は精巣でつくられるがこの時点で運動性はない. 精巣上体を通過する間に運動能を獲得する.

表Ⅵ-7　男性不妊症の機序と原因

機序	原因
造精機能障害	精索静脈瘤, 停留精巣, 染色体異常（クラインフェルター症候群など）, 視床下部下垂体機能障害, 化学的・環境的要因, ムンプス精巣炎など
精路通過障害 （閉塞性無精子症）	先天的な発育不全, 精管欠損症, 炎症後（精巣上体炎, 前立腺炎など）, 医原性（鼠径ヘルニア手術後など）など
性機能障害	ED, 神経損傷（脊髄損傷など）, 射精障害など
精子機能障害	炎症や免疫学的障害など

腺炎に伴う精巣炎によっても精液性状の低下などがみられることがある.

　染色体異常であるクラインフェルター症候群（47, XXY）で無精子症を呈することがある.

2）精路通過障害（閉塞性無精子症）

　精巣内では精子がつくられているのに精液中に精子が全くみられない状態である. 通過障害は, 精管の欠損・閉塞・狭窄によって生じ, その原因には先天性両側精管欠損症や精巣上体炎後の炎症性閉塞, 鼠径ヘルニア手術後の合併症, そして精管閉塞などがある.

3）性機能障害

　有効な勃起が得られず性行為がうまくいかない勃起障害（ED）や性行為はできても腟内射精ができない射精障害などもある. その他, 動脈硬化や糖尿病も ED の原因となることがある.

4）精子機能障害

　精漿中のサイトカイン, 成長因子, 活性酸素などが作用し, 精子の運動能や卵子との結合能を調節している可能性などが報告されている. また, まれではあるが, 炎症や外傷により抗精子抗体が産生され, 精子機能障害を引き起こしていると考えられている.

B　診断

　問診で不妊に関連する事項や既往歴の有無を確認する. 視触診で精巣など外陰部の診察, 精巣サイズの測定, 精索静脈瘤の有無も行う. 精液検査で精液量, 精子濃度, 運動率, 運動の質, 精子の形態, 感染の有無などを確認する. 内分泌異常の有無について男性ホルモン（テストステロン）, 性腺刺激ホルモン（黄体形成ホルモン［LH］, 卵胞刺激ホルモン［FSH］）などを確認する. 染色体・遺伝子検査を行うこともある.

C 治療

主な治療

1）内科的治療

原因に応じてホルモン療法（LH，FSH 補充療法）や漢方薬，ビタミン剤，血流改善薬などを使用する．

2）外科的治療

精索静脈瘤がある場合には，精索静脈瘤手術が行われる．精路通過障害を認める場合（閉塞性無精子症）には，原因に応じて**精路再建術**を行う．精路再建術が困難な閉塞性無精子症では精巣上体もしくは精巣からの**精子採取術**と**顕微授精**（卵細胞質内精子注入法［ICSI］）が行われる．

現在では非閉塞性無精子症でもわずかな精巣内精子の存在が判明してきており，精子採取術の適応である．

ICSI：intracytoplasmic sperm injection

患者支援・教育

男性不妊症の検査・治療は女性に比べて身体的な負担は大きくはないが，精神的な負担は女性と同様に大きい．羞恥心を伴う検査・治療もあり，患者心理にも配慮が必要である．

●引用文献
1）日本産科婦人科学会：不妊の定義の変更について．日本産科婦人科学会雑誌 67（7）：1602, 2012

索引

看護学テキスト NiCE

病態・治療論[7]　腎・泌尿器疾患（改訂第2版）

2018年10月15日　第1版第1刷発行	編集者　竹田徹朗, 鈴木和浩, 岡　美智代
2024年 2月15日　改訂第2版発行	発行者　小立健太
	発行所　株式会社 南 江 堂

〒113-8410　東京都文京区本郷三丁目42番6号
☎(出版)03-3811-7189　(営業)03-3811-7239
ホームページ https://www.nankodo.co.jp/
印刷・製本 日経印刷

© Nankodo Co., Ltd., 2024

Printed and Bound in Japan
ISBN978-4-524-20478-6